《针灸甲乙经》
配穴发挥

主　编

王元昭

编　委

牛明珍　丁海霞　文　新　杨春明
李姝睿　于　霞

中国中医药出版社
·北京·

图书在版编目（CIP）数据

《针灸甲乙经》配穴发挥 / 王元昭主编 . —北京：
中国中医药出版社，2019.12（2021.12 重印）
ISBN 978 – 7 – 5132 – 4654 – 5

Ⅰ . ①针⋯　Ⅱ . ①王⋯　Ⅲ . ①《针灸甲乙经》—选穴—
研究　Ⅳ . ① R245　② R224.2

中国版本图书馆 CIP 数据核字（2017）第 308320 号

中国中医药出版社出版

北京经济技术开发区科创十三街 31 号院二区 8 号楼
邮政编码　100176
传真　010-64405721
河北新华第二印刷有限责任公司印刷
各地新华书店经销

开本 710×1000　1/16　印张 16.5　字数 218 千字
2019 年 12 月第 1 版　2021 年 12 月第 2 次印刷
书号　ISBN 978 – 7 – 5132 – 4654 – 5

定价　69.00 元
网址　www.cptcm.com

服 务 热 线　010-64405510
购 书 热 线　010-89535836
维 权 打 假　010-64405753

微信服务号　**zgzyycbs**
微商城网址　**https://kdt.im/LIdUGr**
官 方 微 博　**http://e.weibo.com/cptcm**
天猫旗舰店网址　**https://zgzyycbs.tmall.com**

如有印装质量问题请与本社出版部联系（010-64405510）
版权专有　侵权必究

前　言

　　《针灸甲乙经》成书于魏晋之际，与《伤寒论》《金匮要略》等中医经典为同时代著作，均是后世医家在《黄帝内经》学术思想及其理论基础上开辟中医临床学科研究与学习的著作，引领了那一时代的学术前沿。同时代成书的经典著作尚有《脉经》等。这些著作深受历代医家的高度重视和极度推崇。孙思邈在《备急千金要方》首篇"大医习业"中指出："凡欲为大医，必须谙《素问》《甲乙》《黄帝针经》。"明确将《针灸甲乙经》与《黄帝内经》并论，足见其经典价值不在《伤寒论》《金匮要略》之下。《针灸甲乙经》开辟了针灸学科新门类，使针灸学术体系从《黄帝内经》整体混同的学术时代过渡到了分科别门的时代，为针灸学科的独立和发展奠定了基础。

　　针灸用穴的基本原则是精，就是要根据症状，详尽辨证，精炼选穴，巧妙配伍，从而达到效专力宏之目的。配穴则充分体现了这一原则。配穴，又称"穴组"，是指两个或两个以上穴位配伍应用的一门学问，寓有阴阳相合、脏腑相伍、表里相配、气血相用、开阖相济、动静相随、升降相承、正反相辅、配伍巧妙、疗效卓著之意义。针灸配穴源于古代医家的经验总结，临床应用历史悠久，早在《黄帝内经》中就有记载，特别是《针灸明堂治要》记载更详。但遗憾的是，《针灸明堂治要》这一珍贵的书籍早已遗失，幸《针灸甲乙经》保存了其中的内容，对后世针灸配穴的发展产生了重要影响。宋代《针灸资生经》、金元时期《针经指南》、元代《针灸摘英集》、明代《针灸大成》《针灸聚英》，以及清代《针灸逢源》《针灸摘要》等书籍，尽管都详细记载了针灸各方面的理论，但有关配穴的论述却寥寥无几。为继承、弘扬中医学遗产，提高针灸临床疗效，我们在《方剂学》中对药物君臣佐使配伍的启迪下，将这一理论运用于针灸临床。以皇甫谧《针灸甲乙经》为基础，结合临床体会，将书中记载的腧穴配伍经验整理成册，编著了《＜针灸甲乙经＞配穴发挥》一书。

配穴在针灸临证中运用广泛，因为其生命力来源于千百年来确切和肯定的临床疗效，故而深受广大针灸临床工作者的喜爱并成为施治疗法之一。这也是针灸配穴临床应用经久不衰的缘由，同样也是我们编写该书的初衷。在编写过程中，主编王元昭先生参考了大量历代针灸文献资料，从构思到写作，历经数年才得以完整地把《针灸甲乙经》医籍中的配穴整理出来；同时，本着"继承传统而不泥古，开拓创新而不离源"的原则，我们结合王老几十年临床经验，对整理的配穴应用进行拓展和充实，更加贴近现代临床，从而使读者从针灸学术渊源的角度和深度系统了解和掌握配穴的功能，深刻体会和领悟经典学术思想，并能培养和锻炼读者的中医临床思维能力和学术研究能力。本书着眼于临床实践，其方法行之有效，以取最少穴位而达到治疗疾病最佳效果为目的，是针灸临床必备参考书。

本书分为上下两篇：上篇常用腧穴严格遵守国家标准的经脉、腧穴分类方法，分为14章，每个腧穴分为3部分进行介绍：①位置：叙述每个腧穴的别名、《针灸甲乙经》定位、国标取穴方法及归经。②功用：阐述每个腧穴的意义、性能、主治病症。③刺灸法：重点介绍腧穴的针刺及艾灸方法。

下篇收录配穴127组。每组配穴的内容编排顺序如下：①来源：每组配穴的出处、原文、组成。②功能：根据中医学辨证论治的原则，着重论述每个腧穴配伍的功能、作用。③主治：配穴的主治病症，也就是本组配穴的适应范围。④发挥：在引证前人经验的基础上，结合临床实践予以发挥，介绍作者长期临证体会。

王元昭先生从1996年就开始进行《＜针灸甲乙经＞配穴发挥》一书的构架，两年后完成初稿，2001年完成二稿后在临床上广泛应用，得以验证书稿中配穴的有效性，故我们在二稿的基础上进一步整理完善。王老从统稿、编写和校正付出二十余年艰辛努力，使本书得以完成。谨此向名中医王元昭先生表示谢意！

本书得到中国中医药出版社编辑的鼎力支持，终于可以付梓出版。同时也感谢甘肃中医药大学附属医院的同仁给予的帮助。谨此表示谢意！

鉴于我们学识浅薄，知识匮乏，水平有限，疏漏、谬误、欠妥之处在所难免，恳请读者提出宝贵意见，以便再版时修正。

《＜针灸甲乙经＞配穴发挥》编委会

2019 年 7 月

目 录

上篇　常用腧穴

下篇　配穴发挥

上篇
常用腧穴

手太阴肺经

一、中府

【位置】别名膺中、膺俞、膺中俞、府中俞、肺中俞、肺募、龙颔。《针灸甲乙经》谓"在云门下一寸，乳上三肋间陷者中，动脉应手，仰而取之"。在胸部，横平第一肋间隙，锁骨下窝外侧，前正中线旁开6寸（图1-1）。

【功用】中，中间，指中焦；府，处所。手太阴肺脉起于中焦。本穴下当中焦脾胃之气聚汇肺经的处所，具有清宣上焦、宣肺降逆、止咳平喘之功，用于治疗胸痛、喉痹、哮喘、喘逆上气、肩背痛、支气管炎、肺炎等。

【刺灸】针0.3～0.5寸；灸5～20分钟。针感以胀麻者居多，向胸部或肩臂部放散。

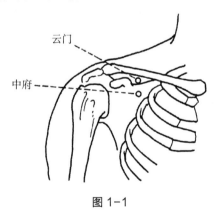

图1-1

二、云门

【位置】《针灸甲乙经》谓"在巨骨下，气户两旁各二寸陷者中，动脉应手"。在胸部，锁骨下窝凹陷中，肩胛骨喙突内缘，前正中线旁开6寸（图

1–1）。

【功用】云，云雾的云，指肺之气；门，门户。穴在胸廓上部，如肺气出入的门户，具有宽胸理气、清热宣肺之功，用于治疗咳嗽、喉痹、咳逆、哮喘、肩痛不举、胸胁背痛、胸中烦满、瘰疬等。

【刺灸】针 0.3～0.4 寸；灸 10～20 分钟。

三、天府

【位置】《针灸甲乙经》谓"在腋下三寸，臂臑内廉动脉中"。在臂前区，腋前纹头下 3 寸，肱二头肌桡侧缘处（图 1–2）。

【功用】天，天空，指上而言；府，处所。穴在臂之上部，是肺气聚集处，具有宣散肺邪、清肺凉血、调理肺气、安神定志、通络止痛之功，用于治疗气喘、高热、肩臂部疼痛、吐血、鼻衄、瘿气、风湿病等。

【刺灸】针 0.5～0.8 寸，灸 5～15 分钟。

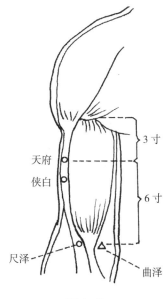

天府
侠白
3寸
6寸
尺泽
曲泽

图 1–2

四、尺泽

【位置】别名鬼受、鬼堂。《针灸甲乙经》谓"在肘中约纹上动脉"。在肘区，肘横纹上，肱二头肌腱桡侧缘凹陷中（图 1–2）。

【功用】尺，尺寸的尺，长度单位，10 寸为尺，这里指尺部；泽，沼泽。穴在尺部肘窝陷中，脉气流注于此，如水注沼泽。本穴具有宣肺止咳、舒筋止痛、降逆利水之功，用于治疗咽喉肿痛、咯血、咳嗽、哮喘、肺炎、气管炎、鼻衄、胸膜炎、肩胛神经痛、急惊风、溺数、肘臂肿痛、虚劳、无脉症、急性吐泻、丹毒等。

【刺灸】坐位或仰卧位，微屈肘仰掌取穴。针 0.3～0.5 寸，或刺浅静脉出血；灸 5 ～ 15 分钟。针感以局部麻、胀者居多，有时可向上或向前臂放散。

五、孔最

【位置】《针灸甲乙经》谓"去腕七寸"。在前臂前区，腕掌侧横纹上 7 寸，尺泽与太渊连线上（图 1-3）。

【功用】孔，孔隙；最，副词。意指本穴孔隙最深，气血深聚之处。本穴具有清热降逆、理气止血、宣肺解表之功，用于治疗热病汗不出、肺炎、扁桃体炎、咳嗽、哮喘、急性咯血、咽喉肿痛、失音、臂厥、痛难屈伸、腕部疼痛、头痛、痔疮等。

【刺灸】针 0.5 ～ 1 寸；灸 5 ～ 10 分钟。针感为局部酸胀感，有时向前臂放散。

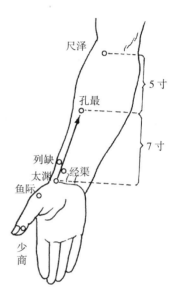

图 1-3

六、列缺

【位置】别名童玄、腕劳。《针灸甲乙经》谓"去腕上一寸五分"。在前臂，腕掌侧远端横纹上 1.5 寸，拇短伸肌腱与拇长展肌腱之间，拇长展肌腱沟的凹陷中（图 1-3）。

【功用】列，排列；缺，凹陷，古代称闪电和天际裂缝为列缺。手太阴脉从这里别走手阳明脉。本穴位于桡骨茎突上方凹陷处，如天际之裂缝，具有宣疏肺热、通利咽喉胸膈之功，用于治疗神经性头痛、偏头痛、下牙痛、口眼歪斜、半身不遂、口噤不开、咳嗽、哮喘、呃逆、咽喉痛、水肿、腕关节周围软组织疾病、痹证、项强、惊痫、荨麻疹、无脉症等。

【刺灸】针 0.2 ～ 0.3 寸，沿皮刺可针 0.5 ～ 1 寸；灸 5 ～ 10 分钟。针感以局部酸胀者居多。

七、经渠

【位置】《针灸甲乙经》谓"在寸口陷者中"。在前臂前区，腕掌侧远端横纹上 1 寸，桡骨茎突与桡动脉之间（图 1-3）。

【功用】经，经过；渠，沟渠。经气流注于此，如水经过沟渠。本穴具有宣肺理气、降逆止痛之功，用于治疗胸部胀满、掌中热、咳嗽、哮喘、喉痹、胃脘痛、呕吐、胸背痛等。

【刺灸】针 0.2 ～ 0.3 寸，进针时避开动脉；灸 5 ～ 15 分钟。

八、太渊

【位置】别名大泉、太泉、鬼心。《针灸甲乙经》谓"在掌后陷者中"。在腕前区，桡骨茎突与舟状骨之间，拇长展肌腱尺侧凹陷中（图 1-3）。

【功用】太，甚大，有旺盛的意思；渊，深潭。穴位局部脉气旺盛如深渊，具有祛风化痰、理肺止咳、止痛之功，用于治疗胸痹、逆气、肺胀满、喘不得息、气管炎、百日咳、缺盆中痛、喉痹、呕吐、经闭、无脉症、手腕附近之软组织疾患等。

【刺灸】坐位或仰卧位，舒腕仰掌取穴。针 0.2 ～ 0.3 寸；灸 5 ～ 15 分钟。针感以局部酸胀者居多。

九、鱼际

【位置】《针灸甲乙经》谓"在手大指本节后内侧散脉中"。在手外侧，第一掌骨桡侧中点赤白肉际处（图 1-3）。

【功用】鱼，鱼腹；际，边际。掌中屈拇肌隆起似鱼腹，穴位于其边际。鱼际现用于解剖学名词。本穴具有祛风止痛、理肺止咳之功，用于治疗身热、头痛、哮喘、咳嗽、咳血、消渴、虚热、咽喉肿痛、喉中干燥、胸背痛不得息、肘挛、指肿、腹痛、乳腺炎等。

【刺灸】针0.3～0.5寸或1寸；灸5～10分钟。针感为局部酸胀。

十、少商

【位置】别名鬼信。《针灸甲乙经》谓"在手大指端内侧，去爪甲如韭叶"。在手指，指甲根角侧上方0.1寸（指寸）（图1-3）。

【功用】少，幼小，有少量的意思；商，五音之一，属金。肺属金，在五音为商。此系肺经末穴，其气少而不充，具有清肺热、利咽喉、回阳救逆之功，用于治疗晕厥、休克、中风昏迷、癫狂、鼻衄、喉痹、咽肿、颔肿、咳逆、呃逆、乳蛾、发热、呕吐、脏躁。

【刺灸】针0.1～0.2寸，针尖略向上方，用三棱针速刺出血；灸3分钟。针感为局部疼痛感。

第二章
手阳明大肠经

一、商阳

【位置】别名绝阳。《针灸甲乙经》谓"在手大指次指内侧，去爪甲角如韭叶"。在手指，食指末节桡侧，指甲根角侧上方 0.1 寸（指寸）（图 2-1）。

【功用】本穴在食指末节桡侧，为手阳明大肠经脉气所出，为井金穴。依据"病在脏取之井"的原理，针刺本穴，或三棱针点刺放血，具有通经活络、行气活血、醒神开窍、解表退热、开郁散结之功，用于治疗中风、昏迷、热病汗不出、牙痛、颐颌肿痛、乳蛾、喉痹、耳聋、胸满咳喘、手指麻木、呕吐、咽喉肿痛、耳鸣、肩痛引缺盆。

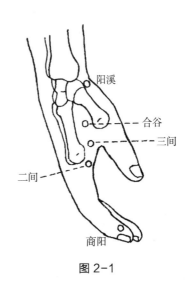

图 2-1

【刺灸】针 0.1 寸，针尖略向上斜刺，或三棱针点刺放血；灸 5～10 分钟。

二、二间

【位置】别名间谷、周谷。《针灸甲乙经》谓"在手大指、次指本节前内侧陷者中"。在手指，第二掌指关节桡侧远端赤白肉际处（图2-1）。

【功用】二，即第二；间，间隙，指穴。本穴为大肠经的第二穴，具有清热消肿之功，用于治疗喉痹、咽中如梗、口眼歪斜、鼻衄、下牙痛、颌肿等。

【刺灸】针0.2～0.3寸；灸5～10分钟。

三、三间

【位置】别名少谷、小谷。《针灸甲乙经》谓"在手大指、次指本节后内侧陷者"。在手背，第二掌指关节桡侧近端凹陷中（图2-1）。

【功用】本穴乃手阳明大肠经脉气所注，为俞木穴，具有疏调大肠腑气、宣泄邪热、清利咽喉、消肿止痛之功，用于治疗目痛，牙痛，咽喉肿痛，肩背疼痛，身热，腹满，肠鸣洞泄，气喘，大便不通，多卧嗜睡，手指、手背肿痛。

【刺灸】针0.2～0.3寸；灸5～10分钟。针感以局部酸胀者居多。

四、合谷

【位置】别名虎口、含口、合骨。《针灸甲乙经》谓"在手大指、次指间"。在手背，第二掌骨桡侧的中点处（图2-1）。

【功用】合，结合；谷，山谷。穴在第一、二掌骨之间，局部呈山谷样凹陷。本穴具有镇痛、安神、通经活络、疏风解表之功，用于治疗头面诸症，如眼、耳、鼻、口腔、咽喉等病，此外还主治头痛、多汗、伤风、咳嗽、哮喘、鼻塞、鼻渊、目赤痛、耳鸣、耳聋、聋哑、急性扁桃体炎、喉痹、疟腮、齿痛、吐泻、消渴、黄疸、水肿、痹证、中风、口眼歪斜、喑不能言、口噤不开、晕厥、小儿惊风、破伤风、精神病、经闭、滞产、便秘、丹毒、疔、疖、心绞痛、高血压、无脉症、遗尿、小儿麻痹后遗症、小儿舞蹈病、三叉神经痛、电光性眼炎、荨麻疹等。

【刺灸】针 0.5～1 寸；灸 10～20 分钟。针感以胀、麻居多，向手指或肘、肩部放散，有的可传导至面部。

五、阳溪

【位置】别名中魁。《针灸甲乙经》谓 "在腕中上侧两旁间陷者中"。在腕区，腕背侧远端横纹桡侧，桡骨茎突远端，解剖学 "鼻烟窝" 凹陷中（图 2-1）。

【功用】阳，阴阳之阳，指阳经；溪，沟溪。穴属手阳明经，局部呈凹陷，好像山间沟溪。本穴具有清阳明热、疏散风邪之功，用于治疗手腕疼痛、无力，五指拘挛，腕痛累及肘部，目赤，目翳，耳鸣，耳聋，咽喉肿痛，扁桃体炎，厥逆，头痛，狂言喜笑，热病心烦，癫、狂、痫等。

【刺灸】针 0.3～0.5 寸；灸 10～20 分钟。

六、偏历

【位置】《针灸甲乙经》谓 "在腕后三寸"。在前臂，腕背面远端横纹上 3 寸，阳溪与曲池连线上（图 2-2）。

【功用】偏，偏离；历，行经。手阳明大肠经从这里分出络脉偏行肺经。本穴具有明目聪耳、清热利湿、通经活络之功，用于治疗腕、前臂、肘、肩部疼痛，目赤，鼻衄，耳聋，耳鸣，牙痛，口眼歪斜，咽喉肿痛，扁桃体炎，肠鸣，水肿，水臌，小便不利，热病心烦，痫病等。

【刺灸】针 0.3～0.5 寸；灸 5～15 分钟。

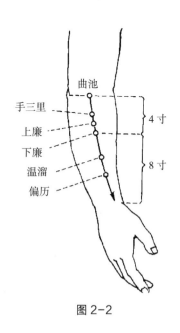

图 2-2

七、温溜

【位置】别名逆注、蛇头、池头、温留、地头、沱头。《针灸甲乙经》谓"在腕后，少士五寸，大士六寸"。在前臂，腕背侧远端横纹上5寸，阳溪与曲池连线上（图2-2）。

【功用】本穴为手阳明大肠经郄穴，具有清泻阳明、调理肠胃之功，用于治疗头痛、面肿、项强、口舌肿痛、疔疮、喉痹、肩臂酸痛、肠鸣、腹痛、癫狂、吐舌、鼻衄等。

【刺灸】针0.5～0.8寸；灸10～20分钟。针感为局部麻胀，或向腕、手或肩部放散。

八、曲池

【位置】别名鬼臣、鬼腿、阳泽。《针灸甲乙经》谓"在肘外辅骨肘骨之中……以手按胸取之"。在肘区，尺泽与肱骨外上髁连线的中点处（图2-3）。

【功用】曲，弯曲；池，池塘，指体表凹陷。屈肘取穴，肘横纹桡侧端凹陷如池，穴在其中。本穴具有疏风解表、调和气血之功，用于治疗半身不遂、手肘拘挛或筋缓不收、臂细无力、前臂及肘部肿痛、吐泻、便秘、痢疾、肠痛、消渴、水肿、头痛、眩晕、胸中烦满、扁桃体炎、热病、瘰疬、目赤痛、喉痹、咳嗽、哮喘、伤寒余热不尽、月经不调、乳少、耳聋、颈淋巴结结核、湿疹、疖、丹毒、疔、无脉症、高血压、神经衰弱、

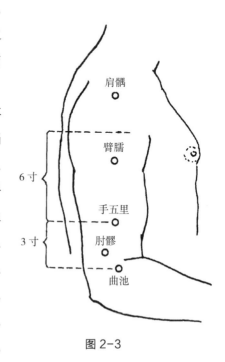

图 2-3

小儿麻痹后遗症、荨麻疹等。

【刺灸】针 0.5～1 寸；灸 10～30 分钟。针感以胀、麻居多，常可放散至腕、手或肩。

九、臂臑

【位置】别名头冲、颈冲。《针灸甲乙经》谓"在肘上七寸䐃肉端"。在臂部，曲池上 7 寸，三角肌前缘处（图 2-3）。

【功用】臂，肘之上下也；臑，臂臑下内侧对腋处高起之白肉（三角肌下端与肱三头肌之间），穴在其间，名曰臂臑。本穴具有通经活络、行气止痛、消瘀散结之功，用于治疗寒热、颈项拘急、瘰疬、目疾、肩臂疼痛不举。

【刺灸】针 1～1.2 寸，直刺；灸 5～10 分钟。针感为局部胀感。

十、肩髃

【位置】别名肩尖、肩骨、中肩井、扁骨、髃骨。《针灸甲乙经》谓"在肩端两骨间"。在三角肌区，肩峰外侧缘前端与肱骨大结节两骨间凹陷中（图 2-3）。

【功用】肩，肩部；髃，隅角。肩髃，指肩头。本穴具有疏风通络、调和气血、通利关节之功，用于治疗外感发热，半身不遂，手臂拘挛，臂细无力，筋骨酸痛，肩、背、臂肿痛，热风瘾疹，瘿气，高血压，瘰疬等。

【刺灸】针 0.5～1 寸，沿肱骨长轴向肘部刺入；灸 5～15 分钟。酸胀感扩散至肩关节周围，或有麻电感往臂部放散。

十一、扶突

【位置】别名水穴。《针灸甲乙经》谓"在人迎后一寸五分"。在胸锁乳

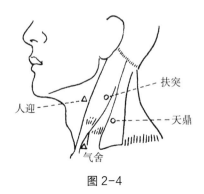

人迎

扶突

天鼎

气舍

图 2-4

突肌区，横平喉结，胸锁乳突肌前、后缘中间（图 2-4）。

【功用】本穴具有理气化痰、清咽利膈之功效，用于治疗咳嗽、气喘、咽喉肿痛、吞咽困难、暴喑、瘿气、瘰疬。

【刺灸】直刺 0.5～0.8 寸；灸 5～20分钟。

足阳明胃经

一、颊车

【位置】别名鬼床、鬼林、曲牙、机关、机门、齿牙、牙车。《针灸甲乙经》谓"在耳下曲颊端陷者中，开口有孔"。在面部，下颌角前上方一横指（中指）（图3-1）。

【功用】本穴具有疏风活络、通利牙关作用，用于治疗口眼歪斜、齿痛、颊肿、牙关紧闭、失音、颈项强痛。

【刺灸】直刺0.3～0.5寸，平刺0.5～1寸。可灸。

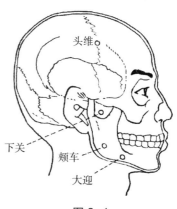

图 3-1

二、下关

【位置】《针灸甲乙经》谓"客主人下，耳前动脉下空下廉，合口有孔，张口即闭"。在面部，颧弓下缘中央与下颌切迹之间凹陷中（图3-1）。

【功用】下，下方；关，关界。在此指颧骨弓，穴在其下缘。本穴具有疏风活络、开窍益聪之功，用于治疗聤耳、耳聋、耳鸣、口眼歪斜、类中风、牙关不利、齿痛、面痛、眩晕等。

【刺灸】针 0.3 ～ 0.5 寸，横刺（透颊车）可针 1 ～ 1.5 寸；灸 5 ～ 10 分钟。

三、人迎

【位置】别名天五会、五会。《针灸甲乙经》谓"在颈，大动脉应手，夹结喉"。在颈部，横平喉结，胸锁乳突肌前缘，颈总动脉搏动处（图 3-2）。

【功用】人，人类；迎，迎接。穴在人迎脉（颈总动脉）旁，故名。本穴具有通经络、调气血、清热平喘之功，用于治疗吐泻、胸满、喘息、饮食难下、咽喉肿痛、头痛、瘰疬、高血压、低血压等。

【刺灸】针 0.3 ～ 0.4 寸，不宜过深，针时宜用左手拇指或食指将颈总动脉压向胸锁乳突肌侧，以免刺伤动脉。

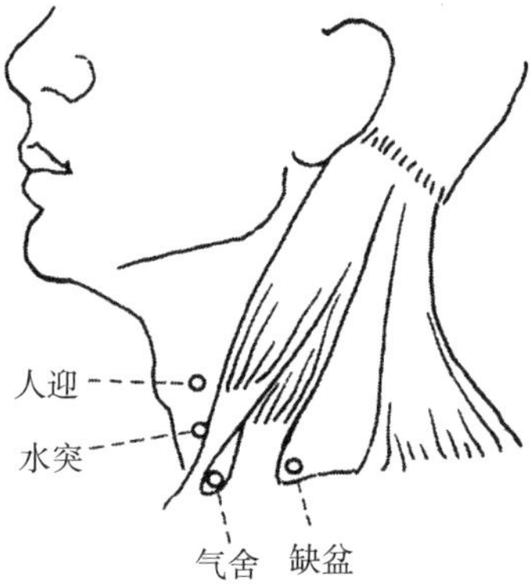

人迎
水突
气舍　缺盆

图 3-2

四、气舍

【位置】《针灸甲乙经》谓"在颈，直人迎下，夹天突陷者中"。在胸锁乳突肌区，锁骨上小窝，锁骨胸骨端上缘，当胸锁乳突肌胸骨头与锁骨头和锁骨中间的凹陷中（图 3-2）。

【功用】气，空气，指肺胃之气；舍，宅舍。穴在气管旁，犹如气之宅舍。本穴具有清肺利痰、利咽散结、宽胸理气之功，用于治疗咳逆上气、喘息、瘿气、扁桃体炎、咽肿、颈项强痛。

【刺灸】针 0.3 ～ 0.5 寸；灸 5 ～ 10 分钟。

五、缺盆

【位置】别名天盖、尺盖。《针灸甲乙经》谓"在肩上横骨陷者中"。在颈外侧区，锁骨上大窝，锁骨上缘凹陷中，前正中线旁开 4 寸（图 3-2）。

【功用】缺，凹陷；盆，器物名称。缺盆，指锁骨上窝，穴在其中，故名。本穴具有止咳平喘、通络止痛之功，用于治疗喉痹、咳嗽、喘息、胸中热满、缺盆中肿痛、咽喉肿痛、瘰疬。

【刺灸】针 0.3～0.5 寸，针时宜横刺，不可向下直刺，否则易刺入胸腔；灸 5～10 分钟。

六、关门

【位置】别名关明。《针灸甲乙经》谓"在梁门下，太乙上"。在上腹部，脐中上 3 寸，前正中线旁开 2 寸（图 3-3）。

【功用】关，关隘；门，门户。穴在胃脘下部，约当胃肠交界之关门，有开有闭，如同门户。本穴具有调理肠胃、利水消肿之功，用于治疗腹部闷满、胃痛、呕吐、喘逆、腹痛、食欲不振、肠鸣、腹水、水肿、泻痢、便秘、遗尿等。

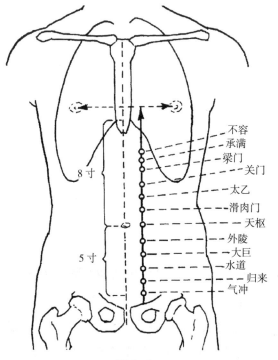

图 3-3

【刺灸】针 0.5 ～ 1 寸；灸 10 ～ 30 分钟。

七、太乙

【位置】别名太一、太乙门。《针灸甲乙经》谓"在关门下一寸"。在上腹部，脐中上 2 寸，前正中线旁开 2 寸（图 3-3）。

【功用】太，甚大；乙，天干之一。古以中央为太乙，即《河图》里的中宫。脾土居中，喻腹中央为太乙。穴在胃脘下部，约当腹中央，具有宁心安神、和胃之功，用于治疗癫疾、狂走、心烦、吐舌、急性胃肠炎、消化不良、胃痛等。

【刺灸】针 0.5 ～ 1 寸；灸 10 ～ 30 分钟。

八、滑肉门

【位置】别名滑幽门、滑肉。《针灸甲乙经》谓"在太乙下一寸"。在上腹部，脐中上 1 寸，前正中线旁开 2 寸（图 3-3）。

【功用】滑，美好；肉，肌肉；门，门户。滑肉，为初步消化后的精细食物。穴平脐上 1 寸，食物至此已分别清浊，犹如精细食物通过之门户。本穴具有宁心、和胃、调经之功，用于治疗癫疾、呕吐、胃脘疼痛、舌强、胃肠疾患、腹水、月经不调等。

【刺灸】针 0.5 ～ 1 寸；灸 10 ～ 30 分钟。

九、大巨

【位置】别名腋门、液门。《针灸甲乙经》谓"在长溪下二寸"。在下腹部，脐中下 2 寸，前正中线旁开 2 寸（图 3-3）。

【功用】大，大小之大；巨，巨大。穴在腹壁最大隆起的部位，具有理气消肿、通肠利水之功，用于治疗小腹胀满、肠疝痛、遗精、早泄、阳痿、惊悸不眠、小便不利、半身不遂、肠痈等。

【刺灸】针 0.5～1 寸；灸 10～30 分钟。

十、气冲

【位置】别名气街、羊矢。《针灸甲乙经》谓"在归来下，鼠鼷上一寸，动脉应手"。在腹股沟区，耻骨联合上缘，前正中线旁开 2 寸，动脉搏动处（图 3-3）。

【功用】气，指气街；冲，冲要，含冲动之意。本穴位于气街处，又为冲脉之起始部，具有疏肝益肾、调经种子之功，用于治疗肠鸣腹痛、疝气、月经不调、不孕、阳痿、阴肿、胎产诸疾、阴户肿胀、茎痛。

【刺灸】针 0.3～0.5 寸，针刺时要避开动脉，以免刺伤动脉出血；灸 10～20 分钟。

十一、足三里

【位置】别名下陵、下三里、三里、鬼邪。《针灸甲乙经》谓"在膝下三寸，胻外廉"。在小腿外侧，犊鼻下 3 寸，犊鼻与解溪连线上（图 3-4）。

【功用】足，下肢；三，基数词；里，古代有以里为寸之说。穴在下肢，位于膝下 3 寸。本穴具有疏通经络、调和气血、强健脾胃之功，用于治疗胃脘痛、胃寒、食不化、消谷善饥、嗳气、恶闻食臭、逆气上攻、肚腹胀满、肠鸣、腹痛、便秘、痢疾、黄疸、肠痈、水气、胸中瘀血、腰膝痛、胁下满痛、下肢肿痛、痹证、遗尿、小便不利、目疾、耳聋、耳鸣、喉痹、鼻疾、头痛、眩晕、心

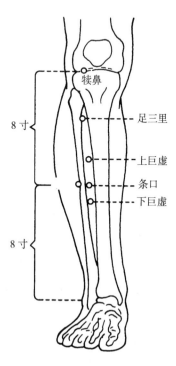

图 3-4

悸、呃逆、哮喘、带下、产后腹痛、产后血晕、子痫、脏躁、口歪斜、中风瘫痪、类中风、疔、乳腺炎、疝、荨麻疹、高血压、呕吐、泄泻、急性胃肠炎、坐骨神经痛、小儿麻痹等。

【刺灸】针 0.5 ～ 1.5 寸；灸 10 ～ 30 分钟。针感以胀、麻者居多，并常沿经脉向下放散至足趾，向上放散至膝部或腹部。

十二、上巨虚

【位置】别名上廉、巨虚上廉、足上廉、巨灵上廉、上林。《针灸甲乙经》谓"在三里下三寸"。在小腿外侧，犊鼻下 6 寸，犊鼻与解溪连线上（图 3-4）。

【功用】上，上方；巨，巨大；虚，中空。胫、腓骨之间形成较大间隙，即中空。穴在此空隙之上方，具有清利湿热、调理胃肠之功，用于治疗腰腿疼痛、屈伸困难，下肢冷痛、浮肿，膝部肿痛，胃脘痛，肠鸣，飧泄，腹胁满痛，腹中痛，便秘，痢疾，食欲不振，尿潴留，高血压等。

【刺灸】针 0.5 ～ 1.5 寸；灸 10 ～ 30 分钟。

十三、下巨虚

【位置】别名下廉、巨虚下廉、足下廉、下林。《针灸甲乙经》谓"在上巨虚下三寸"。在小腿外侧，犊鼻下 9 寸，犊鼻与解溪连线上（图 3-4）。

【功用】下，下方；巨，巨大；虚，中空。胫、腓骨间形成较大间隙，即中空。穴在此空隙之下方，具有利湿热、理肠胃之功，用于治疗小腹疼痛、胸胁疼痛、唇干、流涎、喉痹、胃脘痛、胰腺炎、胃中热、不思饮食、飧泄、偏风、腰脊痛、下肢痿痹、足不履地、足跟疼痛、风寒湿痹、下肢浮肿、乳腺炎等。

【刺灸】针 0.3 ～ 0.7 寸；灸 10 ～ 20 分钟。

十四、解溪

【位置】别名草鞋带。《针灸甲乙经》谓"在冲阳后一寸五分，腕上陷者中"。在踝区，踝关节前面中央凹陷中，踇长伸肌腱与趾长伸肌腱之间（图3-5）。

【功用】解，分解，指踝关节；溪，沟溪，指体表较小凹陷。穴在踝关节前骨节分解凹陷中，具有调理肠胃、疏经活络之功，用于治疗面部浮肿、腹胀、下肢肿痛、小腿三头肌痉挛、头痛、目赤、眩晕、心烦、踝关节炎、高血压、精神病、足下垂、风湿性关节炎等。

【刺灸】针0.3～0.5寸；灸10～20分钟。

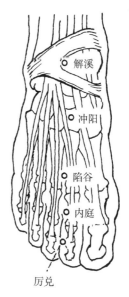

图3-5

十五、冲阳

【位置】别名跗阳、会原、会骨、会屈。《针灸甲乙经》谓"在足跗上五寸，骨间动脉上，去陷谷三寸"。在足背，第二跖骨基底部与中间楔状骨关节处，可触及足背动脉（图3-5）。

【功用】冲，冲要；阳，阴阳之阳。穴在足背冲阳脉（足背动脉）之处，具有安神宁志、理气和胃之功，用于治疗偏风、口眼歪斜、腹坚大、胃痛、腹胀、不欲食、齿痛、面肿痛、精神病、足缓不收、足肿痛等。

【刺灸】针0.2～0.3寸；灸5～10分钟。

十六、陷谷

【位置】别名陷骨。《针灸甲乙经》谓"在足大指次指间，本节后陷者中，去内庭二寸"。在足背，第二、三跖骨间，第二跖趾关节近端凹陷中（图3-5）。

【功用】本穴为足阳明胃经脉气所注，为俞木穴。穴下陷如深谷，故名陷谷。本穴具有清热渗湿、泻火明目、通络止痛之功，用于治疗面部浮肿、目赤、肠鸣、腹痛、腹胀、胸胁支满、足肿痛、热病汗不出。

【刺灸】针 0.3 ～ 0.5 寸；灸 5 ～ 10 分钟。针感为局部胀痛。

十七、内庭

【位置】《针灸甲乙经》谓"在足大指次指外间陷者中"。在足背，第二、三趾间，趾蹼缘后方赤白肉际处（图 3-5）。

【功用】本穴为足阳明胃经脉气所溜，属荥水穴，具有清热泻火、降逆止呕、理气止痛、和胃化滞之功，用于治疗面肿、齿痛、口㖞、发热、呕吐、泄泻、食入不化、胃痛、腹痛、痢疾、足背肿痛、腹胀满、四肢厥冷。

【刺灸】针 0.5 ～ 0.8 寸；灸 5 ～ 10 分钟。

十八、厉兑

【位置】《针灸甲乙经》谓"在足大趾次指之端，去爪甲角如韭叶"。在足趾，第二趾末节外侧，趾甲根角侧后方 0.1 寸（指寸）（图 3-5）。

【功用】其穴犹居临岸危之处，故曰厉；兑者，口也。本穴与脾脉相通，脾又主口，其穴主治口疾，故名厉兑。本穴具有疏泄阳明之邪热、清胃泻火、醒神开窍、通经活络、回阳救逆之功，用于治疗颜面浮肿、口㖞、口噤不开、鼻衄、齿痛、胸腹胀满、发热、热厥、梦多、癫狂、足冷痛。

【刺灸】针 0.1 寸，从前斜向后刺。针感为局部痛感。

第 四 章

足太阴脾经

一、隐白

【位置】别名鬼垒、鬼眼、阴白。《针灸甲乙经》谓"在足大趾端内侧，去爪甲如韭叶"。在足趾，大趾末节内侧，趾甲根角侧后方 0.1 寸（指寸）（图 4-1）。

【功用】隐，隐蔽；白，白色。穴居隐蔽之处，其处色白。本穴具有调气血、益脾胃之功，用于治疗腹胀、喘满不得卧、呕吐、暴泄、足寒不能温、胸心疼痛、晕厥、月经过时不止、带下、鼻衄、小儿慢惊风、尿血、便血、功能性子宫出血等。

【刺灸】针 0.1 ～ 0.2 寸；灸 5 ～ 10 分钟。针感为局部痛感。

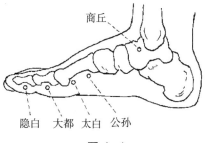

图 4-1

二、大都

【位置】别名太都。《针灸甲乙经》谓"在足大指本节后陷者中"。在足趾，第一跖趾关节远端赤白肉际凹陷中（图 4-1）。

【功用】大，巨大；都，集聚。穴在大趾起始部，为经气所聚之处。本穴具有健脾和中、回阳救逆之功，用于治疗热病无汗、身重骨痛、烦热、呕逆、胸腹胀满、目眩、胃脘痛、腹痛、趾关节红肿疼痛、惊厥、手足逆冷等。

【刺灸】针0.2～0.3寸；灸5～10分钟。

三、太白

【位置】别名大白。《针灸甲乙经》谓"在足内侧核骨下陷者中"。在跖区，第一跖趾关节近端赤白肉际凹陷中（图4-1）。

【功用】太，甚大；白，白色。穴在大趾赤白肉际上，此处之白肉更为宽阔。本穴具有通经活络、调脾和胃之功，用于治疗身热烦满、体重节痛、便下脓血、大便秘结、膝酸困、完谷不化、胸胁胀满、肠鸣、腹中切痛、胸满、心痛等。

【刺灸】针0.3～0.5寸；灸5～10分钟。针感为局部胀痛。

四、公孙

【位置】《针灸甲乙经》谓"在足大指本节后一寸"。在跖区，第一跖骨底的前下缘赤白肉际处（图4-1）。

【功用】公，有通的意思；孙，孙络，在此特指络脉。脾经之络脉是从此通向胃经的。本穴具有调理脾胃之功，用于治疗肠鸣、腹中胀满、呕吐、烦心失眠、饮食不化、胃脘痛、痞积、头面浮肿、水肿、黄疸、足心发热、狂言、痫病、霍乱、肠风下血等。

【刺灸】针0.5～1寸；灸5～10分钟。针感为局部酸胀。

五、商丘

【位置】《针灸甲乙经》谓"在足内踝下微前陷者中"。在踝区，内踝前下方，舟骨粗隆与内踝尖连线中点凹陷中（图4-1）。

【功用】本穴为足太阴经经穴，具有理气健脾、清热化湿之功，用于治疗胃脘痛、完谷不化、腹中胀满、泄泻、便秘、呕吐、痔疾、癫狂、痫病、瘾疹、善笑、梦魇、烦心、舌本强痛、咳嗽、面肿、体重节痛、嗜卧、黄疸、慢惊风、足踝痛。

【刺灸】针0.5～0.8寸；灸10～20分钟。

六、三阴交

【位置】别名太阴、承命、下三里。《针灸甲乙经》谓"在内踝上三寸，骨下陷者中"。在小腿内侧，内踝尖上3寸，胫骨内侧缘后际（图4-2）。

【功用】三阴，指足三阴经；交，交会。此系脾、肝、肾三阴经之交会穴，具有补脾胃、助运化、通经活络、调和气血之功，用于治疗脾胃虚弱，心腹胀满，不思饮食，腹胀肠鸣，溏泄，消化不良，崩漏、月经不调、经闭、带下、产后血晕、产后腹痛、乳少、阴挺、阴茎痛、阳痿、遗精、遗尿，癃闭，糖尿病，头痛，眩晕，怔忡，虚劳，咳嗽，体重节痛，四肢不举，便秘，脐下痛不可忍，足痿不能行，脚气，荨麻疹，疮疡肿毒，黄疸，水肿，失眠，脏躁，神经衰弱，小儿舞蹈病，高血压等。

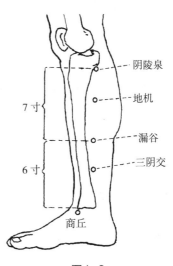

图4-2

（图中标注：阴陵泉、地机、漏谷、三阴交、商丘、7寸、6寸）

【刺灸】针1～1.5寸，孕妇禁针；灸10～30分钟。局部麻胀感，并常可向足底或膝部放散。

七、漏谷

【位置】别名太阴络。《针灸甲乙经》谓"在内踝上六寸，骨下陷者中"。

在小腿内侧，内踝尖上 6 寸，胫骨内侧缘后际（图 4-2）。

【功用】本穴具有健脾利湿之功，用于治疗腹胀、肠鸣、腹痛、赤白带下、遗尿、腰膝冷痛、小便不利、遗精、疝气、下肢痿痹不仁。

【刺灸】针 1 ～ 1.5 寸；灸 10 ～ 30 分钟。针感为局部麻胀感。

八、地机

【位置】别名脾舍、地箕。《针灸甲乙经》谓"在膝下五寸"。在小腿内侧，阴陵泉下 3 寸，胫骨内侧缘后际（图 4-2）。

【功用】地，土地，指下肢；机，机要。穴在下肢，局部肌肉最为丰满，是小腿运动的机要部位。本穴具有健脾渗湿、调和营血之功，用于治疗腹胁气胀、水肿、食欲不振、小便不利、溏泄、痢疾、腰痛、痛经、月经不调、带下等。

【刺灸】针 0.5 ～ 0.8 寸；灸 10 ～ 20 分钟。

九、阴陵泉

【位置】别名阴之陵泉。《针灸甲乙经》谓"在膝下内侧辅骨下陷者中，伸足乃得之"。在小腿内侧，胫骨内侧髁下缘与胫骨内侧缘之间的凹陷中（图 4-2）。

【功用】阴，阴阳之阴；陵，山陵；泉，水泉。内为阴，穴在胫骨内上髁根部下缘凹陷中，如在山陵下之水泉。本穴具有清化湿热、通利三焦之功，用于治疗腹寒不欲食、腹满、喘不得卧、暴泄、飧泄、腰痛不可俯仰、头痛、虚劳、怔忡、癃闭、水肿、小便不利、尿失禁、遗精、带下、妇人阴痛、阴挺、腿膝肿痛、痹证、类中风、失眠等。

【刺灸】针 0.3 ～ 0.5 寸；灸 5 ～ 10 分钟。针感为局部酸胀，可向下放散。

第五章
手少阴心经

一、少海

【位置】别名曲节。《针灸甲乙经》谓"在肘内廉节后陷者中，动脉应手"。在肘前区，横平肘横纹，肱骨内上髁前缘（图5-1）。

【功用】本穴乃手少阴心经脉气所入，为合水穴。百川之汇归名曰海，穴处凹陷形似海，又是手少阴心经之穴，故名少海。本穴具有疏心气、清包络、定神志、化痰涎之功，用于治疗心痛、手臂麻木、手颤、手挛、颈痛、腋胁痛、瘰疬、健忘、癫狂善笑、头痛目眩。

【刺灸】针0.5～0.8寸；灸5～10分钟。针感以局部麻、胀者居多，有时可向上或向前臂放散。

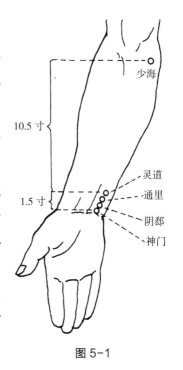

图 5-1

二、神门

【位置】别名兑冲、兑骨、锐中、中都。《针灸甲乙经》谓"在掌后兑骨之端陷者中"。在腕前区，腕掌侧远端横纹尺侧端，尺侧腕屈肌腱的桡侧缘

（图 5-1）。

【功用】神，心神；门，门户。心藏神。本穴为手少阴心经的输穴，为心神出入之门户，具有镇静、安神、宁心、通络之功，用于治疗健忘失眠、心烦、心痛、恶寒、头痛眩晕、身热、咽干、不嗜食、胃脘痛、目黄胁痛、失音、大便脓血、掌中热、呕血、吐血、虚劳、怔忡、健忘、癫病、精神病、神经衰弱、无脉症。

【刺灸】针 0.2 ～ 0.4 寸；灸 10 ～ 20 分钟。针感以胀麻者居多，并常向指端放散。

第六章
手太阳小肠经

一、前谷

【位置】《针灸甲乙经》谓"在手小指外侧，本节前陷者中"。在手指第五掌指关节尺侧远端赤白肉际凹陷中（图6-1）。

【功用】手太阳经所溜为"荥"。本穴具有疏风清热、活络通乳之功，用于治疗头痛、目痛、耳鸣、咽喉肿痛、产后乳少、热病汗不出、手指麻木。

【刺灸】针0.3～0.5寸；可灸。

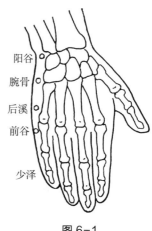

阳谷
腕骨
后溪
前谷

少泽

图6-1

二、后溪

【位置】《针灸甲乙经》谓"在手小指外侧，本节后陷者中"。在手内侧，第五掌指关节尺侧近端赤白肉际凹陷中（图6-1）。

【功用】后，指第五掌指关节后方。其形者犹如沟溪，故名后溪，为手太阳小肠经输穴，八脉交会穴之一，通督脉。本穴具有清心解郁、清热截疟之功，用于治疗癫狂、痫病、热病、盗汗、疟疾、耳聋、目赤目翳、目眩、目赤烂、疥疮、黄疸、头项强痛、肘臂及手指挛急。

【刺灸】针 0.5 ～ 0.8 寸；可灸。

三、腕骨

【位置】别名完骨。《针灸甲乙经》谓"在手外侧腕前起骨下陷者中"。在腕区，第五掌骨底与三角骨之间的赤白肉际凹陷中（图 6-1）。

【功用】腕，腕部；骨，骨头。穴在腕部骨间。本穴具有通经活络、理气止痛之功，用于治疗手腕关节酸软无力、痹证、偏瘫、前臂痛、肘臂不得屈伸、胁下痛、黄疸、热病无汗、头痛、耳鸣、颊颌肿、消渴等。

【刺灸】针 0.2 ～ 0.3 寸；灸 5 ～ 15 分钟。

四、阳谷

【位置】《针灸甲乙经》谓"在手外侧腕中，兑骨下陷者中"。在腕后区，尺骨茎突与三角骨之间的凹陷中（图 6-1）。

【功用】阳，阴阳之阳，外为阳；谷，山谷。腕处骨隙形如山谷，穴当其处。本穴具有疏风清热、通经活络之功，用于治疗腕及前臂疼痛、胁痛、癫疾、狂走、热病无汗、耳鸣、耳聋、头眩、齿痛、舌强、颈颔肿、小儿瘛疭等。

【刺灸】针 0.2 ～ 0.3 寸；灸 10 ～ 20 分钟。

五、支正

【位置】《针灸甲乙经》谓"上腕五寸"。在前臂后区，腕背侧远端横纹上 5 寸，尺骨尺侧与尺侧腕屈肌之间（图 6-2）。

【功用】支，支别；正，正经。小肠经之络脉

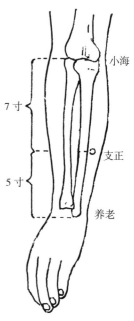

图 6-2

由此别离正经行走向心经。本穴用于治疗头痛、头昏目眩、颔肿、肘挛、手指疼痛、指无力、十指尽痛、癫狂、发热恶寒、消渴、精神病等。

【刺灸】针 0.3～0.5 寸；灸 10～20 分钟。

六、肩贞

【位置】《针灸甲乙经》谓"在肩曲胛下，两骨解间，肩髃后陷者中"。在肩胛区，肩关节后下方，腋后纹头直上 1 寸（图 6-3）。

【功用】肩，肩部；贞，第一。本穴为本经入肩部的第一穴，具有通经、活络、止痛之功，用于治疗上肢麻木不举、痹证、肩胛疼痛、缺盆中痛、耳鸣、耳聋、瘰疬等。

【刺灸】针 0.5～1 寸；灸 5～10 分钟。

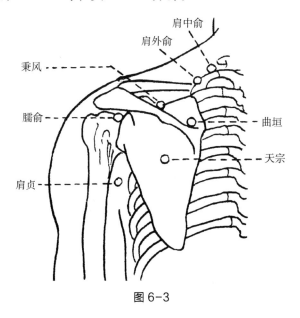

图 6-3

七、臑俞

【位置】《针灸甲乙经》谓"在肩臑后，大骨下胛上廉陷者中"。在肩胛区，腋后纹头直上，肩胛冈下缘凹陷中（图 6-3）。

【功用】本穴为手、足太阳，阳维脉与阳跷脉交会穴，具有舒筋利节、通络散结、散寒祛风之功，用于治疗肩胛酸痛、臂痛不举、瘰疬、寒热肩肿。

【刺灸】针 0.5～1.5 寸，直刺或斜刺；灸 5～10 分钟。针感为局部胀感。

八、秉风

【位置】《针灸甲乙经》谓"夹天髎，在外肩上小髃骨后，举臂有空"。在肩胛区，肩胛冈中点上方冈上窝中（图 6-3）。

【功用】秉，秉受；风，风邪。穴在易受风邪之处。本穴具有疏经活络、宽胸理气之功，用于治疗肩胛疼痛不举、颈强疼痛不得回顾、上肢麻木、胸痛、咳嗽等。

【刺灸】针 0.3～0.5 寸；灸 10～20 分钟。

九、天窗

【位置】别名窗笼、窗龙、窗聋、天笼。《针灸甲乙经》谓"在曲颊下，扶突后，动脉应手陷者中"。在颈部，横平喉结，胸锁乳突肌的后缘（图 6-4）。

【功用】天，天空，指上而言；窗，窗户。该穴主治耳病，通耳窍，如开"天窗"。本穴具有清热疏风、通经活络之功，用于治疗头痛、耳鸣、耳聋、扁桃体炎、口噤不开、暴喑不能言、咽喉肿痛、颈项强痛、中风病、痔疮等。

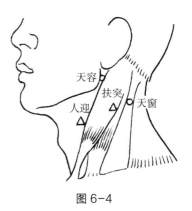

图 6-4

【刺灸】针 0.5～1 寸；灸 10～20 分钟。

十、天容

【位置】《针灸甲乙经》谓"在耳曲颊后"。在颈部，下颌角后方，胸锁乳突肌的前缘凹陷中（图6-4）。

【功用】天，天空，指上部；容，隆盛。本穴具有通经镇痛之功，用于治疗耳鸣、耳聋、扁桃体炎、颈项痈肿、咽中如梗、发热、胸痛、胸中烦满、哮喘、瘿气、项强等。

【刺灸】针0.5～0.8寸，针尖向舌根部；灸5～15分钟。

十一、颧髎

【位置】别名兑骨、权髎。《针灸甲乙经》谓"在面颅骨下廉陷者中"。在面部，颧骨下缘，目外眦直下凹陷中（图6-5）。

【功用】颧，颧部；髎，骨隙。本穴具有镇痛镇痉之功，用于治疗口眼歪斜、面肌痉挛、目赤肿痛、面痛、齿痛等。

【刺灸】针0.2～0.3寸；灸5～10分钟。

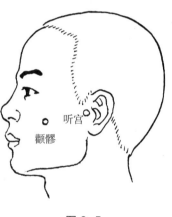

图6-5

第七章

足太阳膀胱经

一、攒竹

【位置】别名员在、员柱、始光、明光、夜光、光明、眉本、眉头。《针灸甲乙经》谓"在眉头陷者中"。在面部，眉头凹陷中，额切迹处（图7-1）。

【功用】眉如竹叶，穴在眉内侧端凹陷处，为诸阳气攒聚之所，犹新竹之茂，故名攒竹。本穴具有宣泄太阳经气、祛风散邪、清热明目、通络止痛之功，用于治疗寒热头痛、眉棱骨痛、面赤颊痛、视物不明、流泪、目赤肿痛、雀目、眼睑𥆨动、视网膜出血、视神经萎缩。

【刺灸】针0.2～0.3寸，三棱针点刺出血。

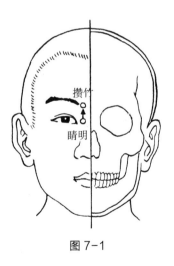

图 7-1

二、天柱

【位置】《针灸甲乙经》谓"在夹项后发际，大筋外廉陷者中"。在颈后区，横平第二颈椎棘突上际，斜方肌外缘凹陷中（图7-2）。

【功用】颈椎古称"天柱骨"，穴在其旁。本穴具有宣散表邪、祛风散寒、舒筋活络、调气和血、祛风明目、镇静止痛之功，用于治疗肩背疼痛，头痛眩晕，落枕，风湿性关节炎，颈项不得回顾，眼、鼻、咽喉疾病，哮喘。

【刺灸】针 0.3 ～ 0.5 寸；灸 10 ～ 20 分钟。

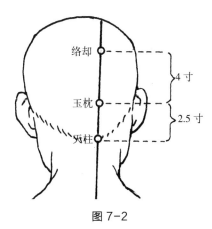

图 7-2

三、大杼

【位置】别名背俞、百劳、大俞。《针灸甲乙经》谓"在项第一椎下，两旁各一寸五分陷者中"。在脊柱区，第一胸椎棘突下，后正中线旁开 1.5 寸（图 7-3）。

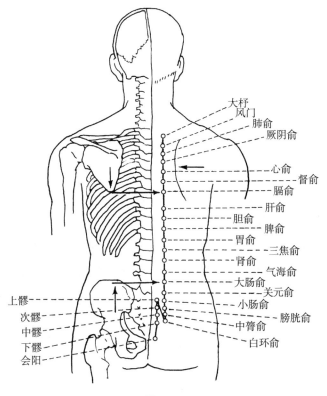

图 7-3

【功用】第一胸椎棘突如梭。穴在较大的第一胸椎旁，故名。本穴具有解表退热、祛风通络之功，用于治疗头痛、颈项强急、肩胛酸痛、喉痹、咳嗽气喘、胸中烦热、虚劳、发热、目眩、痫病、中风、腰背痛、膝痛等。

【刺灸】针 0.3～0.5 寸，针尖向椎体方向斜刺可针 0.5～1 寸；灸 5～15 分钟。针感以胀、麻居多，有时向肩部放散。

四、风门

【位置】别名热府。《针灸甲乙经》谓"在第二椎下，两旁各一寸五分"。在脊柱区，第二胸椎棘突下，后正中线旁开 1.5 寸（图 7-3）。

【功用】风，风邪；门，门户。穴居易为风邪侵入之处，并能治风邪之为病，具有疏散风寒、宣泄诸阳、调理肺气之功，用于治疗伤风咳嗽、头项强痛、胸中热、胸背痛、痹证、哮喘、呕吐、感冒、中风、水肿、破伤风、瘾疹、瘰疬、支气管炎、肺炎等。

【刺灸】针 0.3～0.5 寸，向脊椎方向斜刺时可针 0.5～1 寸；灸 10～30 分钟。

五、肺俞

【位置】《针灸甲乙经》谓"在第三椎下，两旁各一寸五分"。在脊柱区，第三胸椎棘突下，后正中线旁开 1.5 寸（图 7-3）。

【功用】肺，肺脏；俞，输注。本穴具有宣热疏风、调理肺气之功，用于治疗腰背强痛、痿证、盗汗、喉痹、咳嗽、胸满气短、喘息、黄疸、泄泻、呕吐、呃逆、胃脘痛、痢疾、疳疾、耳聋、骨蒸潮热、糖尿病、瘾疹等。

【刺灸】针 0.3～0.5 寸，向脊柱斜刺时可针 0.5～1 寸；灸 10～30 分钟。针感为胀、麻并向下外方放散。

六、心俞

【位置】别名背俞、五焦之间。《针灸甲乙经》谓"在第五椎下，两旁各一寸五分"。在脊柱区，第五胸椎棘突下，后正线旁开 1.5 寸（图 7-3）。

【功用】本穴是心气转输于后背体表的部位，具有宽胸理气、疏通心络、调理气血、安心守神之功，用于治疗精神病、心胸烦闷、痫病、呕吐、食不下、咳嗽吐血、气喘、肩背痛、半身不遂、黄疸、小儿心气不足、数岁不语、心悸、失眠健忘、梦遗等。

【刺灸】针 0.3 ～ 0.5 寸，向脊柱方向斜刺时可刺 0.5 ～ 1 寸；灸 10 ～ 30 分钟。针时多出现胀、麻感觉，向前放散到心区。

七、膈俞

【位置】《针灸甲乙经》谓"在第七椎下，两旁各一寸五分"。在脊柱区，第七胸椎棘突下，后正中线旁开 1.5 寸（图 7-3）。

【功用】膈，横膈；俞，输注。本穴是膈气转输于后背体表的部位，具有益肾养血、清热凉血、和胃降逆、益气止血、宽胸利膈、理气通络之功，用于治疗心痛、肩背痛、胃脘痛、饮食不下、呕吐、黄疸、胸满两胁痛、腹胀、热病无汗、咳逆、自汗盗汗、四肢怠惰、背痛、脊强、喉痹、腹中痞积、噎嗝、喘息、呃逆、瘰疬、贫血、出血性疾患等。

【刺灸】针 0.3 ～ 0.5 寸，向脊柱方向斜刺时可刺 0.5 ～ 1 寸；灸 10 ～ 30 分钟。

八、肝俞

【位置】《针灸甲乙经》谓"在第九椎下，两旁各一寸五分"。在脊柱区，第九胸椎棘突下，后正中线旁开 1.5 寸（图 7-3）。

【功用】肝，肝脏；俞，输注。本穴是肝气转输于后背体表的部位，具有疏肝利胆、平肝息风、泄热调气、安神定志、养血化瘀、清头明目、通络止痛之功，用于治疗黄疸、目视不明、痿证、吐血、短气、小腹疼痛、胁痛、头痛、眩晕、惊狂、鼻衄、乳少、视网膜出血、视神经萎缩、急慢性肝炎、胆囊炎、神经衰弱等。

【刺灸】针 0.3 ～ 0.5 寸；灸 10 ～ 30 分钟。针感以胀、麻居多，并常向下或沿肋骨向前胸部放散。

九、胆俞

【位置】《针灸甲乙经》谓"在第十椎下，两旁各一寸五分"。在脊柱区，第十胸椎棘突下，后正中线旁开 1.5 寸（图 7-3）。

【功用】本穴乃胆气转输、输注的处所，是治疗胆病的要穴，故名胆俞。本穴具有清泻肝胆邪热、疏肝和胃、理气宽膈、散瘀止痛、清热明目之功，用于治疗胸腹胀满、胁肋疼痛、头痛目眩、口苦咽干、恶寒发热、骨蒸劳热、食欲不振、恶心呕吐、黄疸、雀目、腋下肿。

【刺灸】针 0.5 ～ 0.8 寸，斜刺；灸 5 ～ 10 分钟。针感为局部胀感。

十、脾俞

【位置】《针灸甲乙经》谓"在第十一椎下，两旁各一寸五分"。在脊柱区，第十一胸椎棘突下，后正中线旁开 1.5 寸（图 7-3）。

【功用】脾，脾脏；俞，输注。本穴是脾气转输于后背体表的部位，具有除水湿、化痰浊、助运化、补脾阳、健脾运、益营血之功，用于治疗腹胀、胸背痛、羸瘦、黄疸、胁下满、腹痛、便血、呕吐、泄泻、完谷不化、水肿、气胀、积聚、胃溃疡、糖尿病、胃下垂、慢性肝炎等。

【刺灸】针 0.3 ～ 0.5 寸，向脊柱斜刺时可达 0.7 ～ 1 寸；灸 10 ～ 30 分钟。针感以胀、麻居多，向下或沿肋骨向前放散。

十一、胃俞

【位置】《针灸甲乙经》谓"在第十二椎下，两旁各一寸五分"。在脊柱区，第十二胸椎棘突下，后正中线旁开 1.5 寸（图 7-3）。

【功用】本穴是胃气转输、输注的处所，又是治胃病的要穴，故名胃俞。本穴具有调中和胃、化湿消滞、扶中补虚、消胀除满之功，用于治疗胃寒胃弱、胃脘疼痛、胸胁痛、反胃、呕吐、口吐清水、食欲不振、腹胀、肠鸣、腹痛、泄泻、痢疾、虚劳咳嗽、小儿疳积等。

【刺灸】针 0.5 ～ 0.8 寸；灸 10 ～ 30 分钟。

十二、肾俞

【位置】《针灸甲乙经》谓"在第十四椎下，两旁各一寸五分"。在脊柱区，第二腰椎棘突下，后正中线旁开 1.5 寸（图 7-3）。

【功用】肾，肾脏；俞，输注。本穴是肾气转输于后背体表的部位，具有滋补肾阴、强健脑髓、益聪明目、利腰脊之功，用于治疗虚劳、小便频数、癃闭、遗尿、头痛、耳鸣、耳聋、眩晕、夜盲症、月经不调、痛经、乳少、白带过多、遗精、阳痿、前列腺炎、食多羸瘦、脚膝拘急、小腹急痛、腰膝酸痛、水肿、胃脘部及肚腹胀满、洞泄不化、食不化、黄疸、糖尿病、神经衰弱、肾炎、肾结石、小儿麻痹后遗症等。

【刺灸】针 0.5 ～ 1 寸；灸 10 ～ 30 分钟。针感多为胀、麻，常向下外方放散，有时放散至臀部或下肢。

十三、膀胱俞

【位置】《针灸甲乙经》谓"在第十九椎下，两旁各一寸五分"。在骶区，横平第二骶后孔，骶正中嵴旁开 1.5 寸（图 7-3）。

【功用】本穴乃膀胱经气所发，为膀胱之气转输、输注的处所，又善治膀胱病症，故名膀胱俞。本穴具有宣通下焦气机、培补下元、约束膀胱功能、通利水道、祛风湿、利腰脊之功，用于治疗腰脊强痛、腰骶疼痛、足膝寒冷无力、小便不通、遗尿、癃闭、泄泻、便秘、阴部湿痒肿痛、女子癥瘕。

【刺灸】针 0.5 ～ 0.8 寸，斜刺；灸 5 ～ 10 分钟。针感为局部胀感。

十四、中膂俞

【位置】别名中膂、旋俞、中膂内俞、脊内俞。《针灸甲乙经》谓"在第二十椎下，两旁各一寸五分"。在骶区，横平第三骶后孔，骶正中嵴旁开 1.5 寸（图 7–3）。

【功用】中，中间；膂，夹脊肌肉；俞，输注。穴位约居人身之中部，是夹脊肌肉之气转输于后背体表的部位。本穴具有外散脊骨之热、通络止痛之功，用于治疗高热、腰骶强痛、胁痛、腹胀、疝气、赤白痢、肾虚、糖尿病、坐骨神经痛等。

【刺灸】针 0.5 ～ 1 寸；灸 5 ～ 15 分钟。

十五、上髎

【位置】《针灸甲乙经》谓"在第一空，腰髁下一寸，夹脊陷者中"。在骶区，正对第一骶后孔中（图 7–3）。

【功用】上，上下之上；髎，骨隙。本穴具有通经活络、补益下焦、强健腰膝之功，用于治疗腰膝冷痛、痹证、痿证、呕逆、鼻衄、阴挺、阴门瘙痒、带下、痛经、月经不调、不孕症、盆腔炎、大小便不利、遗精、阳痿、前列腺炎、下肢瘫痪、小儿麻痹后遗症、坐骨神经痛等。

【刺灸】针 0.5 ～ 1.2 寸（刺入骶后孔内）；灸 10 ～ 30 分钟。针感胀、麻，并向下肢放散。

十六、次髎

【位置】《针灸甲乙经》谓"在第二空，夹脊陷者中"。在骶区，正对第二骶后孔中（图7-3）。

【功用】次，即第二；髎，骨隙。本穴适对第二骶后孔，具有通经活络、强健腰膝之功，用于治疗腰脊痛、腰以下至足不仁、阴器痛、心下坚胀、肠鸣泄泻、半身不遂、赤白带下、痛经、阴痿、疝气、月经不调、小便赤淋。

【刺灸】针 0.5～1 寸；灸 10～30 分钟。

十七、承扶

【位置】别名扶承、肉郄、阴关、皮部、皮郄。《针灸甲乙经》谓"在尻臀下股阴肿上，约纹中"。在大腿后面的上部，臀下横纹的中点（图7-4）。

【功用】承，承受；扶，佐助。本穴位于大腿上部，当躯干与下肢分界的臀沟中点，有佐助下肢承受头身重量的作用。本穴具有舒筋活络之功，用于治疗腰骶臀股疼痛、阴部寒痛、痔疾、大便难、小便不利、坐骨神经痛、小儿麻痹后遗症、下肢瘫痪等。

【刺灸】针 1～1.5 寸；灸 10～20 分钟。针感以胀、麻居多，向膝或脚放散。

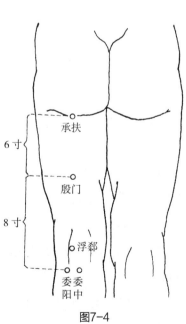

图7-4

十八、委阳

【位置】《针灸甲乙经》谓"腘中外廉两筋间，承扶下六寸"。在膝部，腘横纹上，股二头肌腱的内侧缘（图7-4）。

【功用】本穴为足太阳膀胱经腧穴，又是三焦经的下合穴。穴居腘横纹外侧端，与委中相平，因穴在委中外侧，故名委阳。本穴具有疏调三焦气机、通调水道、清利膀胱、利尿消肿之功，用于治疗胸满、身热、腋下肿、小腹胀满、小便不利、筋脉拘急、腰脊强痛、下肢疼痛。

【刺灸】针 0.5～1.5 寸；灸 10～30 分钟。针感以胀、麻者居多。

十九、委中

【位置】别名血郄、郄中、中郄。《针灸甲乙经》谓"在腘中央约纹中动脉"。在膝后区，腘横纹中点处（图 7-4）。

【功用】委，弯曲；中，中间。穴在腘弯横纹中点。本穴具有舒筋活络、强健腰腿、泄暑热、止吐泻之功，用于治疗腰腿重痛，风湿痿痹，髋关节疼痛不利，膝痛不得屈伸，腰重不能举体，背、腰、骶部疼痛，热病无汗，中暑，湿疹，阴痒，乳腺炎，坐骨神经痛，小儿舞蹈病，下肢瘫痪，半身不遂等。

【刺灸】针 0.6～1.2 寸（避开腘动脉进针，以免刺伤出血），或于浅静脉上速刺出血；灸 5～10 分钟。针感多为胀、麻，并可放散至足底。

二十、魄户

【位置】别名魂户。《针灸甲乙经》谓"在第三椎下，两旁各三寸"。在脊柱区，第三胸椎棘突下，后正中线旁开 3 寸。本穴亦即肺俞穴的外侧 1.5 寸处（图 7-5）。

【功用】魄，肺脏之灵气；门，门户。肺藏魄，魄指肺，穴在肺俞外侧，如肺气出入之门户。本穴具有宣通肺气、平喘止咳之功，用于治疗肩背痛、臂痛、项强、支气管炎、肺痨、气喘、咳逆、呕吐、烦满等。

【刺灸】针 0.3～0.5 寸；灸 10～30 分钟。

二十一、神堂

【位置】《针灸甲乙经》谓"在第五椎下，两旁各三寸陷者中"。在脊柱区，第五胸椎棘突下，后正中线旁开 3 寸。本穴亦即当心俞穴的外侧 1.5 寸处（图 7-5）。

【功用】神，神灵；堂，殿堂。心藏神，神指心，穴在心俞外侧，如心神所居之殿堂。本穴具有宁心、平喘、止痛之功，用于治疗肩背痛、腰背脊强急、发热恶寒、胸腹满、气逆上攻、哮喘、咳嗽、心悸气短等。

【刺灸】针 0.3 ～ 0.5 寸；灸 10 ～ 30 分钟。

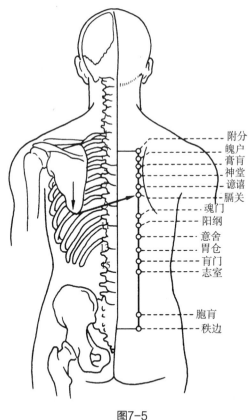

附分
魄户
膏肓
神堂
譩譆
膈关
魂门
阳纲
意舍
胃仓
肓门
志室
胞肓
秩边

图7-5

二十二、譩譆

【位置】别名五胠俞。《针灸甲乙经》谓"在肩膊内廉，夹第六椎下，两旁各三寸"。在脊柱区，第六胸椎棘突下，后正中线旁开3寸。本穴亦即当督俞穴的外侧1.5寸处（图7-5）。

【功用】譩譆，一种声音。取穴时，令患者发"譩譆"声，医生能感到穴位局部动应手指。本穴具有通宣理肺、益气补虚之功，用于治疗肩背疼、胸痛引背、肩膊内廉痛不能俯卧、季胁引少腹痛、目眩、目痛、鼻衄、气喘、热病无汗、失眠、疟疾等。

【刺灸】针0.3～0.5寸；灸10～30分钟。

二十三、魂门

【位置】《针灸甲乙经》谓"在第九椎下，两旁各三寸陷者中"。在脊柱区，第九胸椎棘突下，后正中线旁开3寸。本穴亦即当肝俞穴的外侧1.5寸处（图7-5）。

【功用】魂，灵魂；门，门户。肝藏魂，魂指肝，穴在肝俞外侧，如肝气出入之门户。本穴具有通络止痛之功，用于治疗腰背痛、头痛、头晕、尸厥、胸背连心痛、食不下、呕吐肠鸣、大便溏泄、小便赤黄等。

【刺灸】针0.3～0.5寸；灸10～30分钟。

二十四、意舍

【位置】《针灸甲乙经》谓"在第十一椎下，两旁各三寸陷者中"。在脊柱区，第十一胸椎棘突下，后正中线旁开3寸。本穴亦即当脾俞穴的外侧1.5寸处（图7-5）。

【功用】意，意念；舍，宅舍。脾藏意；穴在脾俞外侧，如脾气之宅舍。本穴具有疏泄湿热、健运脾阳之功，用于治疗背痛、腹满虚胀、大便溏泄、饮食不下、呕吐、身热、黄疸、糖尿病等。

【刺灸】针 0.3～0.5 寸；灸 10～30 分钟。

二十五、胃仓

【位置】《针灸甲乙经》谓 "在第十二椎下，两旁各三寸陷者中"。在脊柱区，第十二胸椎棘突下，后正中线旁开 3 寸（图 7-5）。

【功用】本穴为足太阳膀胱经腧穴，具有健脾和胃、理气消滞之功，用于治疗胃脘痛、腹胀、饮食不下、小儿食积、水肿、脊背痛。

【刺灸】针 0.5～0.8 寸；灸 10～30 分钟。

二十六、志室

【位置】别名精宫。《针灸甲乙经》谓 "在第十四椎下，两旁各三寸陷者中"。在腰区，第二腰椎棘突下，后正中线旁开 3 寸。本穴亦即当肾俞穴的外侧 1.5 寸处（图 7-5）。

【功用】志，志意；室，房室。肾藏志，穴在肾俞外侧，如肾气聚集之房室。本穴具有滋补肾阴、清利下焦湿热之功，用于治疗背痛、腰脊强痛、两胁急痛、饮食不消、腹泻、阴痛下肿、水肿、遗精、小便淋沥、肾炎、肾绞痛、阳痿等。

【刺灸】针 0.3～0.5 寸；灸 10～30 分钟。针感多为胀、麻，向下或向下外放散。

二十七、承筋

【位置】别名腨肠、直肠。《针灸甲乙经》谓 "在腨肠中央陷者中"。在小腿后区，腘横纹下 5 寸，腓肠肌两肌腹之间（图 7-6）。

【功用】承，承受；筋，筋肉。穴在腓肠肌处（是小腿以下承受其以上部位的主要筋肉）。本穴具有通经活络、活血止痛之功，用于治疗腰痛、小腿麻痹不仁、足跟酸痛、腹痛、霍乱、便秘、痔疮、鼻衄等。

【刺灸】针 0.5 ～ 1 寸；灸 10 ～ 20 分钟。

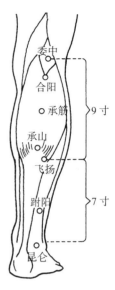

图7-6

二十八、承山

【位置】别名鱼腹、肉柱、伤山、肠山。《针灸甲乙经》谓"在兑腨肠下分肉间陷者中"。在小腿后区，腓肠肌两肌腹与肌腱交角处（图 7-6）。

【功用】承，承受；山，山岭。腓肠肌之二肌腹高突如山，穴在其下，有承受之势。本穴具有舒筋活络、调理肠腑之功，用于治疗腰背疼痛、不能转侧，膝关节肿痛，足跟痛，脚气，大便秘结，小儿惊风，坐骨神经痛，下肢痿痹。

【刺灸】针 0.5 ～ 1.5 寸；灸 10 ～ 20 分钟。针感胀、麻至足。

二十九、飞扬

【位置】别名厥阳、厥扬、飞阳。《针灸甲乙经》谓"在足外踝上七寸"。在小腿后区，昆仑（外踝尖与跟腱后缘之间的凹陷中）直上 7 寸，腓肠肌外下缘与跟腱移行处（图 7-6）。

【功用】飞，飞翔；扬，向上扬起。穴在小腿外侧，本经之络脉从此处飞离而去络肾经。本穴具有疏经活络、清热消肿之功，用于治疗腰腿肿痛、筋急不能屈伸、腿软无力、鼻衄、鼻塞、头痛、目眩、癫狂、痔肿痛、肾炎、膀胱炎、脚气等。

【刺灸】针 0.5 ～ 1.2 寸；灸 10 ～ 20 分钟。

三十、昆仑

【位置】别名下昆仑。《针灸甲乙经》谓"在足外踝后，跟骨上陷者中"。在踝区，外踝尖与跟腱之间的凹陷中（图7-7）。

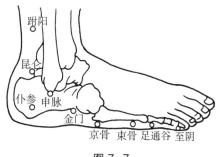

图7-7

【功用】昆仑为山名，外踝高突如山，故比作昆仑，穴在其后。本穴具有疏通经络、消肿止痛、强健腰腿之功，用于治疗头痛、肩背拘急、腰骶部疼痛、坐骨神经痛、下肢瘫痪、胞衣不下、小儿痫病、脚跟痛、目痛目眩、疟疾、鼻衄、心痛放散至背等。

【刺灸】针0.3～0.5寸；灸10～20分钟。

三十一、仆参

【位置】别名安邪。《针灸甲乙经》谓"在跟骨下陷者中，拱足取之"。在跟区，昆仑直下，跟骨外侧，赤白肉际处（图7-7）。

【功用】仆，仆人；参，参拜。穴在足跟外侧，参拜时此处最容易显露。本穴具有通经活络、消肿止痛之功，用于治疗足跟痛、下肢痿弱、脚气膝肿、转筋、晕厥、痫病、精神病等。

【刺灸】针0.3～0.5寸；灸5～10分钟。

三十二、申脉

【位置】别名阳跷、鬼路。《针灸甲乙经》谓"在足外踝下陷者中，容爪甲许"。在踝区，外踝尖直下，外踝下缘与跟骨之间凹陷中（图7-7）。

【功用】申，与"伸"通，含屈伸矫捷之意。脉，指阳跷脉，穴通阳跷脉，为阳跷所生也。本穴主治"脚屈伸难"等病症，故名申脉。本穴具有镇静止痛、安神宁心之功，用于治疗痫病、癫狂、失眠、目赤痛、项强、头痛、眩晕、腰痛、足胫寒、不能久立。

【刺灸】直刺 0.3 ～ 0.5 寸；可灸。

三十三、金门

【位置】别名关梁、梁关。《针灸甲乙经》谓"在足外踝下"。在足背，外踝前缘直下，第五跖骨粗隆后方，骰骨下缘凹陷中（图 7-7）。

【功用】金，金银之金，在此指阳维脉；门，门户。穴属足太阳经，又是阳维脉所生之处，故喻为进入阳维脉之门户。本穴具有通经活络之功，用于治疗膝胫酸痛不能久立、痫病、晕厥、小儿发痫、转筋、牙痛、偏头痛等。

【刺灸】针 0.3 ～ 0.5 寸；灸 10 ～ 20 分钟。

三十四、京骨

【位置】《针灸甲乙经》谓"在足外侧大骨下，赤白肉际陷者中"。在跖区，第五跖骨粗隆前下方，赤白肉际处（图 7-7）。

【功用】第五跖骨粗隆古称京骨，穴在其下方，故名。本穴具有通经活络、宁心安神之功，用于治疗头痛、颈项强、腰背急痛、膝痛、目翳、鼻衄、小儿惊厥、痫病、心痛、目眩等。

【刺灸】针 0.3 ～ 0.5 寸；灸 10 ～ 20 分钟。

三十五、束骨

【位置】别名刺骨。《针灸甲乙经》谓"在足小趾外侧，本节后陷者中"。在足跖区，第五跖骨粗隆前下方，赤白肉际处（图 7-7）。

【功用】本穴为足太阳膀胱经脉气所注，为俞木穴。太阳主一身之表，风邪为患，首当其冲，以致表阳被困，阳气不得宣通，营卫不和，发热恶寒也。束骨为其输穴，按"俞主体重节痛"之理，故对疼痛之症有良好的止痛作用。因其五行属木，木能生火，以阳化阴，针之尚有祛风散寒、发汗解表作用，用于治疗头痛、目眩、恶寒发热、目赤肿痛、疔疮、痛肿、肠澼、泄泻、背痛、落枕、耳聋、腰痛、颈项强痛。

【刺灸】针 0.2～0.3 寸；灸 5～10 分钟。

三十六、足通谷

【位置】别名通谷。《针灸甲乙经》谓"在足小趾外侧，本节前陷者中"。在足趾，第五跖趾关节的近端，赤白肉际处（图 7-7）。

【功用】足，足部；通，通过；谷，山谷。穴在足部，该处凹陷如谷，脉气由此通过。本穴具有疏导经气之功，用于治疗头痛、头重、目眩、鼻衄、项强、癫狂、颈项痛等。

【刺灸】针 0.2～0.3 寸；灸 5～10 分钟。

三十七、至阴

【位置】《针灸甲乙经》谓"在足小趾外侧，去爪甲如韭叶"。在足趾，小趾末节外侧，趾甲根角侧后方 0.1 寸（指寸）（图 7-7）。

【功用】至，到达；阴，阴阳之阴，在此指足少阴经。此系本经末穴，从这里到达足少阴经。本穴具有疏经通络、调整阴阳、清头明目、矫正胎位之功，用于治疗头痛、鼻塞、头重、目痛生翳、内眦痛、目赤、胸胁痛、小便不利、遗精、滞产、胎位不正等。

【刺灸】针 0.1～0.2 寸，孕妇禁针；灸 5～10 分钟。

第八章

足少阴肾经

一、涌泉

【位置】别名地冲、地衢、蹶心。《针灸甲乙经》谓"在足心陷者中，屈足卷指宛宛中"。在足底，屈足卷趾时足心最凹陷中。约当足底第二、三趾趾缝纹头与足跟连线的前 1/3 与后 2/3 交点上；一法当对第二跖骨间隙的中点凹陷处（图 8-1）。

【功用】涌，涌出；泉，水泉。水上出为涌泉。穴居足心陷中，经气自下而上，如涌出之水泉。本穴具有通关开窍、安神镇静之功，用于治疗休克、中暑、晕厥、喑不能言、善恐、头晕眼花、痫病、癔症、小儿惊风、头顶痛、咽中痛、喉痹、鼻衄、身项痛、舌干、咽肿、嗌干、心烦、心痛、便秘、小腹痛、腰痛、痫病、霍乱、转筋、足不得履地、胃脘痛、足心热、身热、心中结热、胸胁满、目眩、咳嗽、咳血、癃闭、高血压、急救等。

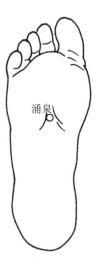

涌泉

图 8-1

【刺灸】针 0.3～0.8 寸；灸 5～10 分钟。针感为局部胀痛。

二、然谷

【位置】别名龙渊、龙泉、然骨。《针灸甲乙经》谓"在足内踝前，起大骨下陷者中"。在足内侧，舟骨粗隆下方，赤白肉际处（图8-2）。

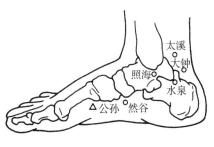

图 8-2

【功用】然，然骨；谷，山谷。古称舟骨粗隆为然骨，穴在其下方凹陷处，如在山谷，故名。本穴具有滋肾补阴之功，用于治疗喉痹、小腹胀痛、洞泄、痢疾、心痛、咳血、糖尿病、黄疸、自汗、盗汗、小腿酸痛、足跗痛、白浊、阴挺、阳痿、月经不调、不孕症、阴痒、经崩、小儿脐风、精神病、口噤不开等。

【刺灸】针0.3～0.5寸；灸5～10分钟。

三、太溪

【位置】别名吕细。《针灸甲乙经》谓"在足内踝后跟骨上，动脉陷者中"。在足内侧，内踝后方，当内踝尖与跟腱之间的凹陷处（图8-2）。

【功用】太，甚大；溪，沟溪。穴在内踝与跟腱的间隙中，如巨大的沟溪。本穴具有调补肾气、通利三焦、强健腰膝之功，用于治疗咳嗽、心疼如针刺、尿黄、大便难、热病汗不出、嗜卧、头痛目眩、吐血、阳痿、月经不调、牙痛、便秘、肾炎、膀胱炎、神经衰弱、下肢瘫痪、足跟肿痛等。

【刺灸】针0.3～0.5寸；灸5～10分钟。局部胀麻感，有时麻感可向足底放散。

四、照海

【位置】别名阴跷、漏阴。《针灸甲乙经》谓"在足内踝下一寸"。在足内侧面，内踝尖下方凹陷处（图8-2）。

【功用】照，光照；海，海洋。穴属肾经，气盛如海，意为肾中真阳，可光照周身。本穴具有通经活络、清热泻火、利咽喉、安心神之功，用于治疗咽炎、喉痹、四肢懈怠、痫病、半身不遂、月经不调、小腹痛、阴挺、带下、阴痒、便秘、失眠、癔症等。

【刺灸】针0.3～0.5寸；灸5～10分钟。

五、复溜

【位置】别名昌阳、伏白、外俞。《针灸甲乙经》谓"在足内踝上二寸陷者中"。在小腿内侧，内踝尖上2寸，跟腱的前缘（图8-3）。

【功用】复，同"伏"，深伏；溜，流动。穴在太溪直上，肾经之经气，经太溪复上行溜注于此穴。本穴具有滋肾祛湿之功，用于治疗腹胀、四肢肿、汗出不止、盗汗、噎膈、便秘、痢疾、癃闭、消渴、遗精、虚劳、鼻衄、肠澼、痔疮、腰脊强痛、足痿、肾炎、尿路感染、功能性子宫出血等。

【刺灸】针0.3～0.5寸；灸10～20分钟。针感为局部麻胀，或向足部放散。

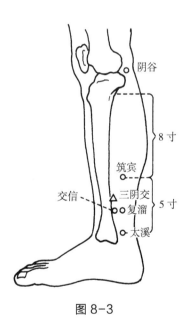

图 8-3

六、筑宾

【位置】别名筑滨、腿肚、腨肠。《针灸甲乙经》谓"在足内踝上腨分中"。在小腿内侧，太溪直上5寸，比目鱼肌与跟腱之间（图8-3）。

【功用】筑，强健；宾，通"膑"，泛指膝和小腿。穴在小腿内侧，有使腿膝坚实的作用。本穴具有滋补肝肾之功，用于治疗腿软无力、小腿内侧痛、痫病、呕吐涎沫、精神病、肾炎、疝痛、小儿脐疝、膀胱炎、腓肠肌痉挛等。

【刺灸】针0.3～0.6寸；灸10～20分钟。

七、横骨

【位置】别名下极、曲骨、屈骨、髓空、横谷。《针灸甲乙经》谓"在大赫下一寸"。在下腹部，脐中下5寸，前正中线旁开0.5寸（图8-4）。

【功用】横骨为耻骨之古称，穴在横骨上缘，故名。本穴具有滋肾清热之功，用于治疗腹胀、少腹痛、淋病、小便不通、阴部痛、疝气、遗精、经闭、盆腔炎、附件炎、目赤痛等。

【刺灸】针0.3～0.6寸；灸10～30分钟。

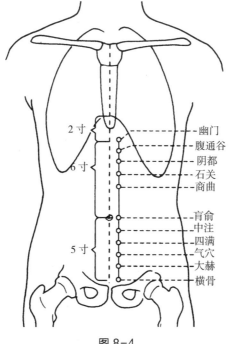

图8-4

八、中注

【位置】《针灸甲乙经》谓"在肓俞下五分"。在下腹部，脐中下 1 寸，前正中线旁开 0.5 寸（图 8-4）。

【功用】中，中间；注，灌注。肾经之气由此灌注中焦。本穴具有清热滋肾、调经理气、清利下焦之功，用于治疗小腹热、便秘、泻痢、疝气、小便淋涩、月经不调、腰腹疼痛、目赤痛等。

【刺灸】针 0.5～1 寸；灸 10～30 分钟。

九、肓俞

【位置】《针灸甲乙经》谓"在商曲下一寸，直脐旁五分"。在腹部，脐中旁开 0.5 寸（图 8-4）。

【功用】肓，肓膜；俞，输注。肾经之气由此输注肓膜。本穴具有调理肝脏、疏理肠腑之功，用于治疗腹胀满、腹中切痛、便秘、目赤痛等。

【刺灸】针 0.5～1 寸；灸 10～30 分钟。

手厥阴心包经

一、郄门

【位置】《针灸甲乙经》谓"去腕五寸"。在前臂前区，腕掌侧远端横纹上 5 寸处，掌长肌腱与桡侧腕屈肌腱之间（图 9-1）。

【功用】郄，孔隙；门，门户。本穴乃心包经经气出入的门户，具有宁心安神、宽胸理气、通络止血之功，用于治疗心胸部疼痛、呕血、鼻衄、心悸、癫疾。

【刺灸】针 0.5～1 寸；灸 5～10 分钟。针感以胀、麻者居多，常可放散到手指。

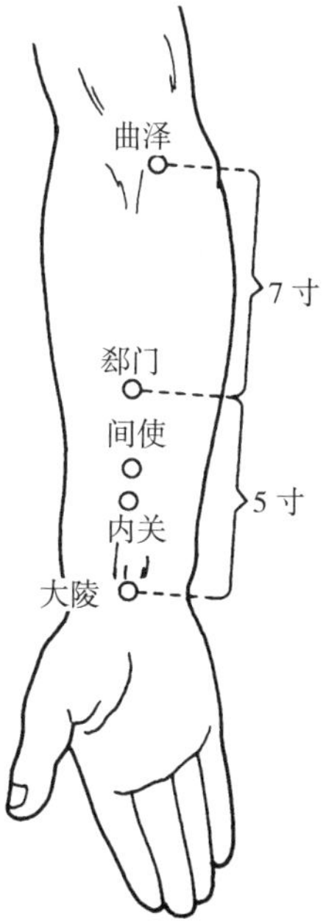

二、间使

【位置】别名鬼路。《针灸甲乙经》谓"在掌后三寸，两筋间陷者中"。在前臂前区，腕掌侧远端横纹上 3 寸，掌长肌腱与桡侧腕屈肌腱之间（图 9-1）。

【功用】间，间隙；使，臣使。本穴位于两筋之间隙，心包为"臣使之官"，故名。本穴具有宁心安神、通经活络、调经止带、和胃健脾、行气化

图 9-1

（图中标注：曲泽、郄门、间使、内关、大陵、7 寸、5 寸）

痰之功，用于治疗呕吐、霍乱、胃痛、腋肿、肘挛、中风、癫狂、月经不调、小儿惊厥、疟疾、带下、经闭、精神病、荨麻疹等。

【刺灸】针0.5～1寸；灸10～20分钟。麻感放散至手指。仰掌舒腕取穴。

三、大陵

【位置】别名心主、鬼心。《针灸甲乙经》谓"在掌后两筋间陷者中"。在腕前区，腕掌侧远端横纹中，掌和肌腱与桡侧腕屈肌腱之间（图9-1）。

【功用】大，大小之大；陵，丘陵。掌根高突如同丘陵，穴在其腕侧陷者中。本穴具有宁心安神、宽胸和胃之功，用于治疗头痛、呕吐、惊悸、胸胁痛、热病汗不出、扁桃体炎、咽炎、乳痈、臂挛腋肿、暑病、痫病、肠痛、目赤痛、精神病、神经衰弱、腕关节疼痛等。

【刺灸】针0.3～0.5寸；灸5～10分钟。针感多局部胀、麻感，放散至手指。仰掌舒腕取穴。

四、中冲

【位置】《针灸甲乙经》谓"在手中指之端，去爪甲如韭叶陷者中"。在手指，中指末端最高点（图9-2）。

【功用】本穴在手中指末节尖端中央，为手厥阴心包经脉气冲出之处，故名中冲。本穴具有清心热、通心络、开心窍、醒神志、回阳救逆之功，用于治疗中风、中暑、晕厥、不省人事、小儿惊风、热病烦心、身热如火、舌本强痛、胃脘疼痛、掌中热。

【刺灸】针0.1寸，针尖微向上斜刺，或三棱针点刺出血；灸1～3壮。针感为局部痛感。

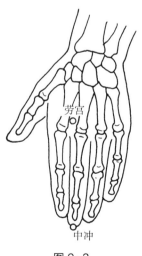

劳宫

中冲

图9-2

第十章

手少阳三焦经

一、关冲

【位置】《针灸甲乙经》谓"在手小指次指之端，去爪甲角如韭叶"。在手指，第四指末节尺侧，距指甲根角侧上方 0.1 寸（指寸）（图 10-1）。

【功用】关，通"弯"，在此代表无名指；冲，冲要。穴在无名指端，系三焦经井穴，经气由此涌出，沿经脉上行。本穴具有疏风清热、醒神开窍之功，用于治疗头痛、扁桃体炎、腮腺炎、耳聋、发热、目生云翳、视物不明、肘及前臂痛不能举、暑病、疟疾。本穴为急救穴。

【刺灸】针 0.1 ～ 0.2 寸，速刺出血。针感多为疼痛。

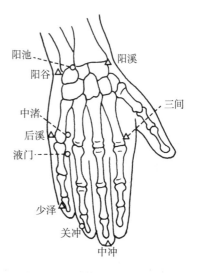

图 10-1

二、液门

【位置】别名掖门、腋门。《针灸甲乙经》谓"在小指次指间陷者中"。

在手背，第四、五指间，指蹼缘上方赤白肉际凹陷中（图10-1）。

【功用】液，水液；门，门户。此为本经荥穴，有通调水道之功，犹如水气出入之门户。本穴具有清热泻火、舒筋活络之功，用于治疗手背红肿、拘挛、腕部无力、臂疼、齿痛、头痛、眩晕、暴聋、耳鸣、目赤红肿、咽肿、疟疾、精神病等。

【刺灸】针0.3～0.5寸；灸10～20分钟。

三、支沟

【位置】别名飞虎。《针灸甲乙经》谓"在腕后三寸两骨之间陷者中"。在前臂后区，腕背侧远端横纹上3寸，尺骨与桡骨间隙中点（图10-2）。

【功用】支，通"肢"，在此指上肢；沟，沟渠。穴在上肢尺、桡骨间沟中。本穴具有通关开窍、活络散瘀、调理脏腑之功，用于治疗肩、臂、腰背酸重疼痛，胁肋疼痛，痹证，胸膈烦闷，呕吐，大小便秘涩，四肢浮肿，妇人经闭，产后血晕不省人事，口噤不开，暴喑不语，心绞痛，丹毒，上肢瘫痪，耳聋，耳鸣等。

【刺灸】针0.5～1寸；灸10～30分钟。针感以胀、麻者居多，并可向下放散到手指，向上放散到肘肩。

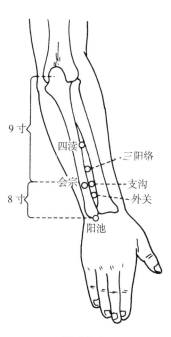

图 10-2

四、会宗

【位置】《针灸甲乙经》谓"在腕后三寸空中"。在前臂后区，腕背侧远端横纹上 3 寸，尺骨的桡侧缘（图 10-2）。

【功用】会，会合；宗，集聚。此为手少阳三焦经郄穴，是经气会聚之处。本穴具有清泄三焦、疏通少阳、疏经活络之功，用于治疗喘满、耳聋、耳鸣、上肢疼痛、痫病等。

【刺灸】针 0.5 ~ 1 寸；灸 10 ~ 30 分钟。针感以胀、麻者居多，并可向下放散到手指，向上放散到肘、肩。

五、消泺

【位置】别名消疬。《针灸甲乙经》谓"在肩下臂外，开腋斜肘分下脐"。在臂后区，肘尖与肩峰角连线上，肘尖上 5 寸（图 10-3）。

【功用】消，消除；泺，小水、沼泽。本穴属三焦经，具有通调水道之功，用于治疗头痛、头晕、颈项强痛、臂痛等。

【刺灸】针 0.3 ~ 0.5 寸；灸 10 ~ 20 分钟。

六、臑会

【位置】别名臑髎、臑交。《针灸甲乙经》谓"在肩前廉，去肩头三寸"。在臂后区，肩峰下 3 寸，三角肌的后下缘。（图 10-3）。

【功用】臑，上臂肌肉隆起处；会，交会。穴在上臂肌肉隆起处，为本经和阳维脉之交会处。本穴具有通络止痛之功，用于治疗臂酸痛无力、臂痛不能举、肘及前臂痛难屈伸、肩背痛、瘿气、目疾等。

【刺灸】针 0.5 ~ 1 寸；灸 10 ~ 20 分钟。

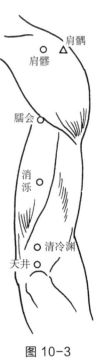

图 10-3

七、天牖

【位置】别名天听、大牖。《针灸甲乙经》谓"在颈筋间，缺盆上，天容后，天柱前，完骨后，发际上"。在颈部，横平下颌角，胸锁乳突肌的后缘凹陷中（图10-4）。

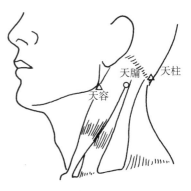

图10-4

【功用】天，天空；牖，窗户。上为天，天牖有天窗之意。穴在侧颈部上方，能开上窍，故喻为天牖。本穴具有散风消肿、清热利窍、疏经活络之功，用于治疗肩背疼痛、颈项强、目痛、目昏、耳鸣、耳暴聋、头晕头痛、头风面肿、多梦、视神经炎、喉痛等。

【刺灸】针0.5～0.8寸；灸2～3壮，或5～10分钟。

八、翳风

【位置】《针灸甲乙经》谓"在耳后陷者中，按之引耳中"。在颈部，耳垂后方，乳突下端前方凹陷中（图10-5）。

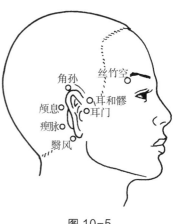

图10-5

【功用】翳，遮蔽；风，风邪。穴当耳垂后方，为遮蔽风邪之处。本穴具有疏风通络、开窍益聪、镇痛之功，用于治疗耳鸣、耳聋、耳中疼痛、齿痛、口眼歪斜、口噤不开、颊肿、下颌急痛、牙痛、扁桃体炎、痄腮、瘰疬、三叉神经痛等。

【刺灸】针0.5～0.8寸，深刺时可针1～2寸；灸5～10分钟。针感多为局部酸胀，有时向咽部或耳内放散；针刺不得法时，容易疼痛、出血或晕针。

九、瘛脉

【位置】别名资脉、体脉。《针灸甲乙经》谓"在耳本后，鸡足青络脉"。在头部，乳突中央，角孙与翳风沿耳轮弧形连线的上 2/3 与下 1/3 的交点处（图 10-5）。

【功用】瘛，指瘛疭抽搐；脉，指络脉。穴在耳根后鸡足青络脉，即耳后青络脉形如鸡爪处，主治小儿惊痫、瘛疭诸症，故而得名。本穴具有聪耳定惊之功，用于治疗耳聋、耳鸣、头痛、小儿惊痫、呕吐、泻痢。

【刺灸】平刺 0.3～0.5 寸，或点刺静脉出血；可灸。

十、颅息

【位置】别名颅囟、颅颢。《针灸甲乙经》谓"在耳后间青络脉"。在头部，角孙与翳风沿耳轮弧形连线的上 1/3 与下 2/3 的交点处（图 10-5）。

【功用】本穴具有清热息风之功，用于治疗偏头痛、耳鸣、耳聋、小儿惊风、呕吐涎沫、瘛疭、喘息。

【刺灸】针 0.3～0.5 寸，向后平刺，或点刺出血；可灸。

十一、耳门

【位置】别名小耳、耳前。《针灸甲乙经》谓"在耳前起肉当耳缺者"。在耳区，耳屏上切迹与下颌骨髁突之间的凹陷中（图 10-5）。

【功用】耳，耳窍；门，门户。穴在耳前，犹如耳之门户。本穴具有疏通经络、开窍益聪之功，用于治疗耳聋、耳鸣、耳聤、中耳炎、齿痛、聋哑等。

【刺灸】针 0.3～0.5 寸，斜刺，向下透听宫、听会时可针 1～2 寸。

第 十 一 章

足少阳胆经

一、听会

【位置】别名听呵、听河、后关。《针灸甲乙经》谓"在耳前陷者中，张口得之，动脉应手"。在面部，耳屏间切迹与下颌骨髁突之间的凹陷中（图 11-1）。

【功用】听，听觉；会，聚会。穴在耳前，司听闻，为耳部经脉之气聚会之处。本穴具有疏经活络、开窍益聪之功，用于治疗耳聋、中耳炎、下颌关节炎、口眼歪斜、齿痛、腮肿等。

【刺灸】针 0.3～0.5 寸；灸 5～10 分钟。

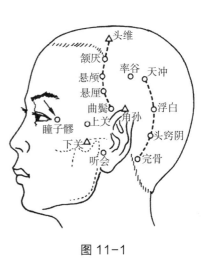

图 11-1

二、上关

【位置】别名客主人、客主、太阳、容主。《针灸甲乙经》谓"在耳前上廉起骨端，开口有孔"。在面部，颧弓上缘中央凹陷中（图 11-1）。

【功用】上，上方；关，关界，指颧骨弓，穴当其上缘。本穴具有通经活络、开窍益聪之功，用于治疗口眼歪斜、耳聋、耳鸣、齿痛、头痛、三叉神经痛、偏头痛、痫病等。

【刺灸】0.3～0.5寸；灸5～10分钟。

三、颔厌

【位置】《针灸甲乙经》谓"在曲周颞颥上廉"。在头部，从头维至曲鬓的弧形连线的上1/4与下3/4的交点处（图11-1）。

【功用】本穴是手足少阳、足阳明经交会穴，具有疏风清热、活络止痛之功，用于治疗偏头痛、目外眦痛、耳鸣、齿痛、惊痫、瘛疭。

【刺灸】针0.3～0.5寸，向后平刺；可灸。

四、天冲

【位置】别名天衢。《针灸甲乙经》谓"在耳上如前三分"。在头部，耳根后缘直上，入发际2寸（图11-1）。

【功用】天，指头顶；冲，含直通之意。穴在耳廓后上方，入发际直上2寸处，故名天冲。本穴具有宁心安神、消肿止痛之功，用于治疗头痛、齿龈肿痛、癫证、痫病、惊恐、瘿气。

【刺灸】平刺0.5～1寸；可灸。

五、浮白

【位置】《针灸甲乙经》谓"在耳后，入发际一寸"。在头部，耳后乳突的后上方，从天冲至完骨的弧形连线的上1/3与下2/3交点处（图11-1）。

【功用】浮，浮浅；白，明白。本穴位于体表浮浅部位，有清头明目、疏通经络之功，用于治疗喉痹、头痛、齿痛、胸中满不得喘息、胸痛、耳聋、耳鸣、颈项强痛、肩背不举、足不能走路、下肢瘫痪等。

【刺灸】针 0.3～0.5 寸；灸 5～10 分钟。

六、完骨

【位置】《针灸甲乙经》谓"在耳后，入发际四分"。在头部，耳后乳突的后下方凹陷中（图 11-1）。

【功用】古称耳后乳突为完骨，穴在其后下方，故名。本穴具有祛风止痛、疏经通络之功，用于治疗头痛、痫病、口眼歪斜、颈项痛、喉痹、足痿软无力、失眠、疟疾等。

【刺灸】针 0.3～0.5 寸；灸 5～10 分钟。

七、本神

【位置】别名直耳。《针灸甲乙经》谓"在曲差两旁各一寸五分，在发际"。在头部，前发际上 0.5 寸，头正中线旁开 3 寸（图 11-2）。

【功用】本，根本；神，神志。穴在前发际神庭旁，内为脑之所在，脑为元神之府，主神志，为人之根本。本穴具有疏调元气、平肝息风、活络止痛、镇痫止痉之功，用于治疗胸胁痛、半身不

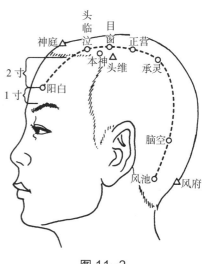

图 11-2

遂、目眩、颈强痛不得转侧、痫病、吐涎沫、惊痫、小儿惊厥等。

【刺灸】针 0.3～0.5 寸，或沿皮向下刺 0.5～1 寸；灸 5～10 分钟。

八、目窗

【位置】别名至营、至荣。《针灸甲乙经》谓"在临泣后一寸"。在头部，

前发际上 1.5 寸，瞳孔直上（图 11-2）。

【功用】穴在眼目直上，头临泣后 1 寸，犹如眼目之窗牖，故名目窗。本穴具有开窍明目、息风镇惊之功，用于治疗头痛、目眩、目赤肿痛、远视、近视、面浮肿、小儿惊风、上齿龋肿。

【刺灸】针 0.5 ～ 0.8 寸；可灸。

九、风池

【位置】别名热府。《针灸甲乙经》谓"在颞颥后发际陷者中"。在项后区，枕骨之下，胸锁乳突肌上端与斜方肌上端之间的凹陷中（图 11-2）。

【功用】风，风邪；池，池塘。穴在枕骨下，局部凹陷如池，常为祛风之要穴。本穴具有通经活络、调和气血、疏风清热、清头开窍、明目益聪之功，用于治疗感冒热病、头痛眩晕、伤风、暑病、目不明、夜盲症、迎风流泪、鼻衄、鼻渊、耳聋、耳鸣、牙痛、颈项不得回顾、落枕、脊膂强痛、痹证、荨麻疹、丹毒、电光性眼炎、视网膜出血、视神经萎缩、无脉症、神经衰弱、中风不语、昏迷、甲状腺肿大等。

【刺灸】针 0.5 ～ 1 寸，针尖向对侧眼球方向刺入；灸 5 ～ 10 分钟。针感以胀、麻为主，并可向上放散至头顶，或同侧额部或眼球。

十、渊腋

【位置】别名泉液、泉腋、腋门、液门。《针灸甲乙经》谓"在腋下三寸宛宛中，举臂取之"。在胸外侧区，第四肋间隙中，在腋中线上（图 11-3）。

【功用】渊，深潭；腋，腋部。腋深如

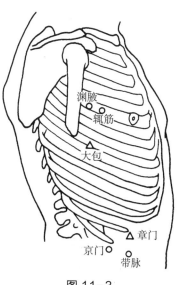

图 11-3

渊，穴在腋下。本穴具有疏肝和胃、平喘降逆、通经活络之功，用于治疗胸痛、胸膜炎、肋间神经痛、臂痛不举、瘰疬等。

【刺灸】针 0.2 ～ 0.3 寸；灸 5 ～ 10 分钟。

十一、日月

【位置】别名神光、胆募。《针灸甲乙经》谓"在期门下一寸五分"。在胸部，第七肋间隙中，前正中线旁开 4 寸（图 11-4）。

【功用】本穴既是足少阳胆经腧穴，又是胆的募穴，还是足少阳、太阴经，阳维脉的交会穴。日月又名神光，神光者，日与月也，神光所现，乃左右目也，目又是阴、阳精气所奉。本穴善治目疾，有明目之功，故名日月。本穴具有疏胆气、化湿热、和胃气、畅中焦，理气机、止疼痛之功，用于治疗胁肋疼痛、胃脘疼痛、呕吐、吞酸、呃逆、腹胀、黄疸。

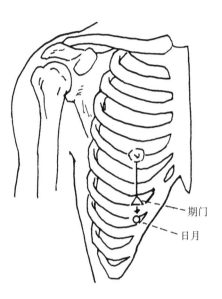

期门

日月

图 11-4

【刺灸】针 0.5 ～ 1 寸，斜刺。

十二、京门

【位置】别名气府、气俞、肾募。《针灸甲乙经》谓"在监骨下，腰中夹脊，季胁下一寸八分"。在腹部，第十二肋骨游离端的下际（图 11-5）。

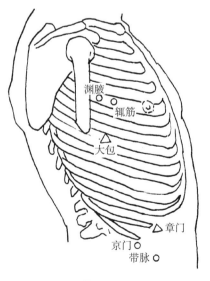

渊腋

辄筋

大包

章门

京门

带脉

图 11-5

【功用】京，同"原"字；门，门户。此为肾之募穴。肾主一身之元气，穴为肾气出入之门户。本穴具有舒筋活络、通调水道之功，用于治疗腰痛、腹胀、肠鸣洞泄、小便不利、尿黄、肾炎、肠疝痛、小腹胀痛等。

【刺灸】针0.3～0.5寸；灸10～30分钟。

十三、阳交

【位置】别名别阳、足髎、阳维、阳维郄。《针灸甲乙经》谓"在外踝上七寸，斜属三阳分肉间"。在小腿外侧，外踝尖上7寸，腓骨后缘（图11-6）。

【功用】阳，阴阳之阳；交，交会。外为阳，穴在小腿外侧，与膀胱经交会。本穴具有疏肝理气、通经活络之功，用于治疗胸胁胀满疼痛、喉痹、膝肿痛、面部浮肿、下肢痿痹、瘰疬、癫疾、坐骨神经痛等。

【刺灸】针0.3～0.6寸；灸10～20分钟。

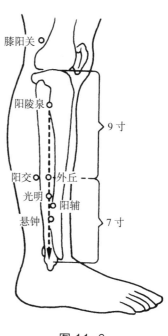

膝阳关

阳陵泉

9寸

阳交　外丘

光明　阳辅

悬钟

7寸

图 11-6

十四、光明

【位置】《针灸甲乙经》谓"在足外踝上五寸"。在小腿外侧，外踝尖上5寸，腓骨前缘（图11-6）。

【功用】光明，即明亮的意思。穴属胆经，主治眼病，使之重见光明。本穴具有通经活络、调肝明目之功，用于治疗痿痹不仁、目痛、夜盲、热病汗不出、腓肠肌痉挛、偏头痛、精神病、乳胀痛、颊肿等。

【刺灸】针0.3～0.8寸；灸10～20分钟。

十五、悬钟

【位置】别名绝骨、髓会。《针灸甲乙经》谓"在足外踝上三寸，动者脉中"。在小腿外侧，外踝尖上3寸，腓骨前缘（图11-6）。

【功用】悬，悬挂；钟，钟铃。穴当外踝上，正是古时小儿悬挂脚铃处。本穴具有疏肝止痛、理气解郁、祛风通络之功，用于治疗中风胁胀、胃中热、腰痛、小腿酸痛、脚气、喉痹、鼻衄、颈项强痛、落枕、急性阑尾炎、小儿舞蹈病、视神经萎缩、痔疮等。

【刺灸】针0.3～0.5寸；灸10～20分钟。针感以胀、麻者居多，并放散至足。

十六、丘墟

【位置】别名邱墟、丘虚。《针灸甲乙经》谓"在足外廉踝下如前陷者中"。在足踝，外踝的前下方，趾长伸肌腱的外侧凹陷中（图11-7）。

【功用】丘，小土堆；墟，大土堆。此穴在外踝（如墟）与跟骨滑车突（如丘）之间。本穴具有活络化瘀、疏肝利胆之功，用于治疗胸胁满痛、痿厥、髋关节疼痛、下肢酸痛、转筋、外踝肿痛、寒热颈肿、坐骨神经痛、腰胯痛、胆囊疾患、中风偏瘫等。

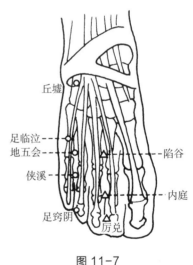

图 11-7

【刺灸】针0.3～0.5寸；灸5～10分钟。

十七、足临泣

【位置】别名临泣。《针灸甲乙经》谓"在足小趾次趾本节后间陷者中，去侠溪一寸五分"。在足背，第四、五跖骨底结合部的前下方，第五趾长伸肌腱外侧凹陷中（图11-7）。

【功用】足，足部；临，调治；泣，流泪。穴在足部，可调治流泪等眼病。本穴具有疏泄肝胆、清利头目、通经活络之功，用于治疗胸中满痛、头痛、瘰疬、目眩、后头部疼痛、周身窜痛、小腿及足部湿肿、季肋满痛、月经不调、乳痈、厥逆、中风偏瘫等。

【刺灸】针0.3～0.5寸。

十八、侠溪

【位置】别名夹溪。《针灸甲乙经》谓"在足小趾次趾歧骨间，本节前陷者中"。在足背，第四、五趾间，趾蹼缘后方赤白肉际处（图11-7）。

【功用】侠，通"夹"；溪，沟溪。穴在第四、五趾的夹缝间，局部犹如沟溪。本穴具有清热泻火、平肝息风、通络止痛之功，用于治疗足背肿痛、五趾痉挛、足心发热、四肢浮肿、胸胁疼痛、颊肿、耳聋、耳鸣、眩晕、胸中痛、伤寒热病汗不出、肋间神经痛、高血压等。

【刺灸】针0.2～0.3寸；灸5～10分钟。

十九、足窍阴

【位置】别名窍阴。《针灸甲乙经》谓"在足小趾次趾之端，去爪甲如韭叶"。在足趾，第四趾末节外侧，趾甲根角侧后方约0.1寸（指寸）（图11-7）。

【功用】本穴具有清热息风、启闭开窍、清胆利胁之功，主要用于治疗偏头痛、目眩、目赤肿痛、耳鸣、耳聋、咽喉肿痛、舌强、心烦、胸胁痛、呃逆、足跗肿痛、失眠、多梦、热病、月经不调、高血压等。

【刺灸】针0.1～0.2寸，速刺出血。针感多为疼痛。

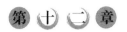

第十二章

足厥阴肝经

一、大敦

【位置】别名水泉、大顺。《针灸甲乙经》谓"在足大趾端，去爪甲如韭叶，及三毛中"。在足趾，大趾末节外侧，距趾甲根角侧后方0.1寸（指寸）（图12-1）。

【功用】大，大小之大，指大趾；敦，敦厚。穴在大趾内侧，局部肌肉敦厚。本穴具有通经络、开神窍之功，用于治疗疝气、癃闭、遗尿、月经不调、阴中痛、阴挺、腹痛、腹胀、胃脘痛、嗜眠症、中风、昏厥、功能性子宫出血、睾丸炎、痫病等。

【刺灸】针0.1～0.2寸；灸5～10分钟。针感为局部痛感。

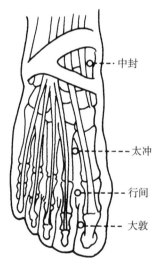

中封
太冲
行间
大敦

图 12-1

二、行间

【位置】《针灸甲乙经》谓"在足大趾间动脉陷者中"。在足背，第一、二趾间，趾蹼缘的后方赤白肉际处（图12-1）。

【功用】行，运行；间，中间。穴在第一、二跖趾关节间，经气行于其间。本穴具有疏经活络、清热泻火、理气之功，用于治疗头痛、头晕、失眠、善怒、目赤、目盲、咽干、消渴、胸胁胀满疼痛、心痛、咳逆、虚劳、呕血、胃脘痛、腹胀、小腹肿、尿闭、阴茎痛、痛经、腰痛、脚气、下肢内侧痛、口歪斜、小儿急惊风、精神分裂症、痫病、瘾症、疔疮、乳痈、神经衰弱、青光眼、肋间神经痛等。

【刺灸】针0.2～0.3寸；灸5～10分钟。针感为局部胀感。

三、太冲

【位置】别名大冲。《针灸甲乙经》谓"在足大趾本节后二寸，或曰一寸五分陷者中"。在足背，当第一、二跖骨间，跖骨底结合部前方凹陷中，或触及动脉搏动（图12-1）。

【功用】太，同"大"字；冲，重要部位。穴居足背，局部脉气盛大，为本经要穴。本穴具有疏肝理气、通络活血之功，用于治疗目赤肿痛、胸胁满痛、颈淋巴结核、小腹痛、疝气、溏泄、腰痛痛引小腹、小便不利、遗尿、小儿惊风、脚软无力、五趾拘挛、头痛、眩晕、失眠、高血压、月经不调等。

【刺灸】针0.3～0.5寸；灸5～10分钟。针感为局部胀麻。

四、中封

【位置】别名悬泉。《针灸甲乙经》谓"在内踝前一寸，仰足取之陷者中，伸足乃得之"。在足踝区，内踝前，胫骨前肌肌腱的内侧缘凹陷中（图12-1）。

【功用】中，中间；封，聚土成堆。穴在内外踝之间，如在土堆之中间。本穴具有疏肝通络的作用，用于治疗鼓胀、绕脐痛、小腹肿痛、腰痛、遗精、淋病、阴缩入腹相引痛、足逆冷、内踝肿痛、黄疸、不嗜食、痿厥、疟疾、肝炎、疝气等。

【刺灸】针 0.3～0.4 寸；灸 5～15 分钟。针感为局部麻胀。

五、中都

【位置】别名太阴、中郄。《针灸甲乙经》谓"在内踝上七寸䯒中，与少阴相直"。在小腿内侧，内踝尖上 7 寸，胫骨内侧面的中央。一法当内踝尖与平齐内膝眼连线之中点，胫骨内侧缘与小腿三头肌间的凹陷处（图 12-2）。

【功用】中，中间；都，会聚。穴在小腿内侧中间，为肝经之气深聚之处。本穴具有益肝藏血、行气止痛之功，用于治疗腹胀、泄泻、疝气、小腹痛、胁痛、胫寒痹痛不能立、脚软枯瘦、妇人崩中、恶露不净等。

【刺灸】针 0.3～0.5 寸；灸 5～10 分钟。

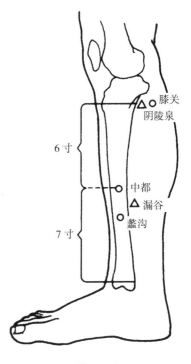

图 12-2

六、曲泉

【位置】《针灸甲乙经》谓"在膝内辅骨下，大筋上、小筋下陷者中，屈膝得之"。在膝部，腘横纹内侧端，半腱肌肌腱内缘凹陷中（图 12-3）。

【功用】曲，指屈曲；泉，喻穴处凹陷。穴当膝内侧横纹头上方凹陷处，

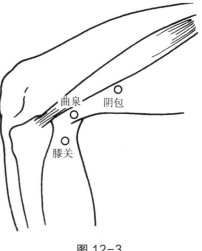

图 12-3

屈膝取之；又穴为足厥阴之合，属水，以泉喻之，故名曲泉。本穴具有疏肝解郁、通调前阴之功，用于治疗月经不调、痛经、白带、阴挺、阴痒、产后腹痛、遗精、阳痿、疝气、小便不利、癫狂、头痛、目眩、膝髌肿痛、下肢痿痹、气喘。

【刺灸】直刺 0.8 ～ 1.2 寸；可灸。

七、足五里

【位置】《针灸甲乙经》谓"在阴廉下，去气冲三寸，阴股中动脉"。在股前区，气冲直下 3 寸，动脉搏动处（图12-4）。

【功用】里可作居解。穴在箕门上5 寸，居足厥阴倒数第五个穴位，故名足五里。本穴具有清肝健脾、通调前阴之功，用于治疗小腹胀痛、小便不通、嗜卧。

【刺灸】直刺 0.8 ～ 1.4 寸；可灸。

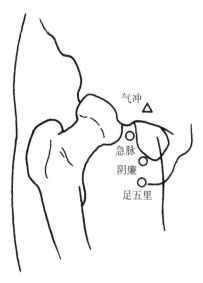

气冲
急脉
阴廉
足五里

图 12-4

八、章门

【位置】别名长平、肋髎、胁髎、季肋、季胁、脾募、后章门、肘尖。《针灸甲乙经》谓"在大横外，直脐季胁端"。在侧腹部，在第十一肋游离端的下际（图 12-5）。

【功用】章，同"障"字；门，门户。穴在季肋下，如同屏障内脏之门

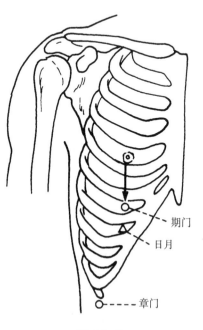

期门
日月
章门

图 12-5

户。本穴具有疏肝理气、活血化瘀之功，用于治疗胁痛、水肿、肠鸣、腹胀如鼓、饮食不化、胃脘痛、呕吐、胸肋满、不嗜食、喘息、呃逆、腰痛、腰脊冷痛、黄疸、二便秘涩、泄泻等。

【刺灸】针 0.5～0.8 寸；灸 10～20 分钟。局部胀感，有时可向腹后壁放散。

九、期门

【位置】《针灸甲乙经》谓"在第二肋端，不容旁各一寸五分，上直两乳"。在胸部，第六肋间隙，前正中线旁开 4 寸（图 12-5）。

【功用】期，周期；门，门户。两侧胁肋如敞开之门户。穴在胁肋部，经气运行至此为一周期，故称期门。本穴具有疏肝理气、活血化瘀之功，用于治疗胸膈膨胀、咳逆、哮喘、气逆、两胁疼痛、呕吐酸水、饮食不下、胃脘部切痛、腹坚硬、妇人热入血室、肋间神经痛、肝炎等。

【刺灸】针 0.2～0.3 寸；灸 10～20 分钟。

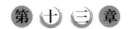

第 十 三 章

督脉

一、长强

【位置】别名气之阴郄、阴邪、橛骨、穷骨、龟尾、尾翠骨、尾闾、三分间、河车路、朝天岭、上天梯、曹溪路、骶上、尾骨下空。《针灸甲乙经》谓"在脊骶端"。在会阴区，尾骨下方，尾骨端与肛门连线的中点处（图 13-1）。

【功用】长，长短之长；强，强弱之强。脊柱长而强韧，穴在其下端。本穴具有调和阴阳、升清降浊、止泻、消肿止痛之功，用于治疗腰骶痛、痔疮、脱肛、大小便难、阳痿、遗精、女阴瘙痒、阴囊湿疹、痫病、癃淋、便秘、泄泻等。

【刺灸】针 0.3 ～ 0.5 寸，针尖向上与骶骨平行刺入；灸 10 ～ 30 分钟。针感以局部痛胀者居多，或放散至肛门。

二、腰俞

【位置】别名髓空、背解、腰户、腰柱、腰空、髓俞、髓孔。《针灸甲乙经》谓"在第二十一椎节下间"。在骶区，正对骶管裂孔，后正中线上（图 13-1）。

【功用】腰，腰部；俞，输注，意指督脉的气血由此输向腰之各部。本穴具有调经通络、清热利湿、补益肾气之功，用于治疗腰脊强痛、腹泻、便秘、痔疾、脱肛、便血、痫病、淋浊、月经不调、下肢痿痹。

【刺灸】针向上斜刺 0.5 ～ 1 寸；灸 5 ～ 15 分钟。

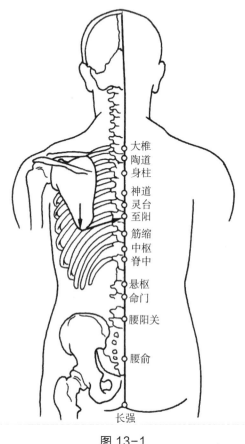

大椎
陶道
身柱
神道
灵台
至阳
筋缩
中枢
脊中
悬枢
命门
腰阳关
腰俞
长强

图 13-1

三、大椎

【位置】别名百劳、上杼。《针灸甲乙经》谓"在第一椎上陷者中"。在脊柱区，第七颈椎棘突下凹陷中，后正中线上（图 13-1）。

【功用】本穴为手、足三阳经与督脉之交会穴，亦称诸阳之会穴。因其椎骨棘突最大，故名大椎。本穴具有宣通一身阳气之功，故可宣阳解表、祛风散寒、理气降逆、肃肺调气、清心定志、镇静安神，用于治疗伤风感冒，咳嗽寒热，胸胀胁痛，项背强痛、拘急，疟疾，痫病，五劳七伤，骨蒸劳热，高血压等。

【刺灸】针1～1.2寸，从后略向上针刺，或三棱针点刺放血；灸5～10分钟。针感可沿督脉或沿上肢放散。

四、百会

【位置】别名三阳五会、巅上、天满、泥丸宫、维会、天山。《针灸甲乙经》谓"在前顶后一寸五分，顶中央旋毛中，陷可容指"。在头部，前发际正中直上5寸。简易取穴法为两耳尖连线与头部正中线之交点处（图13-2）。

【功用】百，多的意思；会，交会。穴在颠顶部，是足三阳经、肝经和督脉等多经之交会部位。本穴具有清热开窍、健脑宁神、回阳固脱、平肝息风之功，用于治疗头痛、眩晕、中风、半身不遂、口噤不开、昏迷、惊悸、健忘、精神病、癫证、狂证、破伤风、急惊风、子痫、神经衰弱、耳鸣、耳聋、鼻塞、脱肛、子宫出血等。

【刺灸】针0.2～0.3寸，如沿皮刺可0.5～1.5寸；灸5～10分钟。针感以局部沉胀者居多，也有麻胀感放散到患肢。

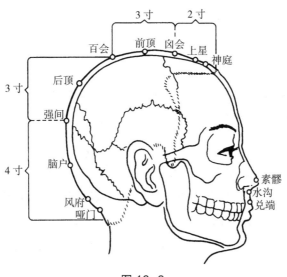

图 13-2

五、前顶

【位置】《针灸甲乙经》谓"在囟会后一寸五分，骨间陷者中"。在头部，前发际正中直上 3.5 寸（图 13-2）。

【功用】前，前方；顶，头顶。穴在头顶百会穴之前方。本穴具有清热疏风、平肝潜阳之功，用于治疗头痛、眩晕、惊厥、鼻流清涕、半身不遂等。

【刺灸】针 0.2～0.3 寸，斜刺可达 1～1.5 寸（透承光、目窗）；灸 5～10 分钟。

六、囟会

【位置】别名囟门、顶门、顶上、囟上、鬼门。《针灸甲乙经》谓"在上星后一寸，骨间陷者中"。在头部，前发际正中直上 2 寸（图 13-2）。

【功用】囟，囟门；会，会合。穴当囟门的闭合处。本穴具有平肝息风、醒神镇惊之功，用于治疗眩晕、惊悸、面肿、鼻衄、鼻塞不闻香臭等。

【刺灸】针 0.2～0.3 寸，小儿囟门未闭者禁针；灸 5～10 分钟。

七、上星

【位置】别名神堂、明堂、思堂、鬼堂、名堂。《针灸甲乙经》谓"在颅上，直鼻中央，入发际一寸陷者中"。在头部，前发际正中直上 1 寸（图 13-2）。

【功用】本穴为五脏精气所聚，督脉经气所发，如星之居上，喻黑夜之明灯，故名上星。本穴具有疏调局部经气、祛风明目、清热止血、散邪通窍之功，用于治疗头痛、目痛、鼻衄、鼻渊、热病无汗、癫狂。

【刺灸】针 0.3～0.5 寸，从上向下斜刺；灸 5～10 分钟。

八、神庭

【位置】别名发际。《针灸甲乙经》谓"在发际，直鼻"。在头部，当前发际正中直上 0.5 寸（图 13-2）。

【功用】神，神明；庭，前庭。"脑为元神之府"，神在此指脑。穴在前额部，如脑之前庭。本穴具有宁心安神、泄热通经之功，用于治疗头痛、目赤肿痛、鼻流清涕、痫病、精神病、躁狂等。

【刺灸】针 0.2 ～ 0.3 寸，沿皮向上刺入；灸 5 ～ 10 分钟。针感以局部沉胀者居多。

九、水沟

【位置】别名人中、鼻人中、鬼市、鬼客厅。《针灸甲乙经》谓"在鼻柱下人中"。在面部，人中沟的上 1/3 与中 1/3 交点处（图 13-2）。

【功用】水，水液；沟，沟渠。穴在人中沟，人中沟形似水沟。本穴具有清热开窍、调和阴阳、镇惊宁神、回阳救逆、祛风通络之功，用于治疗晕厥、昏迷、痫病、狂证、子痫、精神病、急惊风、中风、类中风、消渴、霍乱、暑病、水肿、子宫出血、黄疸、休克。

【刺灸】针 0.2 ～ 0.3 寸，针尖略向上方刺入；灸 5 ～ 10 分钟。针感以局部胀、沉为多见。

十、兑端

【位置】别名壮骨、唇上端、兑骨、兑道锐。《针灸甲乙经》谓"在唇上端"。在面部，上唇结节的中点（图 13-2）。

【功用】兑端，指口；端，尖端。穴在口的上唇尖端。本穴具有开窍、醒神之功，用于治疗晕厥、昏迷、痫病、癔症、鼻衄、齿龈痛、消渴等。

【刺灸】针 0.2 ～ 0.3 寸；不宜灸。

十一、龈交

【位置】《针灸甲乙经》谓"在唇内齿上断缝中"。在上唇内，上唇系带与上牙龈的交点（图 13-3）。

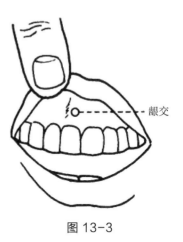

龈交

图 13-3

【功用】龈，齿龈；交，交会。穴在上唇系带的根部，上唇口腔面与上齿龈之交界处。本穴具有清热通络之功，用于治疗牙疳肿痛、内眦发赤痒痛、目生白翳、鼻塞不利、心痛等。

【刺灸】针 0.1～0.2 寸；不宜灸。

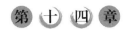

任脉

一、会阴

【位置】别名屏翳、平翳、海底、下极、下阴别、金门。《针灸甲乙经》谓"在大便前小便后两阴之间"。在会阴区，男性在阴囊根部与肛门连线的中点，女性在大阴唇后联合与肛门连线的中点（图 14-1）。

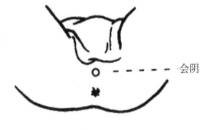

图 14-1

【功用】会，交会；阴，阴阳之阴。穴正位于会阴部两阴窍之间，故名。本穴具有调补肝肾、清热利湿之功，用于治疗阴痛、肛门瘙痒、阴门肿痛、子宫脱垂、月经不调、遗精、痔疮、大小便不通等。

【刺灸】针 0.2～0.3 寸；灸 10～30 分钟。

二、中极

【位置】别名玉泉、气原、气鱼、膀胱募。《针灸甲乙经》谓"在脐下四寸"。在下腹部，脐中下 4 寸，前正中线上（图 14-2）。

【功用】中，中间；极，正是。此穴位正在人身上下左右之中间。本穴具有培元助气化、清热利湿之功，用于治疗遗精、阳痿、月经不调、痛经、子宫出血、白带过多、产后恶露不止、阴门瘙痒、阴痛、子宫脱垂、尿频、遗尿等。

【刺灸】针 0.5 ～ 1 寸，针前宜令患者排尿，孕妇不宜针；灸 10 ～ 30 分钟。针感多为酸胀感，沿任脉向下放散至外阴部、生殖器。

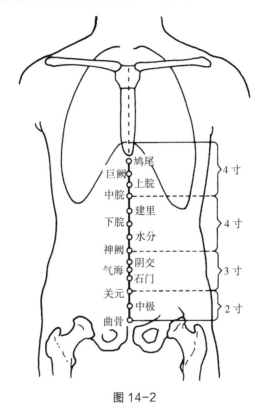

巨阙　鸠尾　4 寸
上脘
中脘
建里　4 寸
下脘
水分
神阙
气海　阴交　3 寸
石门
关元
中极　2 寸
曲骨

图 14-2

三、关元

【位置】别名下纪、丹田、三结交、次门、大中极。《针灸甲乙经》谓"在脐下三寸"。在下腹部，脐中下 3 寸，前正中线上（图 14-2）。

【功用】关，关藏；元，元气。本穴为关藏人身元气之处，具有培肾固本、补益元气、回阳固脱之功，用于治疗腹痛、痢疾、泄泻、脱肛、鼓胀、黄疸、小便赤涩、遗尿、癃闭、尿频、遗精、阳痿、妇人带下、子宫出血、月经不调、痛经、子宫脱垂、阴门瘙痒、恶露不止、产后腹痛、高血压、神经衰弱、消化不良等。

【刺灸】针 0.5～1.2 寸，针前宜令患者排尿，孕妇不宜针；灸 10～30 分钟。针感多为胀麻感，沿任脉向下放散至会阴部和外生殖器，亦可向上或向外方放散。

四、气海

【位置】别名下肓、丹田。《针灸甲乙经》谓"在脐下一寸五分"。在下腹部，脐中下 1.5 寸，前正中线上（图 14-2）。

【功用】气，元气；海，海洋。本穴为人身元气之海，具有调补下焦气机、补肾虚、益元气、振阳固精之功，用于治疗胃脘痛、腹肿胀、水肿、鼓胀、呃逆、呕吐、大便不通、小便赤涩、四肢力弱、虚劳、类中风、四肢厥冷、子宫出血、赤白带下、经闭、月经不调、痛经、产后恶露不止、产后腹痛、子宫脱垂、遗精、阳痿、遗尿、高血压、失眠等。

【刺灸】针 0.5～1 寸；灸 10～30 分钟。针感多为胀感，沿任脉向下放散至外生殖器，或向上、下外方放散。

五、中脘

【位置】别名上纪、太仓、胃脘、中管。《针灸甲乙经》谓"在上脘下一寸，居心蔽骨与脐之中"。在上腹部，脐中上 4 寸，前正中线上（图 14-2）。

【功用】中，中间；脘，胃脘。穴当胃脘之中部，具有调理脾胃、理气消胀之功，用于治疗腹痛、腹胀、呕吐、吐酸、胃脘痛、鼓胀、泄泻、便秘、肠痈、疟疾、黄疸、失眠、头痛、怔忡、脏躁、癫证、狂证、痿证、胁痛、虚劳、呃逆、哮喘、子宫脱垂、高血压、急性胃肠炎、荨麻疹、中风等。

【刺灸】针 0.5～0.8 寸；灸 10～30 分钟。针感多出现胀、麻或热感，沿任脉向上、下放散，或向下外方放散。

六、巨阙

【位置】《针灸甲乙经》谓"在鸠尾下一寸"。在上腹部，脐中上6寸，前正中线上（图14-2）。

【功用】巨，巨大；阙，宫门。此为心之募穴，如心气出入的宫门。本穴具有和中降逆、宽胸理气、宁心安神之功，用于治疗咳逆上气、胸痛、心痛、呕吐、腹泻、腹胀暴痛、黄疸、癫狂、健忘、呃逆、急性胃肠炎等。

【刺灸】针0.4～0.8寸；灸20～30分钟。针感多为胀、麻感，可沿任脉向上、下放散，或向两侧放散。

七、天突

【位置】别名玉户、天瞿、五户。《针灸甲乙经》谓"在颈结喉下二寸，中央宛宛中"。在颈前区，胸骨上窝中央，前正中线上（图14-3）。

【功用】天，天空；突，突出。穴位所在相当于气管上端，喻为肺气上通于天的部位。本穴具有宣肺化痰、下气平喘、利咽开音之功，用于治疗哮喘、咳喘、咳嗽、咽喉肿痛、五噎、呕吐、黄疸、瘿气、聋哑、急性胃肠炎等。

【刺灸】针0.3～0.5寸，微仰头，针尖向下方刺入，不可直刺，以免伤及气管；灸5～20分钟。针感多为沉重感，沿胸骨后面向下传导。

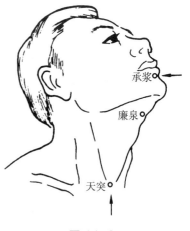

图14-3

八、廉泉

【位置】别名本池、舌本、喉中。《针灸甲乙经》谓"在颔下，结喉上，舌本下"。在颈前区，喉结上方，舌骨上缘凹陷中，前正中线上（图 14-3）。

【功用】廉，清廉；泉，水泉。舌下两脉，古称廉泉，穴在结喉上缘，靠近此脉。本穴具有开窍通络、升清降浊之功，用于治疗舌强、涎出、口疮、喉痹、咳嗽、哮喘、聋哑、消渴等。

【刺灸】针 0.3～0.5 寸，针尖稍斜向上方刺入；灸 5～20 分钟。针感以舌根麻胀为主。

九、承浆

【位置】别名悬浆、天池、垂浆、鬼市、重浆。《针灸甲乙经》谓"在颐前唇之下"。在面部，颏唇沟的正中凹陷处（图 14-3）。

【功用】承，承受；浆，水浆。穴在颏唇沟正中的凹陷处，为承受口中流出的水浆之处。本穴具有镇痛镇静之功，用于治疗半身不遂、口眼歪斜、牙痛、面肿、消渴、暴喑不能言、痫病、牙关紧闭等。

【刺灸】针 0.2～0.3 寸，针刺时可由下唇下 0.5cm 处斜进，达至肌层后沿皮向下刺入 1～1.5 寸；灸 5～20 分钟。针感以局部酸胀为主。

下篇
配穴发挥

一、云门、肩髃、委中、腰俞

【来源】《针灸甲乙经·六经受病发伤寒热病第一》云："云门、髃骨、委中、髓空，此八者，以泻四肢之热。"

【功能】云门系手太阴肺经腧穴，云出天气，天气通于肺，肺者气之本，穴为手太阴肺经脉气所发，位于胸膺部，内应上焦肺气，为本经脉气所出之门户，具有通经行气、肃降肺气、止咳平喘之功。肩髃为手阳明大肠经腧穴，有疏风散邪、解表退热、调和气血、通利关节、宣痹止痛之功。委中系足太阳膀胱经腧穴，为合土穴、下合穴，有舒筋活络、行气活血、清热解毒、调和阴阳之效。腰俞系督脉腧穴，督脉气血由此输向腰之各部，有调经通络、清热利湿、补益肾气之效。寒则补之灸之，热则泻针出气。四穴合用，共奏清泻热邪之功。

【主治】①内伤发热；②肩臂痛；③漏肩风。

【发挥】

1.**内伤发热**　是指以内伤为病因，脏腑功能失调，气、血、阴、阳失衡为基本病机，以发热为主要临床表现的病症；一般起病较缓，病程较长。本病临床上多表现为低热，但有时可以是高热；此外，有的患者仅自觉发热或五心烦热，而体温并不升高，亦属内伤发热的范围。本病多由于久病或原本体虚，失于调理，以至于机体的气、血、阴、阳失衡而引起发热。或寒证日久，或久病气虚，气损及阳，脾肾阳气亏虚，虚阳外浮，导致阳虚发热；由于饮食失调，劳倦过度，使脾胃受损，水谷精气不充，以致中气不足，阴火内生，或脾虚不能化生阴血，而引起阴虚发热；若脾胃受损，运化失职，以致痰湿内生，郁而化热，进而引起湿郁发热；情志抑郁，肝气不能条达，气郁化火，或恼怒过度，肝火内盛，导致气郁发热；外伤及出血使血循不畅，瘀血阻滞经络，气血壅遏不通，因而引起瘀血发热；外伤及血证时出血过多，或慢性长期失血，以致阴血不足，无以敛阳而引起血虚发热。内伤发热的共同病机是气血阴精亏虚，脏腑功能失调。以气郁、血瘀所致的发热属实，气虚、血虚、阴虚所致者属虚。部分患者，可由两种病机同时引起发热，如气郁血瘀、气阴两虚、气血两虚等。本病病机复杂，可由一种也可由多种病因同时引起发热，初期实证居多，久病往往由实转虚，由轻转重，其中以瘀血病久，损及气、血、阴、阳，而成为虚实夹杂之证的情况多见。中医辨证：午后潮热或夜间发热，不欲近衣，手足心发热，或骨蒸潮热，心烦，少寐，多梦，颧红，盗汗，口干，咽燥，大便干结，尿少色黄，舌质干红或有裂纹，无苔或少苔，脉细数，属阴虚发热；发热多为低热，头晕眼花，身倦乏力，心悸不宁，面白少华，唇甲色淡，舌质淡，脉细弱，属血虚发热；发热常在劳累后发生或加剧，热势或高或低，头晕乏力，气短懒言，自汗，易于感冒，食少便溏，舌质淡，苔薄白，脉细弱，属气虚发热；发热而欲近衣，形寒怯冷，四肢不温，少气懒言，头晕嗜卧，腰膝酸软，纳少便溏，面色白，舌质淡胖，或有齿痕，苔白润，脉沉细无力，属阳虚发热；发热多为低热或潮热，热势常随情绪波动而起伏，精神抑郁，或烦躁易怒，胸胁胀闷，喜叹息，口苦而干，食纳减少，舌红，苔黄，脉弦数，属气郁发热；低热，午后热甚，心内烦热，胸脘痞闷，不思饮食，呕恶，大便稀溏或黏滞不爽，舌苔白腻或黄腻，脉濡数，属痰湿郁热；午后或夜晚发热，或自觉身热，口干咽燥而不欲饮，躯干或四肢有固定痛处或肿块，甚或肌肤甲错，面色萎黄或暗黑，舌质紫暗或有瘀点、瘀斑，脉涩，属血瘀发热。治以清泻热邪。主穴：云门、髃骨（肩髃）、委中、髓空（腰俞）。辅穴：大椎、至阳。配穴：阴虚发热，加三阴交；血虚发热，加膈俞；气虚发热，加膻中；阳虚发热，加命门；气郁发热，加合谷；痰湿郁热，加阴陵泉；血瘀发热，加血海。

2. 肩臂痛　是各种原因导致臂丛神经出现无菌性炎症，以锁骨上窝、肩、腋、前臂尺侧等部位出现强烈的放射性甚至呈刀割样、撕裂样、烧灼样或针刺样疼痛为主症，可伴有肢体运动、感觉障碍和肌萎缩，是较典型的神经疼痛，常与颈椎的退行性变、外伤或免疫接种、感受寒凉等因素有关。中医学认为，风寒湿热侵袭，稽留肩、臂、腋部经络；或跌打损伤，瘀血阻滞，皆可致经络不通，不通则痛。肩前部痛属手阳明大肠经证；肩后部痛属手太阳小肠经证；上肢内后廉痛属手少阴心经证；心经"下出腋下"，肺经

"出腋下"，心包经"上抵腋下"，故腋下疼属手三阴经病症。中医辨证：发病前有恶寒、发热等感受外邪病史者，为外邪侵袭；有肩、臂、腋部损伤或劳损史，局部压痛明显，舌暗或可见瘀斑，脉涩者，为瘀血阻滞。治以疏通经络、活血止痛。主穴：云门、髃骨（肩髃）、委中、髓空（腰俞）。辅穴：肩井、天宗、曲池。配穴：外邪侵袭者，加合谷、风池；瘀血阻滞者，加膈俞。

3. 漏肩风　是以肩部长期固定疼痛、活动受限为主症的疾病。由于风寒是本病的重要诱因，故常称为"漏肩风"。本病多发于50岁左右的成人，俗称"五十肩"，多因体虚、劳损、风寒侵袭肩部，使经气不利所致。肩部感受风寒，痹阻气血；或劳作过度、外伤，损及筋脉，气滞血瘀；或年老气血不足，筋骨失养而衰颓，皆可使肩部脉络气血不利，不通则痛。肩部主要归手三阳所主，内外因素导致肩部经络阻滞不通或失养，是本病的主要病机。手太阳经"出肩解，绕肩胛，交肩上"，其病"肩似拔"，当疼痛以肩后部为主，为手太阳经证；手阳明经"上肩，出肩髃"，其病"肩前臑痛"，疼痛当以肩前部为主，为手阳明经证；手少阳三焦经"上肩"，其病"肩臑……外皆痛"，当疼痛以肩外侧为主，为手少阳经证。有明显的感受风寒史，遇风寒痛增，得温痛缓，畏风恶寒，为外邪内侵；肩部有外伤或劳作过度史，疼痛拒按，舌暗或有瘀斑，脉涩，为气滞血瘀；肩部酸痛，劳累加重，或伴见头晕目眩，四肢乏力，舌淡，苔薄白，脉细弱，为气血虚弱。治以通经活络、祛风止痛。主穴：云门、髃骨（肩髃）、委中、髓空（腰俞）。辅穴：肩髎、肩贞、阿是穴。配穴：手太阳经证者，加后溪；手阳明经证者，加合谷；手少阳经证者，加外关。外邪内侵者，加合谷、风池；气滞血瘀者，加内关、膈俞；气血虚弱者，加足三里、气海。

二、天府、大杼、中膂俞

【来源】《针灸甲乙经·六经受病发伤寒热病第一》云："腠理闭塞而不汗，舌焦唇槁腊，嗌干，欲饮。取天府、大杼三痏，刺中膂以去其热，补手、足太阴以去其汗。热去汗晞，疾于彻衣。"

【功能】天府系手太阴肺经腧穴，为手太阴脉气所发，肺为上盖，为腑脏之天，肺气归于此穴，故该穴具有宣散肺邪、清肺凉血、调理肺气、安神定志、通络止痛作用。大杼系足太阳膀胱经腧穴，督脉别络，手足太阳二脉之会，八会穴之骨会，具有解表退热、祛风通络之功。中膂俞系足太阳膀胱经腧穴，脊骨内的气化之气由此外输于膀胱经，外散之热循膀胱经上行，冷降之液循膀胱经下行，故该穴具有外散脊骨之热、通络止痛之功。三穴合用，相互促进，清肺解表、通络散热之力增强。

【主治】高热。

【发挥】高热，是体温超过 39℃的急性症状，中医文献中所称的"壮热""实热""日晡潮热"等，均属于高热的范畴。高热多由外感风热之邪从口鼻而入，卫失宣散，肺失清肃，或温邪疫毒侵袭人体，燔于气分，或内陷营血而引起。中医辨证：高热恶寒，咽干，头痛，咳嗽，舌红，苔黄，脉浮数，为风热表证；咳嗽，痰黄而稠，咽干，口渴，脉数，为肺热证；高热汗出，烦渴引饮，舌红，脉洪数，为热在气分；高热夜甚，斑疹隐隐，吐血、便血或衄血，舌绛心烦，甚则出现神昏谵语，抽搐，为热入营血。治以清泻热邪。主穴：天府、大杼、中膂俞。辅穴：大椎、至阳。配穴：风热者，加鱼际、外关；肺热者，加少商、尺泽；气分热盛者，加内庭、厉兑；热入营血者，加中冲、内关、血海；抽搐者，加太冲；神昏者，加水沟、内关。

三、尺泽、太溪、偏历、太渊

【来源】《针灸甲乙经·水肤胀鼓胀肠覃石瘕第四》云："胞中有大疝瘕积聚，与阴相引而痛，苦涌泄上下出，补尺泽、太溪，手阳明寸口皆补之。"

【功能】尺泽系手太阴肺经合水穴，汇聚肺经阴液并循肺经的地部渠道运行，故该穴具有清宣肺气、泻火降逆之功。太溪系足少阴肾经输穴、原穴，本穴属土。该穴物质为地部流行的经水，其变化为进一步的气化散热，表现出土的长养特征，足少阴肾经脉气出于涌泉，流经然谷，至此而聚，故该穴具有调补肾气、通利三焦、强健腰膝之效。偏历系手阳明大肠经络穴，向肺经输送大肠经的阳热之气，改善肺气之虚。该穴阳热之气运行分两个方面，一是偏走肺经，二是循大肠经上行，故具有明目聪耳、清热利湿、通经活络之效。太渊系手太阴肺经输土穴、肺之原穴，百脉之会，散化肺经地部水湿，向天部输送肺气，故具有止咳化痰、扶正祛邪、通调血脉之效。四穴合用，相互促进，相互为用，调补肾气、通调三焦之力更强。

【主治】①积聚；②鼓胀。

【发挥】

1. **积聚** 是由于正气亏虚，脏腑失和，气滞、血瘀、痰浊蕴结腹内而致，以腹内结块，或胀或痛为主要临床特征的一类病症。情志为病，首先病及气分，使肝气不疏，脾气郁结，导致肝脾气机阻滞；继则由气及血，使血行不畅，经隧不利，脉络瘀阻。若偏重于影响气机的运行，则为聚；气血瘀滞，日积月累，凝结成块则为积。由于饮酒过度，或嗜食肥甘厚味辛辣之品，或饮食不节，损伤脾胃，使脾失健运，以致湿浊内停，甚至凝结成痰。痰浊阻滞之后，又会进一步影响气血的正常运行，形成气机郁滞，血脉瘀阻，气、血、痰互相搏结，而引起积聚。本病亦有因饮食不调，因食遇气，食气交阻，气机不畅而成聚证者；寒、湿、热等多种外邪及邪毒如果长时间作用于人体，或侵袭人体之后留着不去，均可导致受病脏腑失和，气血运行不畅，痰浊内生，气滞血瘀痰凝，日久形成积聚；黄疸病后，或黄疸经久不退，湿邪留恋，阻滞气血，或久疟不愈，湿痰凝滞，脉络痹阻，或感染血吸虫，虫阻脉道，肝脾气血不畅，则脉络瘀阻。以上几种病症，日久不愈，均可转化演变为积证。情志抑郁、饮食损伤、感受邪毒及他病转归是引起积聚的主要原因，其中，情志、饮食、邪毒等致病原因常交错夹杂，混合致病。本病病位主要在肝、脾。初起气滞血瘀，邪气壅盛，正气未虚，病理性质属实；积聚日久，病势较深，正气耗伤，可转化为虚实夹杂证。病至后期，气血衰少，则转化为正虚为主。正气亏虚是积聚发病的内在因素，积聚的形成及演变，均与正气的强弱密切相关。积聚是在正虚感邪，正邪斗争而正不胜邪的情况下，邪气踞之，逐渐发展而成。积聚的发生主要关系到肝、脾两脏；气滞、血瘀、痰结是形成积聚的主要病理变化。其中聚证以气机阻滞为主，积证则气滞、血瘀、痰结三者均有，而以血瘀为主。聚证病程较短，一般预后良好。少数聚证日久不愈，可以出气入血转化成积证。瘕积日久，瘀阻气滞，脾运失健，生化乏源，可导致气虚、血虚，甚或气阴两亏。若正气愈亏，气虚血涩，则瘀积愈加不易消散，甚至逐渐增大。积聚的病理演变与血证、黄疸、鼓胀等病症有较密切的关系。中医辨证：腹中气聚，攻窜胀痛，时聚时散，脘胁之间不适，病情常随情绪而起伏，苔薄，脉弦，属肝气郁滞；腹胀或痛，便秘，纳呆，时有如条状物聚在腹部，重按则胀痛更甚，舌苔腻，脉弦滑，属食浊阻滞；积证初起，积块软而不坚，固着不移，胀痛并见，舌苔薄白，脉弦，属气滞血阻；腹部积块渐大，按之较硬，痛处不移，饮食减少，体倦乏力，面暗消瘦，时有寒热，女子或见经闭不行，舌质青紫，或有瘀点、瘀斑，脉弦滑或细涩，属瘀血内结；积块坚硬，疼痛逐渐加剧，饮食大减，面色萎黄或黧黑，消瘦脱形，舌质色淡或紫，舌苔灰糙或舌光无苔，脉弦细或细数，属正虚瘀结。治以祛邪扶正、行气散结。主穴：尺泽、太溪、偏历、太渊。辅穴：合谷、血海。配穴：肝气郁滞，加太冲；食浊阻滞，加中脘；气滞血阻，加三阴交；瘀血内结，加膈俞；正虚瘀结，加足三里、三阴交。

2. 鼓胀　本病系因肝脾受伤，疏泄运化失常，气血交阻致水气内停，以腹胀大如鼓、皮色苍黄、脉络暴露为主要临床表现的病症。肝主疏泄，性喜条达，若因情志抑郁，肝气郁结，气机不利，则血液运行不畅，以致肝之脉络为瘀血所阻滞；再者，肝气郁结，脾运化失职，水液运化发生障碍，以致水湿潴留与瘀血蕴结日久不化，痞塞中焦，便成鼓胀。嗜酒过度，饮食不节，脾胃受伤，运化失职，酒湿浊气蕴结中焦，气机升降失常，波及肝肾，气滞不畅，血行受阻，致使气、血、水互结，遂成鼓胀。肾藏精，为先天之本，脾主运化，为后天之源，二者为生命之根本。劳欲过度，伤及脾肾，脾伤则不能运化水谷，水湿由生，肾损则气化不行，湿聚水生而成鼓胀。饮食积滞，胃纳失常，脾虚不运，气血不足，致使水湿、食积错杂不化，渐成鼓胀。在血吸虫流行区，遭受血吸虫感染又未能及时进行治疗，内伤肝脾，脉络瘀阻，升降失常，清浊相混，逐渐而成鼓胀。黄疸本由湿热、寒湿所致，久则肝、脾、肾三脏俱病而气血凝滞，水饮内停渐成鼓胀。积聚本由气郁与痰血凝聚而成，致使肝脾气血运行不畅，肾与膀胱气化失司，而成水湿停聚，气滞血瘀，演变成鼓胀。鼓胀的病机重点为肝、脾、肾三脏功能失调，气滞、瘀血、水饮互结于腹中。其特点为本虚标实。本病初、中期为肝郁脾虚，累及于肾，气、血、水互结。晚期水湿之邪，郁久化热，内扰心神，引动肝风，可发生神昏、痉厥、出血等危象。若饮食不节，或服药不当，或劳倦过度，病情可恶化。如阴虚血热，络脉瘀阻，可致鼻衄、齿衄甚至大呕血、便血；或肝肾阴虚，邪从热化，蒸液生痰，内蒙心窍，引动肝风，见神昏谵语，各变证终至邪陷正虚，气阴耗竭，由闭转脱，病情极为险恶。中医辨证：腹部胀大，按之不坚，胁下胀满或疼痛，纳呆食少，食后作胀，嗳气后稍减，或下肢微肿，舌苔白腻，脉弦细，属气滞湿阻；腹大胀满，按之如囊裹水，胸腹胀满，得热稍舒，周身困重，怯寒肢肿，小便短少，大便溏薄，舌苔白腻水滑，脉弦迟，属水湿困脾；腹大坚满，脘腹绷急，烦热口苦，渴不欲饮，或有面、目、皮肤发黄，小便赤涩，大便秘结或溏垢，舌尖边红，苔黄腻或灰黑而润，脉弦数，属水热蕴结；腹部坚满，青筋暴露，胁下癥结痛如针刺，面色晦暗鳌黑，或见赤丝血缕，面、颈、胸、臂出现血痣或蟹爪纹，口干不欲饮水，或见大便色黑，舌质紫暗或有紫斑，脉细涩，属瘀结水留；腹大胀满，形如蛙腹，撑胀不甚，朝宽暮急，面色苍黄，胸闷纳呆，便溏，畏寒肢冷，浮肿，小便不利，舌质色淡，舌体胖，边有齿痕，苔厚腻水滑，脉沉弱，属阳虚水盛；腹大坚满，甚则腹部青筋暴露，形体反见消瘦，面色晦滞，小便短少，口燥咽干，心烦少寐，齿鼻时或衄血，舌红绛少津，脉弦细数，属阴虚水停。治以疏肝理气、健脾益肾、调气行水。主穴：尺泽、太溪、偏历、太渊。辅穴：合谷、气海。配穴：气滞湿阻，加膻中；水湿困脾，加阴陵泉；水热蕴结，加中极；瘀结水留，加血海；阳虚水盛，加关元；阴虚水停，加三阴交。

四、列缺、偏历

【来源】《针灸甲乙经·小儿杂病第十一》云："小儿惊痫，如有见者，列缺主之，并取阳明络。"

【功能】列缺系手太阴肺经腧穴、络穴，别走阳明，又为八脉交会穴之一，通于任脉，也是四总穴之一，具有宣肺散邪、通经活络、利咽通膈、通调任脉之功。偏历见前述。二穴合用，相互促进，相互为用，宣肺散邪、通经活络、利咽通膈之力更强。

【主治】①小儿惊风；②头痛。

【发挥】

1.**小儿惊风**　是小儿常见的危急重症，可发生于许多疾病的过程中，临床以抽搐并伴有神志障碍为特征。其发病突然，变化迅速，症情凶险，列为中医儿科四大证之一。由于惊风的发作有急有缓，证候有虚有实、有寒有热，故临证常将其分为急惊风、慢惊风。急惊风的主要病因是外感时邪、内蕴痰热积滞、暴受惊恐。外感时邪，从热化火，热极生风；或饮食不节，食滞痰郁，化火动风；或暴受惊恐，气机逆乱，发为惊厥。热、痰、风、惊四证是急惊风的主要病理表现。病变部位在于心、肝二脏。慢惊风由于禀赋不足、久病正虚而致。由于暴吐暴泻、久吐久泻，温热病后正气亏损，脾肾亏虚，化源不足；或肝肾阴虚，虚风内动。其病变部位在脾、肾、肝三脏。急惊风中医辨证为热闭心窍、热盛动风、痰盛发搐三型。治以清热祛邪、豁痰开窍。主穴：列缺、偏历。辅穴：太冲、风池。配穴：热闭心窍加人中、内关；热盛动风加行间；痰盛发搐加印堂、合谷。慢惊风中医辨证为脾肾阳虚、肝肾阴虚二型。治以健脾益肾、镇惊息风。主穴：列缺、偏历。辅穴：太冲、风池。配穴：脾肾阳虚，加脾俞、肾俞；肝肾阴虚，加肝俞、太溪。

2.**头痛**　是临床上常见的自觉症状，可单独出现，亦可出现于多种急慢性疾病之中。头痛的病因多端，但不外乎外感和内伤两类。外感头痛多因起居不慎，坐卧当风，或受风、寒、湿、热等外邪，而以风邪为主。又因风为百病之长，多夹时气而发病，故有夹寒邪、夹热邪、夹湿邪之不同，而为风寒头痛、风热头痛和风湿头痛。内伤头痛其发病原因与肝、脾、肾有关。因于肝者，一因情志所伤，肝郁化火，上扰清空，而发头痛；一因火盛伤阴，肝失濡养，或肾水不足，水不涵木，致肝肾阴亏，肝阳上亢，上扰清空而致头痛。因于肾者，多因禀赋不足，肾精久亏，脑髓空虚而头痛；亦可阴损及阳，肾阳衰微，清阳不展，而为头痛。因于脾者，多系饥饱劳倦，病后或产后体虚，脾胃虚弱，生化不足，或失血之后，营血亏虚，不能上荣脑髓脉络，而致头痛；或嗜酒肥甘，脾失健运，痰湿内生，上蒙清空，阻遏清阳，而致头痛。外感头痛之病性属表属实，病因是以风邪为主的六淫邪气，一般病程较短，预后较好。内伤头痛大多起病较缓，病程较长，病情较为复杂，一般来说，气血亏虚、肾精不足之头痛属虚证，肝阳、痰浊、瘀血所致之头痛多属实证。虚实在一定条件下可相互转化。中医辨证：头痛时作，痛连项背，恶风畏寒，遇风尤剧，口不渴，苔薄白，脉浮紧，属风寒头痛；头痛而胀，甚则头痛如裂，发热或恶风，面红目赤，口渴欲饮，便秘溲赤，舌红苔黄，脉浮数，属风热头痛；头痛如裹，肢体困重，纳呆胸闷，小便不利，大便或溏，苔白腻，脉濡，属风湿头痛；头痛而眩，心烦易怒，夜眠不宁，或兼胁痛，面红口苦，苔薄黄，脉弦有力，属肝阳头痛；头痛且空，每兼眩晕，腰痛酸软，神疲乏力，遗精带下，耳鸣少寐，舌红少苔，脉细无力，属肾虚头痛；头痛而晕，心悸不宁，神疲乏力，面色苍白，舌质淡，苔薄白，脉细弱，属血虚头痛；头痛昏蒙，胸脘满闷，呕恶痰涎，苔白腻，脉滑或弦滑，属痰浊头痛；头痛经久不愈，痛处固定不移，痛如针刺，舌质紫，苔薄白，脉细或细涩，属瘀血头痛。外感头痛治以祛风、通络、止痛。主穴：列缺、偏历。辅穴：百会、太阳、风池。配穴：阳明头痛者，加印堂、攒竹、合谷、内庭；少阳头痛者，加率谷、外关、足临泣；太阳头痛者，加天柱、后溪、申脉；厥阴头痛者，加四神聪、太冲、内关；风寒头痛者，加风门；风热头痛者，加曲池、大椎；风湿头痛者，加阴陵泉。内伤头痛实证治以疏通经络、清利头窍。主穴：列缺、偏历。辅穴：百会、头维、风池。配穴：按头痛部位配穴同上；肝阳头痛者，加太冲、太溪、侠溪；痰浊头痛者，加太阳、丰隆、阴陵泉；瘀血头痛者，加阿是穴、血海、膈俞、内关。内伤头痛虚证治以疏通经络、滋养脑髓。主穴：列缺、偏历。辅穴：百会、风池、足三里。配穴：按头痛部位配穴同上；血虚头痛者，加三阴交、肝俞、脾俞；肾虚头痛者，加太溪、肾俞、悬钟。

五、经渠、天府

【来源】《针灸甲乙经·五脏传病发寒热第一》云："胸中彭彭然，甚则交两手而瞀，暴痹喘逆，刺经渠及天府。此谓之大俞。"

【功能】经渠系手太阴肺经腧穴，为本经金穴，"经主喘咳寒热"，故具有宣肺理气、消胀除满、清热消瘀、下气平喘、降逆止痛之功。天府见前述。二穴伍用，具有宣通肺气、降逆平喘、清热消瘀、凉血止血、通经活络止痛之力，同经腧穴相配，治疗效力更佳。

【主治】①哮病；②喘证。

【发挥】

1. **哮病**　是一种发作性的痰鸣气喘疾患，发时喉中哮鸣有声，呼吸气促困难，甚则喘息不能平卧。哮病的发生，为宿痰内伏于肺，复加外感、饮食、情志、劳倦等因素，以致痰阻气道，肺气上逆所致。外感风寒或风热之邪，未能及时表散，邪蕴于肺，壅阻肺气，气不布津，聚液生痰；他如气候突变，吸入花粉、烟尘，影响肺气的宣降，津液凝聚，痰浊内蕴，亦可导致哮病。贪食生冷，寒饮内停，或嗜食酸咸甘肥，积痰蒸热，或因进食海腥发物，而致脾失健运，饮食不归正化，痰浊内生，上干于肺，壅阻肺气，亦可致哮病，故古有"食哮""鱼腥哮""卤哮""糖哮""醋哮"等名。素质不强，或病后体弱，如幼年患麻疹、顿咳，或反复感冒，咳嗽日久等，以致肺气耗损，气不化津，痰饮内生；或阴虚火盛，热蒸液聚，痰热胶固，素质不强者，多以肾为主，而病后导致者，多以肺为主。哮病的病理因素以痰为主，痰的产生责之于肺不能布散津液，脾不能运化精微，肾不能蒸化水液，以致津液凝聚成痰，伏藏于肺，成为发病的"夙根"。此后如遇气候突变、饮食不当、情志失调、劳累等多种诱因，均可引起发作。这些诱因每多互相关联，其中尤以气候为主。发作期的基本病理变化为"伏痰"遇感引触，痰随气升，气因痰阻，相互搏结，壅塞气道，肺管狭窄，通畅不利，肺气宣降失常，引动停积之痰，而致痰鸣如吼，气息喘促。本病发作时的病理环节为痰阻气闭，以邪实为主，故呼气困难，自觉呼出为快。若病因于寒，素体阳虚，痰从寒化，属寒痰为患，则发为冷哮；病因于热，素体阳盛，痰从热化，属痰热为患，则表现为热哮；或由"痰热内郁，风寒外束"，而见寒包热证。若长期反复发作，寒痰伤及脾肾之阳，痰热耗灼肺肾之阴，则可从实转虚，在平时表现肺、脾、肾等脏气虚弱之候。由于三脏之间的交互影响，可致同病。在间歇期感觉短气、疲乏，常有轻度哮证，难以全部消失。一旦大发作时，每易持续不解，邪实与正虚错综并见，肺肾两虚而痰浊又复壅盛，严重者因肺不能治理调节心血的运行，命门之火不能上济于心，则心阳亦同时受累，甚至发生"喘脱"危候。中医辨证：呼吸急促，喉中哮鸣有声，胸膈满闷如塞，咳不甚，痰少咯吐不爽，面色晦滞带青，口不渴，或渴喜热饮，天冷或受寒易发，形寒怕冷，舌苔白滑，脉弦紧或浮紧，属冷哮；气粗息涌，喉中痰鸣如吼，胸高胁胀，咳呛阵作，咯痰色黄或白，黏浊稠厚，排吐不利，烦闷不安，汗出，面赤，口苦，口渴喜饮，不恶寒，舌苔黄腻，质红，脉滑数或弦滑，属热哮；喉中哮鸣有声，胸膈烦闷，呼吸急促，喘咳气逆，咯痰不爽，痰黏色黄或黄白相间，烦躁，发热，恶寒，无汗，身痛，口干欲饮，大便偏干，舌苔白腻或黄，舌尖边红，脉弦紧，属寒包热哮；喉中痰涎壅盛，声如拽锯，或鸣声如吹哨笛，喘急胸满，但坐不得卧，咯痰黏腻难出，或为白色泡沫痰液，无明显寒热倾向，面色青暗，起病多急，常倏忽来去，发作前自觉鼻、咽、眼、耳发痒，喷嚏、鼻塞、流涕，胸部憋塞，随之迅即发作，舌苔厚浊，脉滑实，属风痰哮；喉中哮鸣如鼾，声低，气短息促，动则喘甚，发作频繁，甚则持续喘哮，口唇、爪甲青紫，咯痰无力，痰涎清稀或质黏起沫，面色苍白或颧红唇紫，口不渴或咽干口渴，形寒肢冷或烦热，舌质淡或偏红，或紫暗，脉沉细或细数，属虚哮；

平素食少脘痞，大便不实，或食油腻易于腹泻，往往因饮食失当而诱发，倦怠，气短不足以息，语言无力，舌苔薄腻或白滑，质淡，脉细软，属肺脾气虚；平素短气息促，动则为甚，吸气不利，心慌，脑转耳鸣，腰酸腿软，劳累后哮喘易发，或畏寒、肢冷、自汗、面色苍白、舌苔淡白、质胖嫩、脉沉细，或颧红、烦热、舌质红少苔、脉细数，属肺肾两虚。治以祛邪扶正、化痰平喘。主穴：经渠、天府。辅穴：尺泽、膻中、肺俞、定喘。配穴：冷哮者，加风门；热哮者，加大椎、曲池；寒包热哮者，加外关；风痰哮者，加风门、丰隆；虚哮者，加足三里；肺脾气虚者，加脾俞；肺肾两虚者，加肾俞。

2.喘证　是以呼吸困难，甚至张口抬肩、鼻翼扇动、不能平卧为特征，严重者每致喘脱，可见于多种急慢性疾病的过程中。本病因重感风寒，邪袭于肺，内则壅遏肺气，外则郁闭皮毛，肺卫为邪所伤，肺气不得宣畅，或因风热犯肺，肺气壅实，甚则热蒸液聚成痰，清肃失司，以致肺气上逆作喘。若表寒未解，内已化热，或肺热素盛，寒邪外束，热不得泄，则热为寒郁，肺失宣降，气逆而喘。恣食肥甘、生冷，或嗜酒伤中，脾失健运，痰浊内生，上干于肺，壅阻肺气，升降不利，发为喘促。若湿痰久郁化热，或肺火素盛，痰受热蒸，则痰火交阻，清肃之令不行，肺气为之上逆；情怀不遂，忧思气结，肺气痹阻，气机不利，或郁怒伤肝，肝气上逆于肺，肺气不得肃降，升多降少，气逆而喘。久病肺弱，咳伤肺气，肺之气阴不足，以致气失所主而短气喘促。若肾阳衰弱，水无所主，凌心射肺，肺气上逆，心阳不振而致喘者，则属虚中夹实之候。此外，中气虚弱，肺气失于充养，亦可导致气虚而为喘。喘证的发病机理主要在肺和肾，因肺为气之主，司呼吸，外合皮毛，内为五脏华盖，若外邪侵袭，或他脏病气上犯，皆可使肺失宣降，肺气胀满，呼吸不利而致喘促；如肺虚气失所主，亦可少气不足以息而为喘；肾为气之根，与肺同司气体之出纳，故肾元不固，摄纳失常则气不归原，阴阳不相接续，亦可气逆于肺而为喘；他如脾经痰浊（饮）上干及中气虚弱，或肝气逆乘，亦无不影响及肺。喘证的病理性质有虚实两类：实喘在肺，为外邪、痰浊、肝郁气逆，邪壅肺气，宣降不利；虚喘当责之肺、肾两脏，因精气不足，气阴亏耗而致肺肾出纳失常，且尤以气虚为主；病情错杂者每可下虚上实并见，故叶天士有"在肺为实，在肾为虚"之说，扼要地说明肺、肾两脏病机的重点。概言之，本病皆为气机升降出纳失其常度所致。本病的严重阶段，不但肺肾俱虚，在孤阳欲脱之时，每多影响到心，导致心气、心阳衰惫，出现喘脱危象。中医辨证：喘咳气急，胸部胀闷，痰多稀薄色白，兼有头痛，恶寒，或伴发热，口不渴，无汗，苔薄白而滑，脉浮紧，属风寒壅肺；喘逆上气，胸胀或痛，息粗，鼻扇，咳而不爽，痰吐黏稠，伴有形寒，身热，烦闷，身痛，有汗或无汗，口渴，苔薄白或黄，质红，脉浮数（滑），属表寒肺热；喘咳气涌，胸部胀痛，痰多黏稠色黄，或夹血色，伴有胸中烦热，身热，有汗，渴喜冷饮，面红，咽干，尿赤，大便或秘，苔黄或腻，脉滑数，属痰热郁肺；喘而胸满闷塞，甚则胸盈仰息，咳嗽，痰多黏腻色白，咯吐不利，兼有呕恶，纳呆，口黏不渴，苔厚腻，色白，脉滑，属痰浊阻肺；每遇情志刺激而诱发，发时突然呼吸短促，但喉中痰声不著，气憋，胸闷胸痛，咽中如窒，或失眠，心悸，苔薄，脉弦，属肺气郁痹；喘促短气，气怯声低，喉有鼾声，咳声低弱，痰吐稀薄，自汗畏风，或咳呛，痰少质黏，烦热口干，咽喉不利，面潮红，舌质淡红或舌红苔剥，脉软弱或细数，属肺虚；喘促日久，动则喘甚，呼多吸少，气不得续，形瘦神惫，跗肿，汗出肢冷，面青唇紫，舌苔淡白或黑润，脉微细或沉弱，或喘咳，面红烦躁，口咽干燥，足冷，汗出如油，舌红少津，脉细数，属肾虚；喘逆剧甚，张口抬肩，鼻扇气促，端坐不能平卧，稍动则咳喘欲绝，或有痰鸣，心慌动悸，烦躁不安，面青唇紫，汗出如珠，肢冷，脉浮大无根，或见歇止，或模糊不清，属正虚喘脱。治以祛邪利气、补肺纳肾、肃肺平喘。主穴：经渠、天府。辅穴：尺泽、膻中、肺俞、定喘。配穴：风寒壅肺，加风门；表寒肺热，加外关、鱼际；痰热郁肺，加丰隆、内庭；痰浊阻肺，加阴陵泉；肺气郁痹，加合谷；肺虚，加中府；肾虚，加肾俞；正虚喘脱，加足三里、关元。

六、太渊、鱼际

【来源】《针灸甲乙经·寒气客于五脏六腑发卒心痛胸痹心疝三虫第二》云:"厥心痛。卧若徒居,心痛乃间,动作痛益甚,色不变者,肺心痛也。取鱼际、太渊。"

【功能】太渊见前述。鱼际系手太阴肺经腧穴,乃本经脉气所溜,为荥火穴,有理肺止咳、清热泻火、消肿止痛、清利咽喉、通经活络之功。鱼际为荥火穴,太渊为输土穴,二穴为母子关系,故依据"虚则补其母""实则泻其子"的原则,二穴伍用,具有宣肺止咳、清热泻火、祛风化痰、消肿止痛、通经活络的作用。

【主治】①胸痹;②肘劳;③肺痨。

【发挥】

1.胸痹 是指胸部闷痛,甚则胸痛彻背、短气、喘息不得卧为主症的一种疾病,轻者仅感胸闷如窒,呼吸欠畅,重者则有胸痛,严重者心痛彻背,背痛彻心。素体阳衰,胸阳不足,阴寒之邪乘虚侵袭,寒凝气滞,痹阻胸阳,而成胸痹。饮食不节,如过食肥甘生冷,或嗜酒成癖,以致脾胃损伤,运化失健,聚湿成痰,痰阻脉络,则气滞血瘀,胸阳失展,而成胸痹。忧思伤脾,脾虚气结,气结则津液不得输布,遂聚而为痰;郁怒伤肝,肝失疏泄,肝郁气滞,甚则气郁化火,灼津成痰。无论气滞或痰阻,均可使血行失畅,脉络不利,而致气血瘀滞,或痰瘀交阻,胸阳不运,心脉痹阻,不通则痛,而发为胸痹。劳倦伤脾,气血生化乏源,无以濡养心脉;积劳伤阳,心肾阳微,鼓动无力,心阳失展,阴寒内侵,血行涩滞,而发胸痹。本病多见于中老年人,年过半百,肾气渐衰,如肾阳虚衰,则不能鼓舞五脏之阳,可致心气不足或心阳不振;肾阴亏虚,则不能滋养五脏之阴,可引起心阴内耗。心阴亏虚,心阳不振,又可使气血运行失畅。凡此均可在本虚的基础上形成标实,导致气滞、血瘀,而使胸阳失运,心脉阻滞,发生胸痹。以上病因可以二者或三者并存,或交互为患。本病的病机为心脉痹阻,病位在心,涉及肝、脾、肾等脏。心主血脉,肺主治节,两者相互协调,气血运行自畅。心病不能推动血脉，肺气治节失司，则血行瘀滞；肝病疏泄失职，气郁血滞；脾失健运，聚生痰浊，气血乏源；肾阴亏损，心血失荣；肾阳虚衰，君火失用，均可导致心脉痹阻，胸阳不展而发胸痹。胸痹的发展趋势，由标及本，由轻转剧，轻者多为胸阳不振，阴寒之邪上乘，阻滞气机，临床表现胸中气塞，短气，重者则为痰瘀交阻，壅塞胸中，气机痹阻，临床表现为不得卧，心痛彻背，伴心悸、水肿、肢冷、喘促、汗出、面色苍白等症状，甚至危及生命。实为寒凝、气滞、血瘀、痰阻，痹遏胸阳，阻滞心脉；虚为心、脾、肝、肾亏虚，心脉失养。在本病的形成和发展过程中，大多先实而后致虚，亦有先虚而后致实者。但临床表现多虚实夹杂，或以实证为主，或以虚证为主。中医辨证：胸部刺痛，固定不移，入夜更甚，时或心悸不宁，舌质紫暗，脉象沉涩，属心血瘀阻；心胸满闷，隐痛阵发，痛有定处，时欲太息，遇情志不遂时容易诱发或加重，或兼有脘腹胀闷，得嗳气或矢气则舒，苔薄或薄腻，脉细弦，属气滞心胸；胸闷如窒而痛，或痛引肩背，气短喘促，肢体沉重，形体肥胖，痰多，苔浊腻，脉滑，属痰浊闭阻；胸痛彻背，感寒痛甚，胸闷气短，心悸，重则喘息，不能平卧，面色苍白，四肢冷，舌苔白，脉沉细，属寒凝心脉；胸闷且痛，心悸盗汗，心烦不寐，腰酸膝软，耳鸣，头晕，舌红或有紫斑，脉细带数或见细涩，属心肾阴虚；胸闷隐痛，时作时止，心悸气短，倦怠懒言，面色少华，头晕目眩，遇劳则甚，舌偏红或有齿印，脉细弱无力，或结代，属气阴两虚；胸闷气短，甚则胸痛彻背，心悸，汗出，畏寒，肢冷，腰酸乏力，面色苍白，唇甲淡白或青紫，舌淡白或紫暗，脉沉细或沉微欲绝，属心肾阳虚。治以通阳行气、活血止痛。主穴：鱼际、太渊。辅穴：膻中、内关、阴郄、三阴交。配穴：心血瘀阻，加血海；气滞心胸，加合谷；痰浊闭阻，加丰隆；寒凝心脉，加膻中；心肾阴虚，加心俞、肾俞；气阴两虚，加气海、三阴交；心肾阳虚，加关元、命门。

2. 肘劳 属"伤筋"范畴，主症为肘关节活动时疼痛，有时可向前臂、腕部和上臂放射，局部肿胀不明显，有明显而固定的压痛点，肘关节活动不受限。本病一般起病缓慢，常反复发作，无明显外伤史，多见于从事旋转前臂和屈伸肘关节的劳动者，如木工、钳工、水电工、矿工及网球运动员等。其病因主要为慢性劳损，前臂在反复做拧、拉、旋转等动作时，可使肘部的筋脉慢性损伤，迁延日久，气血阻滞，脉络不通，不通则痛。肘外部主要归手三阳经所土，故手三阳经筋受损是本病的主要病机。若肘关节外上方（肱骨外上髁周围）有明显的压痛点，属手阳明经筋病症（网球肘）；若肘关节内下方（肱骨内上髁周围）有明显的压痛点，属手太阳经筋病症（高尔夫球肘）；若肘关节外部（尺骨鹰嘴处）有明显的压痛点，为手少阳经筋病症（学生肘或矿工肘）。治以舒筋通络。主穴：鱼际、太渊。辅穴：阿是穴。配穴：手阳明经筋证者，加曲池、肘髎、手三里、合谷；手太阳经筋证者，加阳谷、小海；手少阳经筋证者，加外关、天井。

3.**肺痨** 是具有传染性的慢性虚弱疾患，以咳嗽、咯血、潮热、盗汗及身体逐渐消瘦为主要临床特征。本病多因与患者直接接触，致痨虫侵入人体为害。举凡酒食、问病、看护，或与患者朝夕相处，都是导致感染的条件。由于先天素质不强，小儿发育未充，"痨虫"易入侵致病。酒色过度，耗损精血，正虚受感，最易感染发病。劳倦太过，忧思伤脾，脾虚肺弱，痨虫入侵。大病或久病后失于调治（如麻疹、哮喘等病）；外感咳嗽，经久不愈；胎产之后失于调养（如产后劳）等，正虚受感；生活贫困，营养不充，体虚不能抗邪而致感受痨虫。从痨虫侵犯的病变部位而言，则主要在肺。因而在临床表现上，多见干咳、咽燥、痰中带血、声嘶等肺系症状。本病与脾、肾两脏的关系最为密切，同时也可涉及心、肝。肺肾相生，肾为肺之子，肺虚肾失滋生之源，或肾虚相火灼金，上耗母气，可致肺肾两虚。在肺阴亏损的基础上，伴见骨蒸、潮热、男子遗精、女子月经不调等肾虚症状。若肺虚不能制肝，肾虚不能养肝，肝火偏旺，上逆侮肺，可见性急善怒、胸胁掣痛等症。如肺虚心火乘之，肾虚水不济火，还可伴见虚烦不寐、盗汗等症。脾为肺之母，《素问·经脉别论》云："脾气散精，上归于肺。"肺虚子盗母气则脾亦虚，脾虚不能化水谷精微，上输以养肺，则肺亦虚，终致肺脾同病，土不生金，肺阴虚与脾气虚两候同时出现，伴见疲乏、食少、便溏等脾虚症状。肺痨久延而病重者，因精血亏损可以发展到肺、脾、肾三脏交亏，甚则肺虚不能佐心治节血脉之运行，而致气虚血瘀，出现气短、喘息、心慌、唇紫、浮肿、肢冷等重症。其病理性质主要在阴虚，并可导致气阴两虚，甚则阴损及阳。肺喜润而恶燥，痨虫犯肺，侵蚀肺叶，肺体受病，阴分先伤，故见阴虚肺燥之候。一般而言，初起肺体受损，肺阴耗伤，肺失滋润，故见肺阴亏损之候；继则阴虚生内热，而致阴虚火旺；或因阴伤气耗，阴虚不能化气，导致气阴两虚，甚则阴损及阳，而见阴阳两虚之候。中医辨证：干咳，咳声短促，或咯少量黏痰，或痰中带有血丝，色鲜红，胸部隐隐闷痛，午后自觉手足心热，或见少量盗汗，皮肤干灼，口干咽燥，疲倦乏力，纳食不香，苔薄白，边尖红，脉细数，属肺阴亏损；呛咳气急，痰少质黏，或吐痰黄稠量多，时时咯血，血色鲜红，混有泡沫痰涎，午后潮热，五心烦热，颧红，盗汗量多，口渴心烦，失眠，性情急躁易怒，或胸胁掣痛，男子可见遗精，女子月经不调，形体日益消瘦，舌干而红，苔薄黄而剥，脉细数，属虚火灼肺；咳嗽无力，气短声低，咯痰清稀色白，量较多，偶或夹血，或咯血，血色淡红，午后潮热，伴有畏风，怕冷，自汗与盗汗可并见，纳少神疲，便溏，面色白，颧红，舌质光淡，边有齿痕，苔薄，脉细弱而数，属气阴耗伤；咳逆喘息，少气，咯痰色白有沫，或夹血丝，血色暗淡，潮热，自汗，盗汗，声嘶或失音，面浮肢肿，心慌，唇紫，肢冷，形寒，或见五更泄泻，口舌生糜，大肉尽脱，男子遗精、阳痿，女子经闭，苔黄而剥，舌质光淡隐紫，少津，脉微细而数，或虚大无力，属阴阳虚损。治以养阴清热、扶正固本。主穴：鱼际、太渊。辅穴：尺泽、三阴交、肺俞、膈俞。配穴：肺阴亏损，加中府；虚火灼肺，加孔最；气阴耗伤，加气海；阴阳虚损，加关元、命门。

七、鱼际、尺泽

【来源】《针灸甲乙经·五脏传病发寒热第一》云："唾血，时寒时热，泻鱼际，补尺泽。"

【功能】二穴伍用，相互制约，相互协调，宣肺止咳、清热泻火、清利咽喉、缓急止痛、凉血止血之力倍增，肺系疾病可愈。

【主治】①咳嗽；②肺痈；③咳血。

【发挥】

1.**咳嗽** 是肺脏疾患的主要症状之一，有声无痰为咳，有痰无声为嗽，一般多为痰声并见，难以截然分开，故以咳嗽并称。本病多因肺的卫外功能减退或失调，以致在天气冷热失常、气候突变的情况下，六淫外邪或从口鼻而入，或从皮毛而受。由于四时主气的不同，因而人体所感受的致病外邪亦有别。风为六淫之首，其他外邪多随风邪侵袭人体，故外感咳嗽常以风为先导，夹有寒、热、燥等邪，张景岳曾倡"六气皆令人咳，风寒为主"之说，认为以风邪夹寒者居多。咳嗽致病有其他脏腑病变涉及肺和肺脏自病两端。他脏及肺的咳嗽，可因情志刺激，肝失条达，气郁化火，气火循经上逆犯肺所致。或由饮食不当，嗜烟好酒，熏灼肺胃；过食肥厚辛辣，或脾失健运，痰浊内生，上干于肺致咳。肺脏自病者常由肺系多种疾病迁延不愈，肺脏虚弱，阴伤气耗，肺的主气功能失常，肃降无权，而致气逆为咳。咳嗽的病变主要在肺，与肝、脾有关，久则及肾。其主要病机为邪犯于肺，肺气上逆。外感咳嗽属于邪实，为外邪犯肺，肺气壅遏不畅所致，若不能及时使邪外达，可进一步发生演变转化，表现为风寒化热、风热化燥，或肺热蒸液成痰（痰热）等情况。内伤咳嗽多属邪实与正虚并见。其病理因素主要为"痰"与"火"。但痰有寒热之别，火有虚实之分；痰可郁而化火（热），火能炼液灼津为痰。他脏及肺者，多因邪实导致正虚，如肝火犯肺每见气火耗伤肺津，炼液为痰。痰湿犯肺者，多因脾失健运，水谷不能化为精微上输以养肺，反而聚为痰浊，上贮于肺，肺气壅塞，上逆为咳。若久延脾肺两虚，气不化津，则痰浊更易滋生，此即"脾为生痰之源，肺为贮痰之器"的道理。甚则病延及肾，由咳至喘。如痰湿蕴肺，遇感引触，转从热化，则可表现为痰热咳嗽。至于肺脏自病的咳嗽则多为因虚致实。如肺阴不足每致阴虚火炎，灼津为痰，肺失濡润，气逆作咳，或肺气亏虚，肃降无权，气不化津，津聚成痰，气逆于上，引起咳嗽。外感咳嗽与内伤咳嗽还可相互影响为病，久延则邪实转为正虚。外感咳嗽如迁延失治，邪伤肺气，更易反复感邪，而致咳嗽屡作，肺气益伤，逐渐转为内伤咳嗽；肺脏有病，卫外不强，易受外邪引发或加重，特别在气候转寒时尤为明显。久则从实转虚，肺脏虚弱，阴伤气耗。于此可知，咳嗽虽有外感、内伤之分，但有时两者又可互为因果。中医辨证：咳嗽声重，气急，咽痒，咯痰稀薄色白，常伴鼻塞、流清涕、头痛、肢体酸楚、恶寒、发热、无汗等表证，舌苔薄白，脉浮或浮紧，属风寒袭肺；咳嗽频剧，气粗或咳声嘶哑，喉燥咽痛，咯痰不爽，痰黏稠或稠黄，咳时汗出，常伴鼻流黄涕、口渴、头痛、肢楚、恶风、身热等表证，舌苔薄黄，脉浮数或浮滑，属风热犯肺；干咳，连声作呛，喉痒，咽喉干痛，唇鼻干燥，无痰或痰少而粘连成丝，不易咯出，或痰中带有血丝，口干，初起伴鼻塞、头痛、微寒、身热等表证，舌苔薄白或薄黄，舌质红干而少津，脉浮数或小数，属风燥伤肺（另有凉燥证，乃燥证与风寒并见，表现干咳，少痰或无痰，咽干鼻燥，兼有恶寒发热、头痛无汗、舌苔薄白而干等症）；咳嗽反复发作，咳声重浊，痰多，因痰而嗽，痰出咳平，痰黏腻或稠厚成块，色白或带灰色，每于早晨或食后咳甚痰多，进甘甜油腻食物加重，胸闷，脘痞，呕恶，食少，体倦，大便时溏，舌苔白腻，脉象濡滑，属痰湿蕴肺；咳嗽气息粗促，或喉中有痰声，痰多，质黏厚或稠黄，咯吐不爽，或有热腥味，或吐血痰，胸胁胀满，咳时引痛，面赤，或有身热，口干欲饮，舌苔薄黄腻，质红，脉滑数，属痰热郁肺；上气咳逆阵作，咳时面赤，咽干，常感痰滞咽喉，咯之难出，量少质黏，或痰如絮条，胸胁胀痛，咳时引痛，口干苦，症状可随情绪波动增减，舌苔薄黄少津，脉弦数，属肝火犯肺；干咳，咳声短促，痰少黏白，或痰中带血，或声音逐渐嘶哑，口干咽燥，或午后潮热，颧红，手足心热，夜寐盗汗，起病缓慢，日渐消瘦，神疲，舌质红，少苔，脉细数，属肺阴亏耗。治以祛邪扶正、利肺止咳。主穴：鱼际、尺泽。辅穴：合谷、肺俞、太渊、三阴交；配穴：风寒袭肺，加风门；风热犯肺，加大椎；风燥伤肺，加外关；痰湿蕴肺，加丰隆；痰热郁肺，加阴陵泉；肝火犯肺，加行间；肺阴亏耗，加膏肓。

2.肺痈 是肺叶生疮，形成脓疡的一种病症，属于内痈之一。《金匮要略·肺痿肺痈咳嗽上气病脉证治》解释说："痈者壅也，如土之壅而不通，为热聚于肺也。"本病临床以咳嗽、胸痛、发热、咯吐腥臭浊痰，甚则脓血相兼为主要特征。本病多为风热上受，自口鼻或皮毛侵犯于肺，或因风寒袭肺，未得及时表散，内蕴不解，郁而化热。肺脏受邪热熏灼，肺气失于清肃，血热壅聚所致；平素嗜酒太过，恣食辛辣煎炸炙煿厚味，蕴湿蒸痰化热，或原有其他宿疾，肺经及他脏痰浊瘀热蕴结日久，熏蒸于肺而成。如宿有痰热蕴肺，复加外感风热，内外合邪，则更易引发本病。尤其是劳累过度，正气虚弱，则卫外不固，外邪容易乘袭，原有内伏之痰热郁蒸，是致病的重要内因。肺痈病变部位在肺，病理性质主要为邪盛的实热证候。因邪热郁肺，蒸液成痰，邪阻肺络，血滞为瘀，而致痰热与瘀血互结，酿而成痈，血败肉腐化脓，肺络损伤，脓疡溃破外泄。本病成痈化脓的病理基础，主要在于热壅血瘀。其病理演变过程，可以随着病情的发展、邪正的消长，表现为初（表证）期、成痈期、溃脓期、恢复期不同阶段。初期，因风热之邪侵犯卫表，内郁于肺，肺卫同病，蓄热内蒸，热伤肺气，肺失清肃，出现恶寒、发热、咳嗽等肺卫表证；成痈期为邪热壅肺，蒸液成痰，气分之热毒浸淫及血，热伤血脉，血为之凝滞，热壅血瘀，蕴酿成痈，表现为高热、振寒、咳嗽、气急、胸痛等痰瘀热毒蕴肺之候；溃脓期，为痰热与瘀血壅阻肺络，肉腐血败化脓，肺损络伤，脓疡溃破，排出大量腥臭脓痰或脓血痰；恢复期，为脓疡内溃外泄之后，邪毒渐尽，病情趋向好转，但因肺体损伤，故可见邪去正虚，阴伤气耗的病理过程，继则正气逐渐恢复，痈疡渐告愈合。如溃后脓毒不尽，邪恋正虚，每致迁延反复，日久不愈，病势时轻时重而转为慢性。肺痈成痈化脓的病理基础为邪热壅肺，蒸液成痰，气分之热毒浸淫及血，热伤血脉，血为之凝滞，热壅血瘀，蕴酿成痈。中医辨证：恶寒发热，咳嗽，咯白色黏沫痰，痰量由少渐多，胸痛，咳时尤甚，呼吸不利，口干鼻燥，苔薄黄或薄白，脉浮数而滑，属初期；身热转甚，时时振寒，继则壮热，汗出烦躁，咳嗽气急，胸满作痛，转侧不利，咳吐浊痰，呈黄绿色，自觉喉间有腥味，口干咽燥，苔黄腻，脉滑数，属成痈期；咳吐大量脓血痰，或如米粥，腥臭异常，有时咯血，胸中烦满而痛，甚则气喘不能卧，身热，面赤，烦渴喜饮，苔黄腻，质红，脉滑数或数实，属溃脓期；身热渐退，咳嗽减轻，咯吐脓血渐少，臭味亦减，痰液转为清稀，精神渐振，食纳好转，或见胸胁隐痛，难以久卧，气短，自汗，盗汗，低烧，午后潮热，心烦，口燥咽干，面色不华，形体消瘦，精神萎靡，舌质红或淡红，苔薄，脉细或细数无力，或见咳嗽，咯吐脓血痰日久不净，或痰液一度清稀而复转臭浊，病情时轻时重，迁延不愈，属恢复期。治以清热解毒、化瘀消痈。主穴：鱼际、尺泽。辅穴：列缺、合谷、中府。配穴：初期，加风门；成痈期，加少商；溃脓期，加孔最、经渠；恢复期，加肺俞、太渊。

3. **咳血** 凡因气管、支气管、肺组织出血，经口腔排出者，称为咳血。咳血轻者，仅见痰中带血；严重者血从口鼻涌出，可因血块阻塞气道而引起窒息，或因大量出血而休克。出血停止后，还可见持续性血痰。咳血有虚实之分：实证多由胃热肺燥，心肝火盛，迫血妄行，渗溢络外；虚证多因肺肾阴虚，虚火妄动，络伤血溢，或由脾胃气虚，气失统摄所致。治以滋阴降火、清热凉血。主穴：鱼际、尺泽。辅穴：列缺、肺俞、孔最。配穴：肺热者，加大椎、少商点刺出血；肝火者，加行间、太溪。

八、鱼际、合谷、腕骨、支正、少海、昆仑

【来源】《针灸甲乙经·阳厥大惊发狂痫第二》云："狂易，鱼际及合谷、腕骨、支正、少海、昆仑主之。"

【功能】鱼际见前述。合谷系手阳明大肠经原穴，经气由此深入，进而会合于脏腑的部位，即"所入为合"，主气化而能传导。腕骨、支正为心经表里经手太阳小肠经腧穴。少海为手少阴心经腧穴，具有清心安神、疏经通络、行气活血之效。昆仑为足太阳膀胱经腧穴，具有清热镇痉之效。此穴组伍用，相互协调，上下配伍，共奏理气化痰、养血宁心之功。

【主治】狂证。

【发挥】本病以狂躁不安、喧扰不宁、动而多怒，甚则打人毁物为特征，

属阳证，多见于青壮年，与先天禀赋和心理素质有密切关系，与家族遗传亦有一定关系。本病由七情内伤所致。情志所伤，肝失条达，气郁化火，灼津成痰，痰热互结，或胃火亢盛，夹痰上扰，均可扰动心神，而发狂证。总之，狂证的病理因素不离乎痰，因痰火所致。中医辨证：两目怒视，面红目赤，狂乱无知，气力逾常，不食不眠，舌红绛，苔黄腻或黄燥，脉弦大滑数，为痰火扰神；狂病日久，其势较盛，呼之能止，时多言善惊，时烦躁不宁，形瘦面红，舌红少苔，脉细数，为火盛伤阴；躁扰不安，恼怒多言，或妄闻妄见，面色暗滞，头痛心悸，舌紫暗有瘀斑，脉弦或细涩，为气血瘀滞。治以清心泻火、开窍安神。主穴：鱼际、合谷、腕骨、支正、少海、昆仑；辅穴：内关、水沟、大陵、神门、中冲。配穴：痰火扰神者，加内庭、曲池、丰隆；火盛伤阴者，加行间、太溪、三阴交；气血瘀滞者，加血海、膈俞。

九、鱼际、太渊、大都、太白

【来源】《针灸甲乙经·六经受病发伤寒热病第一》云："热病而汗且出，及脉顺可汗者，取鱼际、太渊、大都、太白，泻之则热去，补之则汗出。汗出太甚，取内踝上横脉以止之。"

【功能】鱼际、太渊见前述。大都为足太阴脾经荥火穴，有清热退火、回阳救逆、健脾补中之效。太白属足太阴脾经原穴，有健脾和胃、行气消胀、活络止痛、升清之功。四穴伍用，有同经相应、火金相制、疏邪解表、清热退热、止咳平喘之功。

【主治】高热。

【发挥】本病病因病机、临床表现见前述。中医辨证为风热表证、肺热证、热在气分、热入营血四型。治以清泻热邪。主穴：鱼际、太渊、大都、太白。辅穴：大椎、至阳。配穴：风热表证者，加风池、外关；肺热证者，加少商、尺泽；热在气分者，加内庭、厉兑；热入营血者，加中冲、内关、血海；抽搐者，加太冲；神昏者，加水沟、内关。

十、鱼际、太白

【来源】《针灸甲乙经·气乱于肠胃发霍乱吐下第四》云："霍乱逆气，鱼际、太白主之。"

【功能】二穴配伍，相互制约，相互依存，相互为用，培土生金，其功益彰。

【主治】痢疾。

【发挥】痢疾，是以腹痛、里急后重、下痢赤白脓血为主症的病症，为多发于夏秋季节的肠道传染病。本病多由外受湿热、疫毒之气，内伤饮食生冷，损伤脾胃与肠腑而形成，发病多与季节有关。暑湿、疫毒之邪，侵及肠胃，湿热郁蒸，或疫毒弥漫，气血阻滞，与暑湿、疫毒相搏结，化为脓血而成为湿热痢或疫毒痢。一般认为，湿热伤于气分，则为白痢；伤于血分，则为赤痢；气血俱伤，则为赤白痢。饮食不节，或误食不洁之物，如其人平素好食肥甘厚味，酿生湿热，湿热内蕴，腑气壅阻，气血凝滞，化为脓血，则成湿热痢；若湿热内郁不清，又易伤及阴血，而形成阴虚痢。若其人平素恣食生冷瓜果，损伤脾胃，脾虚不运，水湿内停，中阳受困，湿从寒化，寒湿内蕴，如再饮食不慎，寒湿食积壅塞肠中，肠中气机受阻，气滞血瘀，与肠中腐浊之气相搏结，化为脓血而成寒湿痢；另有脾胃素弱之人，感受寒湿之气，或热痢过服寒凉药物，克伐中阳，每成虚寒痢。上述病因，虽有外感与饮食之分，但两者常互相影响，往往内外交感而发病。本病病位虽然在肠，但肠与胃密切相连，如湿热、疫毒之气上攻于胃，或久痢伤正，胃虚气逆，则胃不纳食，而成为噤口痢。如痢疾迁延，正虚邪恋，或治疗不当，收涩太猝，关门留寇，则成久痢或时发时止的休息痢。痢久不愈，或反复发作，不但损伤脾胃，而且影响及肾，导致脾肾亏虚，形成下痢不止。总之，本病发生的原因与感受时邪及饮食不洁有关，其病位在肠，湿热、疫毒、寒湿之邪壅塞肠中，气血与之相搏结，使肠道传导失司，脂络受伤，气血凝滞，腐败化为脓血而痢下赤白。气机阻滞，腑气不通，故腹痛、里急后重。中医辨证：腹痛，里急后重，下痢赤白相杂，肛门灼热，小便短赤，苔腻微黄，脉滑数，属湿热痢；痢下赤白黏冻，白多赤少，或纯为白冻，伴有腹痛，里急后重，饮食乏味，胃脘饱闷，头身重困，舌质淡，苔白腻，脉濡缓，属寒湿痢；发病急骤，痢下鲜紫脓血，腹痛剧烈，里急后重较湿热痢为甚，或壮热口渴，头痛烦躁，甚则神昏痉厥，舌质红绛，苔黄燥，脉滑数，属疫毒痢；痢下赤白脓血，或下鲜血黏稠，脐腹灼痛，虚坐努责，食少，心烦口干，舌质红绛少苔，或舌光红乏津，脉细数，属阴虚痢；下痢稀薄，带有白冻，甚则滑脱不禁，或腹部隐痛，食少神疲，四肢不温，腰酸怕冷，舌淡苔薄白，脉沉细而弱，属虚寒痢；下痢时发时止，日久难愈，饮食减少，倦怠怯冷，嗜卧，临厕腹痛里急，大便夹有黏液或见赤色，舌质淡苔腻，脉濡软或虚数，属休息痢。治以清热化湿、调气和血、通经导滞，主穴：鱼际、太白。辅穴：脾俞、肾俞、大肠俞、天枢、上巨虚。配穴：湿热痢，加大椎、曲池；寒湿痢，加阴陵泉；疫毒痢，加合谷；阴虚痢，加三阴交；虚寒痢，加胃俞、足三里；休息痢，加命门；饮食所伤，加梁门、中脘；肝气郁滞，加太冲、阳陵泉；久痢脱肛者，加百会、长强。

十一、合谷、涌泉、阳交

【来源】《针灸甲乙经·寒气客于厌发喑不能言第二》云："喑不能言，合谷及涌泉、阳交主之。"

【功能】合谷见前述。涌泉系足少阴肾经腧穴，为井木穴。井穴临床上可用于治疗神志昏迷，具有通关开窍、回阳救逆、泄热启闭、安神镇静、通络止痛之功。阳交为足少阳胆经腧穴，阳维脉郄穴，具有疏肝理气、通经活络之效。三穴伍用，开降相伍，上下为用，互相配伍，泄热启闭、醒脑开窍之功益彰。

【主治】①瘖痱；②中风。

【发挥】

1.瘖痱 本病多是由双侧上运动神经元病损所致，以构音言语障碍、咀嚼吞咽困难及情感异常甚至完全不能发音摄食为临床特点。其临床表现为舌强语謇或完全失音、纳食困难、吞饮返呛、表情淡漠或呆滞、强哭强笑，或伴有左或右侧肢体运动障碍。中医学认为，心开窍于舌，舌为心之苗；脑为元神之府，舌窍机关为神所主；足太阴经、足少阴经、手少阴络与舌本相连，足太阳之筋结于舌本，心之机能失常或痰浊、瘀血等阻滞脑络及上述经络，均可导致舌窍失灵，语言、吞咽等功能障碍。治以调神导气、通关利窍。主穴：合谷、涌泉、阳交。辅穴：内关、水沟、通里、风池、完骨、翳风、金津、玉液、咽后壁。配穴：痰浊闭阻者，加丰隆、阴陵泉；瘀血阻络者，加血海、三阴交。

2. 中风　是以突然晕倒、不省人事，伴口角歪斜、语言不利、半身不遂，或不经昏仆仅以口喎、半身不遂为临床主症的疾病。本病因发病急骤，症见多端，病情变化迅速，与风之善行数变特点相似，故名中风、卒中。本病发病率和死亡率较高，常留有后遗症；近年来发病率不断增高，发病年龄也趋向年轻化。因此，本病是威胁人类生命和生活质量的重大疾患。中风的发生是多种因素所导致的复杂的病理过程，风、火、痰、瘀是其主要的病因，脑府为其病位。肝肾阴虚，水不涵木，肝风妄动；五志过极，肝阳上亢，引动心火，风火相扇，气血上冲；饮食不节，恣食厚味，痰浊内生；气机失调，气滞而血运不畅，或气虚推动无力，日久血瘀。当风、火、痰浊、瘀血等病邪上扰清窍，导致"窍闭神匿，神不导气"时，则发生中风。中医辨证为中经络、中脏腑二型。中经络则见半身不遂，舌强语謇，口角歪斜，兼见面红目赤、眩晕头痛、心烦易怒、口苦咽干、便秘尿黄、舌红或绛、苔黄或燥、脉弦有力，为肝阳暴亢；兼见肢体麻木或手足拘急、头晕目眩、苔白腻或黄腻、脉弦滑，为风痰阻络；兼见口黏痰多、腹胀便秘、舌红、苔黄腻或灰黑、脉弦滑大，为痰热腑实；兼见肢体软弱、偏身麻木、手足肿胀、面色淡白、气短乏力、心悸自汗、舌暗、苔白腻、脉细涩，为气虚血瘀；兼见肢体麻木、心烦失眠、眩晕耳鸣、手足拘挛或蠕动、舌红、苔少、脉细数，为阴虚风动。治以醒脑开窍、滋补肝肾、疏通经络。主穴：合谷、涌泉、阳交。辅穴：内关、水沟、三阴交、极泉、尺泽、委中。配穴：肝阳暴亢，加太冲、太溪；风痰阻络，加丰隆；痰热腑实，加曲池、内庭、丰隆；气虚血瘀，加足三里、气海；阴虚风动，加太溪、风池；口角歪斜，加颊车、地仓；上肢不遂，加肩髃、手三里；下肢不遂，加环跳、阳陵泉、阴陵泉、风市；头晕，加风池、完骨、天柱；足内翻，加丘墟透照海；便秘，加水道、归来、丰隆、支沟；复视，加风池、天柱、睛明、球后；尿失禁、尿潴留，加中极、曲骨、关元。中脏腑多见神志恍惚、迷蒙，嗜睡，或昏睡，甚者昏迷，半身不遂，兼见神昏、牙关紧闭、口噤不开、肢体强痉，为闭证；兼见面色苍白、瞳神散大、手撒口开、二便失禁、气息短促、多汗腹凉、脉散或微，为脱证。治以醒脑开窍、启闭固脱。主穴：合谷、涌泉、阳交。辅穴：内关、水沟。配穴：闭证，加十二井穴、太冲；脱证，加关元、气海、神阙。

十二、温溜、曲池

【来源】《针灸甲乙经·手足阳明少阳脉动发喉痹咽痛第八》云："喉痹不能言，温溜及曲池主之。"

【功能】温溜是手阳明大肠经腧穴、郄穴，具有清热理肠、宣痹通络之功。曲池是手阳明大肠经腧穴，乃本经脉气所入，为合土穴，具有疏风解表、调和气血、通经活络之效。二穴互相配伍，同属大肠经，共奏清利咽喉、宣痹通络之效。

【主治】①喉痹；②扁平疣。

【发挥】

1.**喉痹**　是以咽部红肿、疼痛或微红、咽中不适为特征的疾病。"一阴一阳结，谓之喉痹"。本病多属火热，有实火和虚火之分。中医辨证为虚实二型。实证起病急，红肿疼痛明显，治以泻火为主。主穴：温溜、曲池。辅穴：鱼际、内庭。配穴：少商、商阳点刺放血。虚证久病渐起，反复发作，红肿疼痛轻微，且日久难消，治以滋阴降火。主穴：温溜、曲池。辅穴：列缺、照海。配穴：肺俞、廉泉。

2. 扁平疣　是一种由人类乳头瘤病毒引起的常见皮肤病，是发生于皮肤浅表部位的小赘生物，中医学称之为"扁瘊"。本病多发生于青年人面部或手背，尤以青春期前后女性为多，故也称为青年扁平疣。本病多因皮肤腠理不密，风热毒邪搏结于肌肤，或内有肝郁，气血凝滞，外兼风热毒邪而发病。中医辨证：颜面、手背等处散在或密集分布米粒至芝麻粒大的扁平丘疹，色淡红，或淡褐，或暗褐，或正常肤色，表面光滑发亮，呈圆形、椭圆形或多角形，边界清楚，可因搔抓呈线状排列，一般无自觉症状，偶有痒感，病程缓慢，有时可自愈，若在发病初期，丘疹呈淡红色或红褐色，伴有瘙痒者，为风热搏肤；若发病日久，丘疹呈灰色或暗褐色，疣体较大，触之坚实者，为毒聚瘀结。治以疏风清热、解毒散结。主穴：温溜、曲池。辅穴："母疣"（指最先长出或体积最大者）围刺。配穴：疣数较多者，加风池、合谷、血海；肝郁者，加太冲；亦可按疣体所在部位的经络取邻近腧穴1～2个。

十三、商阳、听会

【来源】《针灸甲乙经·缪刺第三》云："耳聋刺手阳明；不已，刺其过脉出耳前者。"

【功能】商阳为手阳明大肠经腧穴，乃本经脉气所出，为井金穴，有解表退热之功、清肺利咽之效。听会为足少阳胆经腧穴，具有疏泄肝胆湿热、开窍聪耳启闭之力。二穴配伍，加强舒筋活络、散结开窍的功用。

【主治】耳鸣、耳聋。

【发挥】耳鸣、耳聋，是以听觉异常为特征的疾病。耳鸣是指耳内鸣响，或如蝉鸣，或如潮声，渐导致听觉障碍；耳聋是指听力不同程度减退或失听。耳为经脉足少阳胆经、手少阳三焦经脉所过，若情志不畅，气郁化火；或者暴怒伤肝，肝气上逆，循经上扰清窍；或饮食不节，水湿内停，聚而为痰，痰郁化火，导致蒙蔽清窍，发为本病。或者素体肝肾不足，精气亏损，劳欲过度，肾气不充，导致髓海空虚，耳窍失聪；或者脾胃受损，气血生化不足，诱发耳鸣、耳聋。治以清肝泻火、豁痰开窍、健脾补肾、益气。主穴：商阳、听会。辅穴：翳风、耳门、听宫、风池、侠溪、外关、太冲、丘墟、阳陵泉、足临泣。配穴：肾虚，可以酌配太溪、气海、关元等穴位；脾虚、血虚，酌加气海、足三里、三阴交、中脘；肝火上攻，可酌加太冲。

十四、商阳、厉兑

【来源】《针灸甲乙经·缪刺第三》云："缪传引上齿，齿唇寒。视其手背脉血者，去之，刺足阳明中指爪甲上各一痏，手大指次指爪甲上各一痏，立已。左取右，右取左。"

【功能】商阳见前述。厉兑为足阳明胃经腧穴，乃本经脉气所出，为井金穴，具有清阳明之邪热、开窍醒神、通经活络之功。二穴配伍，共奏疏经退热、醒神开窍之功。

【主治】①牙痛；②厥证。

【发挥】

1. **牙痛** 是指牙齿因各种原因引起的疼痛而言，为口腔疾患中常见的症状。手、足阳明经脉分别入下齿、上齿，大肠、胃腑积热，或风邪外袭经络，郁于阳明而化火，火邪循经上炎而发牙痛；肾主骨，齿为骨之余，肾阴不足，虚火上升，可引起牙痛；亦有多食甘酸之物，口齿不洁，垢秽蚀齿而作痛者。因此，牙痛主要与手、足阳明经和肾经有关。中医辨证为风火牙痛、胃火牙痛和肾虚牙痛三型。治以祛风清热、通络止痛。主穴：商阳、厉兑。辅穴：合谷、下关、颊车。配穴：胃火牙痛，加内庭、劳宫；风火牙痛，加外关、风池；肾虚牙痛，加太溪、行间。

2. **厥证** 是以突然昏倒、不省人事、四肢厥冷为主要表现的一种病症。轻者昏厥时间较短，自会逐渐苏醒，清醒后无偏瘫、失语、口眼歪斜等后遗症。严重者甚至一厥不醒而导致死亡。本病因七情刺激，气逆为患，以恼怒致厥为多。若所愿不遂，肝郁化火，肝火上炎，或因大怒而气血并走于上，以致阴阳不相顺接而发为厥证。由于元气素弱，又遇悲恐，或因疲劳过度，以致阳气不足，气虚下陷，从而清阳不升，突然昏厥；元气素虚，复加空腹劳累，以致中气不足，脑海失养，或睡眠长期不足，阴阳气血亏虚，亦会成为本病的病因；大汗吐下，气随液脱，或因创伤出血，气随血脱，阳随阴消，神明失主而致厥；嗜食酒酪甘肥之品，脾胃受伤，运化失常，聚湿生痰，痰阻气机不利，偶因恼怒气逆，痰随气升，上蒙清窍，以致突然眩仆而厥。厥证的病机，主要是由于气机突然逆乱，升降乖戾，气血运行失常造成的，但气机逆乱又有虚实之分。大凡气盛有余者，气逆上冲，血随气逆，或夹痰夹食，以致清窍暂闭，发生厥证；气虚不足者，清阳不升，气陷于下，血不上达，以致神明失养，也可发生厥证。厥证的病理转归主要有三：一是阴阳气血相失，进而阴阳离绝，发展为死证。二是阴阳气血失常，或为气血上逆，或为中气下陷致气机逆乱而阴阳尚未离绝，此类厥证之生死，取决于正气来复与否及治疗措施是否及时。三是表现为各种证候之间的转化。失血致厥的血厥虚证，严重时可转化为气随血脱的脱证。中医辨证为气厥、血厥、痰厥，其中气厥、血厥又有虚实之分。治以苏厥醒神。主穴：商阳、厉兑。辅穴：水沟、中冲、涌泉、足三里。配穴：虚证者，加气海、关元、百会；实证者，加合谷、太冲。

十五、三间、太渊、太白、陷谷、足三里

【来源】《针灸甲乙经·阴阳清浊顺治逆乱大论第四》云："气在于肠胃者，取之手、足太阴、阳明，不下者，取之三里。"

【功能】太渊、太白见前述。三间为手阳明大肠经腧穴，乃本经脉气所注，为俞木穴，具有疏调大肠腑气、宣泄邪热、清利咽喉、消肿止痛之功。足三里为足阳明胃经腧穴，乃本经脉气所入，属本经合穴，善调脾胃功能，能强壮健身、调气和血、理气消胀、镇静安神。五穴配伍，共奏理气通络、

调理脾胃之效。

【主治】①腹痛；②便秘。

【发挥】

1. **腹痛** 腹痛是指胃脘以下、耻骨毛际以上部位发生的疼痛症状而言，可见于多种脏腑疾患。腹部内有肝、胆、脾、肾、大小肠、膀胱等脏腑，体表为足阳明经、足少阳经、足三阴经、冲脉、任脉、带脉所过，若外邪侵袭，或内有所伤，以致上述经脉气血等受阻，或气血不足以温养，均能导致腹痛。寒湿、暑热之邪侵入腹中，使脾胃运化功能失调，邪滞于中，气机阻滞，不通则痛。若外感寒邪，或过食生冷，寒邪内阻，气机窒滞，可以引起腹痛；若感受湿热之邪，恣食辛热厚味，湿热食滞交阻，导致传导失职，气机不和，腑气不通，亦可引起腹痛。情志抑郁，肝气横逆，气机阻滞，或因腹部手术后、跌仆损伤，亦可导致气滞血瘀，络脉阻塞而引起腹痛。若素体阳虚，脾阳不振，气血不足，脏腑经脉失于温养，腹痛而作。中医辨证：腹痛暴急，喜温怕冷，腹胀肠鸣，大便自可或溏薄，四肢欠温，口不渴，小便清长，舌淡苔白，脉沉紧者，为寒邪内积；腹痛拒按，胀满不舒，大便秘结或溏滞不爽，烦渴引饮，汗出，小便短赤，舌红，苔黄腻，脉濡数者，为湿热壅滞；腹部胀满，疼痛拒按，嗳腐吞酸，恶食呕恶，痛而欲泻，泻后痛减，粪便奇臭，或大便秘结，舌苔厚腻，脉滑，为饮食积滞；脘腹胀闷或痛，攻窜痛引少腹，得嗳气或矢气则腹痛酌减，遇恼怒则加剧，舌质红，苔薄白，脉弦，为肝郁气滞；少腹疼痛，痛势较剧，痛如针刺，痛处固定，甚则腹有包块，舌紫暗，或有瘀点，脉细涩者，为瘀血内停；腹痛缠绵，时作时止，饥饿劳累后加剧，痛时喜按，大便溏薄，神疲怯冷，苔淡、薄白，脉沉细者，为中虚脏寒。治以通调腑气、缓急止痛。主穴：三间、太渊、太白、陷谷、足三里。辅穴：中脘、天枢、三阴交、太冲。配穴：寒邪内积，加神阙、公孙；湿热壅滞，加阴陵泉、内庭；饮食积滞，加里内庭、建里；肝郁气滞，加期门；瘀血内停，加曲泉、血海；中虚脏寒，加脾俞、胃俞、章门。

2. **便秘** 是大便秘结不通，排便时间延长，或欲大便而艰涩不畅的一种病症。便秘多见于各种急慢性疾病中，只是其中的一个症状。本病发病的原因归纳起来有饮食不节、情志失调、年老体虚、感受外邪。凡阳盛之体，或恣饮酒浆，过食辛热厚味，以致胃肠积热，或于伤寒热病之后，余热留恋，津液耗伤，导致肠道失润，于是大便干结，难以排出。忧愁思虑过度，情志不舒，或久坐少动，每致气机郁滞，不能宣达，于是通降失常，传导失职，糟粕内停，不得下行，因而大便秘结。劳倦、饮食内伤，或病后、产后及年老体虚之人，气血两亏，气虚则大肠传送无力，血虚则津枯不能滋润大肠，甚至损及下焦精血，以致阴阳气血亏虚。真阴一亏，则肠道失润而更行干槁；真阳一亏，则不能蒸化津液，温润肠道，两者都能使大便排出困难，以致秘结不通。外感寒邪导致阴寒内盛，凝滞肠胃，失于传导；或热病之后，余热留恋，肠胃燥热，耗伤津液，大肠失润，都可致大便秘结。中医辨证：大便干结，小便短赤，面红身热，或兼有腹胀腹痛，口干口臭，舌红苔黄或黄燥，脉滑数，属热秘；大便秘结，欲便不得，嗳气频作，胸胁痞满，甚则腹中胀痛，纳食减少，舌苔薄腻，脉弦，属气秘；大便艰涩，排出困难，小便清长，面色苍白，四肢不温，喜热怕冷，腹中冷痛，或腰脊酸冷，舌淡苔白，脉沉迟，属冷秘；虽有便意，临厕努挣乏力，挣则汗出短气，便后疲乏，大便并不干硬，面色苍白，神疲气怯，舌淡嫩，苔薄，脉虚，属气虚秘；大便秘结，面色无华，头晕目眩，心悸，唇舌淡，脉细涩，属血虚秘；大便干或不干，排出困难，小便清长，面色㿠白，四肢不温，腹中冷痛，或腰膝酸冷，舌淡苔白，脉沉迟，属阳虚秘。治以调理气机、通腑利便。主穴：三间、太渊、太白、陷谷、足三里。辅穴：天枢、合谷、腹结、上巨虚。配穴：热秘，加曲池；气秘，加支沟、行间；冷秘，加命门、肾俞；气虚秘，加脾俞、气海；血虚秘，加大肠俞；阳虚秘，加肾俞、太溪；烦热口渴，加少府、廉泉；口臭，加二间、内庭；胸胁胀满疼痛，加期门、丘墟；腹胀甚，加大横；多汗，加复溜；心悸，加内关；脱肛，加长强、百会；腰冷痛，加委中、命门；口干少津，加金津、玉液；心烦少寐，加神门、行间。

十六、二间、三间、液门、中渚、内庭、陷谷、侠溪、足临泣

【来源】《针灸甲乙经·阴阳清浊顺治逆乱大论第四》云："气在臂足者，先去血脉，后取其阳明、少阳之荥俞。"

【功能】二间为手阳明大肠经腧穴，是本经脉气所溜，为荥水穴，具有散邪热、除寒热、利咽喉之功。三间见前述。液门为手少阳三焦经腧穴，为荥水穴，"荥主身热"，故本穴具有良好的清热泻火、消肿止痛作用。中渚为手少阳三焦经腧穴，乃本经脉气所注，为输木穴，具有散风热、通经络之效。内庭为足阳明胃经腧穴，乃本经脉气所溜，为荥水穴，具有清热泻火、和胃化滞、理气止痛之效。陷谷为足阳明胃经腧穴，具有疏风利水之效。侠溪为足少阳胆经腧穴，乃本经脉气所溜，为荥水穴，具有息风清热、开窍醒神之效。足临泣为足少阳胆经腧穴，具有清肝胆、通经络之功。八穴配伍，手足表里相配，散邪除热、通络止痛的作用更强。

【主治】痿证。

【发挥】痿证，是指肢体筋脉弛缓，痿软无力，日久不能随意活动，或伴有肢体麻木、肌肉萎缩的一类病症，临床上以上下肢痿弱无力较为多见，故又称"痿躄"。本病病因有外邪侵袭（湿热毒邪）、饮食不节、久病体虚。外感湿热毒邪，或高热不退，或病后余热燔灼，伤津耗气，使肺热叶焦，不能输布津液；坐卧湿地或冒雨涉水，湿邪浸淫，郁而化热，湿热阻闭经络；饮食不节，脾胃虚弱，气血津液生化不足；或久病体虚，或劳伤过度，精血亏虚。上述因素均可致经络阻滞，筋脉功能失调，筋肉失于气血津液的濡养，最终发为本病。中医辨证：发热多汗，热退后突然出现肢体软弱无力，心烦口渴，小便短黄，舌红，苔黄，脉细数，为肺热伤津；肢体逐渐痿软无力，下肢为重，微肿而麻木不仁，或足胫热感，小便赤涩，舌红，苔黄腻，脉细数，为湿热浸淫；肢体痿软无力日久，食少纳呆，腹胀便溏，面浮不华，神疲乏力，为脾胃虚弱；起病缓慢，下肢痿软无

力，腰脊酸软，不能久立，或伴眩晕耳鸣，甚至步履全废，腿胫肌肉萎缩严重，舌红少苔，脉沉细数，为肝肾亏损。治以祛邪通络、濡养筋脉。主穴：二间、三间、液门、中渚、内庭、陷谷、侠溪、足临泣。辅穴：上肢配颈华佗夹脊穴、肩髃、曲池、手三里、合谷。下肢配腰华佗夹脊穴、伏兔、梁丘、阳陵泉、足三里、三阴交。配穴：肺热伤津，加肺俞、外关、鱼际；湿热浸淫，加阴陵泉、大椎；脾胃虚弱，加脾俞、胃俞、足三里；肝肾亏损，加肝俞、肾俞、太溪；瘀阻脉络，加血海、委中、气海；呛咳咽干明显者，加廉泉、列缺、照海；胸腔满闷者，加中脘；眩晕者，加百会。

十七、合谷、列缺

【来源】《针灸甲乙经·阴阳相移发三疟第五》云："肺疟，令人心寒，寒甚热，热间善惊，如有所见者，刺手太阴、阳明。"

【功能】二穴配伍，肺与大肠相表里，阴阳相配，共同发挥其功效。

【主治】①疟疾；②瘾疹。

【发挥】

1. **疟疾** 是感受疟邪引起的以寒战、壮热、头痛、汗出、休作有时为临床特征的一类疾病。本病常发生于夏秋季节，但其他季节亦可发生。本病的发生，主要是感受"疟邪"，但其发病与正虚抗邪能力下降有关，诱发因素则与外感风寒、暑湿，饮食劳倦有关，其中尤以暑湿诱发为最多。夏秋暑湿当令之际，正是蚊毒疟邪肆虐之时，若人体被疟蚊叮咬，则疟邪入侵致病。因饮食所伤，脾胃受损，痰湿内生；或起居失宜，劳倦太过，元气耗伤，营卫空虚，疟邪乘袭，即可发病。疟疾的病位总属少阳，故历来有"疟不离少阳"之说。感邪之后，邪伏半表半里，出入营卫之间，邪正交争，则疟病发作；疟邪伏藏，则发作休止。发作时，邪入与营阴相争，卫阳一时不能外达，则毛孔收缩，肌肤粟起而恶寒；其后，邪出与卫阳相搏，热盛于肌表，故又转为高热；迨正胜邪却，则疟邪伏藏，不与营卫相搏，汗出热退，症状解除。至于休作时间的长短，与疟邪伏藏的深浅有一定关系，如每日发、间日发者，邪留尚浅；三日发者，则邪留较深。由于感受时邪不一，或体质有所差异，可表现不同的病理变化。一般以寒热休作有时的正疟临床最为多见。如素体阳虚寒盛，或感受寒湿诱发，则表现为寒多热少的寒疟或但寒不热之"牝疟"。素体阳热偏盛，或感受暑热诱发，多表现为热多寒少之温疟。因感受山岚瘴毒之气而发者为瘴疟，可以出现神昏谵语、痉厥等危重症状，甚至发生内闭外脱的严重后果。若疫毒热邪深重，内陷心肝，则为热瘴；因湿浊蒙闭心神者，则为冷瘴。本病总因感受疟邪所致，故病理性质以邪实为主。但疟邪久留，屡发不已，气血耗伤，不时寒热，可成为遇劳即发的劳疟。或久疟不愈，气血瘀滞，痰浊凝结，壅阻于左胁下而形成疟母，且常兼有气血亏虚之象，表现为邪实正虚。中医辨证：发作症状比较典型，常先有哈欠乏力，继则寒战鼓颔，寒罢则内外皆热，头痛面赤，口渴引饮，终则遍身汗出，热退身凉，每日或间一二日发作一次，寒热休作有时，舌红，苔薄白或黄腻，脉弦，属正疟；发作时热多寒少，汗出不畅，头痛，骨节酸痛，口渴引饮，便秘尿赤，舌红苔黄，脉弦数，属温疟；发作时热少寒多，口不渴，胸闷脘痞，神疲体倦，舌苔白腻，脉弦，属寒疟；热甚寒微，或壮热不寒，头痛，肢体烦疼，面红目赤，胸闷呕吐，烦渴饮冷，大便秘结，小便热赤，甚至神昏谵语，舌质红绛，苔黄腻或垢黑，脉洪数或弦数，属热瘴；寒甚热微，或但寒不热，或呕吐腹泻，甚则嗜睡不语，神志昏蒙，舌苔厚腻色白，脉弦，属冷瘴；疟疾迁延日久，每遇劳累辄易发作，发时寒热较轻，面色萎黄，倦怠乏力，短气懒言，纳少自汗，舌质淡，脉细弱，属劳疟。治以和解少阳、祛邪截疟。主穴：合谷、列缺。辅穴：大椎、间使、后溪。配穴：正疟者，加日月、外关；温疟者，加曲池、外关、陶道，点刺商阳出血；寒疟者，加至阳、期门；热瘴者，加至阳；冷瘴者，加外关、风池；劳疟者，加痞根、章门、太冲；呕吐甚者，加内关、公孙；高热者，可配十宣、委中；汗出不畅者，加外关；腹痛腹泻者，加天枢、气海、足三里；神昏谵语者，加人中、中冲、劳宫、涌泉；烦热盗汗者，加太溪、复溜；倦怠自汗者，加关元、气海；唇甲色白者，加膈俞、脾俞、三阴交。

2.**瘾疹** 瘾疹是以异常瘙痒，皮肤出现成块、成片状风团为主症的疾病。因其时隐时起，遇风易发，故名"瘾疹"，又称为"风疹""风疹块"。本病急性者短期发作后多可痊愈，慢性者常反复发作，缠绵难愈。本病的病位在肌肤腠理，多与风邪侵袭，或胃肠积热有关。腠理不固，风邪侵袭，遏于肌肤，营卫不和；或素有胃肠积热，复感风邪，均可使病邪内不得疏泄，外不得透达，郁于腠理而发为本病。中医辨证：发病时在皮肤上突然出现大小不等、形状不一的风团，成块或成片，高起皮肤，边界清楚，如蚊虫叮咬之疙瘩，其色或红或白，瘙痒异常，发病迅速，消退亦快，此起彼伏，反复发作，消退后不留任何痕迹，若发作与天气变化有明显关系，或疹块以露出部位如头面、手足为重，或兼有外感表证者，为风邪袭表；若发作与饮食因素有明显关系，伴有脘腹胀痛、大便秘结、小便黄赤，或伴有恶心呕吐、肠鸣泄泻，舌质红赤，舌苔黄腻，脉滑数，为胃肠积热。病久不愈，热伤阴血，可导致血虚风燥之证。治以疏风和营。主穴：合谷、列缺。辅穴：曲池、血海、膈俞、委中。配穴：风邪侵袭者，加外关、风池；肠胃积热者，加足三里、天枢；湿邪较重者，加阴陵泉、三阴交；血虚风燥者，加足三里、三阴交；呼吸困难者，加天突；恶心呕吐者，加内关。

十八、臂臑、臑俞

【来源】《针灸甲乙经·五脏传病发寒热第一》云："寒热颈疬适，肩臂不可举，臂臑俞主之。"

【功能】臂臑为手阳明大肠经腧穴，具有通经活络、行气止痛、消瘀散结之功。臑俞为手太阳小肠经腧穴，具有舒筋利节、通络散结、散寒祛风之效。二穴配伍，阳经相配，共奏疏经活络、散结止痛之功。

【主治】①漏肩风；②瘰疬。

【发挥】

1.**漏肩风** 本病的病因病机、辨证分型等见前述。治以通经活络、祛风止痛。主穴：臂臑、臑俞。辅穴：肩髃、肩髎、肩贞、阿是穴。配穴：手太阳经证者，加后溪；手阳明经证者，加合谷；手少阳经证者，加外关。外邪内侵者，加合谷、风池；气滞血瘀者，加内关、膈俞；气血虚弱者，加足三里、气海。

2. 瘰疬　本病是指发生于颈部及耳之前后，亦可延及颔系、缺盆、胸腋等处的一种外科常见病症。因其结核累累如贯珠之状，故名瘰疬，俗称"瘰子颈"或"老鼠疮"，即慢性瘰疬。本病多因情志不畅，肝气郁结，气郁化火，炼液为痰，凝阻经络，久则肾水亏耗而肝火愈亢，痰火互结形成结核，渐至血瘀肉腐而溃烂不收。治以疏肝理气、化痰散结。主穴：臂臑、臑俞。辅穴：风池、天井、天容、人迎、足临泣。配穴：胸胁胀痛，加阳陵泉、内关；肾阴亏虚，加肾俞、百劳；潮热，加大椎、劳宫；盗汗，加阴郄、后溪；热重，加陶道、曲池。

十九、下关、阳溪、关冲、液门、阳谷

【来源】《针灸甲乙经·手太阳少阳脉动发耳病第五》云："耳聋鸣，下关及阳溪、关冲、液门、阳谷主之。"

【功能】下关为足阳明胃经腧穴，并为足阳明胃经和足少阳胆经交会穴，具有疏风活络、开窍益聪的功效。阳溪为手阳明经经火穴，具有清热泻火、通调经气、消肿止痛之功。关冲为手少阳三焦经井金穴，是本经脉气所出；三焦经为耳脉，针刺该穴醒神开窍，通三焦经之气火、郁热。液门为手少阳三焦经荥穴，有滋阴降火之功。阳谷为手太阳经经火穴，具有清热泻火之功。五穴合用，共奏疏风清热、醒神开窍之功。

【主治】①耳鸣、耳聋；②聤耳。

【发挥】

1. 耳鸣、耳聋　本病临床分虚实论治。实证分为肝胆火盛、外感风邪二型。暴病耳聋，或耳中觉胀，鸣声隆隆不断，按之不减，兼见头胀、面赤、咽干、烦躁善怒、脉弦，为肝胆火盛；兼见畏寒、发热、脉浮，为外感风邪。治以清肝泻火、疏通耳窍。主穴：下关、阳溪、关冲、液门、阳谷。辅穴：翳风、听会、侠溪、中渚。配穴：肝胆火盛者，加太冲、丘墟；外感风邪者，加外关、合谷。虚证分肾气亏虚、肝肾阴虚二型。久病耳聋，耳中如蝉鸣，时作时止，劳累则加剧，按之鸣声减弱，兼见头晕、腰膝酸软、乏力、遗精、带下、脉虚细，为肾气亏虚；兼见五心烦热、遗精盗汗、舌红少津、脉细数，为肝肾阴虚。治以益肾养窍。主穴：下关、阳溪、关冲、液门、阳谷。辅穴：太溪、照海、听宫。配穴：肾气亏虚者，加肾俞、气海；肝肾阴虚者，加肾俞、肝俞。

2.**聤耳** 是以耳内流脓、引起耳内鼓膜穿孔为特征的疾病，传统上称"脓耳""耳漏"等。流脓色黄者为"聤耳"，脓带色青者为"囊耳"，脓水秽臭者为"耳疳"。本病因邪热外袭，肝胆内火旺盛，内外相合，热聚少阳，熏浊耳窍化腐生脓而成；或正气不足，脾虚失运，湿浊不化，停聚耳窍而成。中医辨证为虚实二型。实证多见起病较急，耳内疼痛有灼热感，流出淡黄色液体，伴有恶寒发热、头痛鼻塞、流涕，苔薄白，为外感风热；起病较急，耳内剧痛，甚则有灼热感，耳内流出黄色脓液体，伴有病侧头痛、口苦咽干、小便黄赤、大便秘结，舌红苔黄，脉弦数，为肝胆湿热。治以祛风清热、清泄肝胆。主穴：下关、阳溪、关冲、液门、阳谷。辅穴：翳风、听会、耳门、风池。配穴：外感风热，加合谷、大椎、外关；肝胆湿热，加太冲、阳陵泉、侠溪。虚证多见耳内脓液清稀，反复发作，头晕目眩，耳鸣耳聋，腰酸，口干少饮，舌淡红，脉细数，为肝肾阴虚；若耳内脓液清稀，反复发作，兼见腹胀便溏、纳呆，苔少薄白，舌淡，脉细弱，为脾虚。治以健脾化湿、补益肝肾。主穴：下关、阳溪、关冲、液门、阳谷。辅穴：太溪、照海、听宫、听会。配穴：肝肾阴虚，加肝俞、肾俞；脾虚，加足三里、三阴交、阴陵泉。

二十、人迎、天突、廉泉、足三里、气冲、章门

【来源】《针灸甲乙经·肝受病及卫气留积发胸胁满痛第四》云："其气

积于胸中者，上取之；积于腹中者，下取之；上下皆满者，旁取之。积于上者，泻人迎、天突、喉中；积于下者，泻三里与气街；上下皆满者，上下皆取之，与季胁之下深一寸，重者鸡足取之。"

【功能】人迎为足阳明胃经腧穴，足阳明、少阳之会，有通经络、调气血、清热平喘之功。天突为任脉腧穴，为任脉、阴维脉交会穴，具有宣肺化痰、下气平喘、利咽开音之功。廉泉为任脉腧穴，阴维脉、任脉之会，具有利窍络、生津液、清火逆、降痰浊之功。足三里见前述。气冲为足阳明胃经腧穴，具有疏肝益肾、调经种子之功。章门为足厥阴肝经腧穴，脾的募穴，八会穴之脏会，足厥阴肝经行于此，与五脏之气交会，为脏器出入之门户，具有健脾消胀、和胃利胆、活血化瘀之功。诸穴配伍，根据"经脉相通""同气相求"之理，上下呼应，同心协力，以增强通经络、调气血、降气平喘之功。

【主治】喘证。

【发挥】本病病因病机、临床表现见前述。中医辨证分为虚实两端。实证治以祛邪肃肺、化痰平喘。主穴：人迎、天突、廉泉、足三里、气冲、章门。辅穴：列缺、尺泽、膻中、肺俞、定喘。配穴：风寒者，加风门；风热者，加大椎、曲池；痰热者，加丰隆。虚证治以补益肺肾、止哮平喘。主穴：人迎、天突、廉泉、足三里、气冲、章门。辅穴：肺俞、膏肓、肾俞、定喘、太渊、太溪。配穴：肺气虚者，加气海；肾气虚者，加阴谷、关元。

二十一、缺盆、长强、次髎

【来源】《针灸甲乙经·肾小肠受病发腹胀腰痛引背少腹控睾第八》云："腰痛怏怏不可以俯仰，腰以下至足不仁，入脊，腰背寒，次髎主之。先取缺盆，后取尾骶与八髎。"

【功能】缺盆是足阳明胃经腧穴，具有通络止痛之功，且有下病上取之意。长强为督脉腧穴，络穴别走任脉，故本穴有调和任督二脉功能，调和阴阳。次髎为足太阳膀胱经腧穴，有壮腰补肾之功。三穴配伍，共奏通经活络、强腰健肾之效。

【主治】腰痛。

【发挥】腰痛又称"腰脊痛",是指因外感、内伤或闪挫导致腰部气血运行不畅,或失于濡养,引起腰脊或脊旁部位疼痛为主要症状的一种病症。腰为肾之府,故腰痛与肾的关系最密切。本病多由居处潮湿,或劳作汗出当风,衣着单薄,或冒雨着凉,或暑夏贪凉,腰府失护,风、寒、湿、热之邪乘虚侵入,阻滞经脉,气血运行不畅而发腰痛;先天禀赋不足,加之劳役负重,或久病体虚,或房室不节,以致肾之精气虚亏,腰府失养,可致腰痛;举重抬高,暴力扭转,坠堕跌打,或体位不正,用力不当,屏气闪挫,导致腰部经络气血运行不畅,气血阻滞不通,瘀血留着而发生疼痛。腰为肾之府,是肾之精气所溉之域,与膀胱相表里,任、督、冲、带脉均布其间,故内伤不外乎肾虚,而外感风、寒、湿、热诸邪,常因肾虚而客,否则虽感外邪,亦不致腰痛。另外,劳力扭伤,则和瘀血有关,临床亦不鲜见。中医辨证:腰部冷痛重着,转侧不利,逐渐加重,静卧痛不减,阴雨天则加重,苔白腻,脉迟缓,属寒湿腰痛;腰部弛痛,痛处热感,暑湿阴雨天加重,活动后或可减轻,小便短赤,苔黄腻,脉濡数或弦数,属湿热腰痛;腰痛如刺,痛有定处,日轻夜重,痛处拒按,舌质暗紫,或有瘀斑,脉涩,属瘀血腰痛;腰痛酸软,喜揉喜按,腿膝无力,遇劳更甚,卧则减轻,反复发作,属肾虚腰痛。偏阳虚者,少腹拘急,面色㿠白,手足不温,少气乏力,舌淡,脉沉细;偏阴虚者,则心烦失眠,口燥咽干,面色潮红,手足心热,舌红少苔,脉弦细数。治以疏经通络、活血止痛。主穴:缺盆、长强、次髎。辅穴:腰眼、阿是穴、大肠俞、委中。配穴:寒湿腰痛者,加腰阳关;瘀血腰痛者,加膈俞;湿热腰痛者,加阴陵泉;肾虚腰痛者,加肾俞、命门、志室。

二十二、太乙、滑肉门

【来源】《针灸甲乙经·阳厥大惊发狂痫第二》云:"狂癫疾,吐舌,太乙及滑肉门主之。"

【功能】太乙系足阳明胃经腧穴，腹中央为太乙，脾土居中，穴在胃脘，有宁心、安神、和胃之功。滑肉门系足阳明胃经腧穴，为消化后的精细食物通过之门户，有和胃止呕、化痰开窍、宁心安神之用。二穴伍用，同属胃经，相互资生，相互为用，和胃止呕、化痰开窍、宁心安神之力倍增。

【主治】①癫狂；②肥胖症。

【发挥】

1. **癫狂** 是精神失常的病症，是癫证、狂证的总称。根据临床表现，癫与狂有所区别，沉默静呆，表情淡漠，语无伦次者为癫证，属阴证；狂躁不安，甚则打人毁物者为狂证，属阳证。二者在病因和病机方面有相似之处，又可以相互转化，故临床上常癫狂并称。本病多见于青壮年。癫狂与先天禀赋和心理素质有密切关系，与家族遗传亦有一定关系。本病由七情内伤所致。癫证多由所愿不遂，思虑太过，脾虚肝郁，脾虚则痰浊内生，肝郁则气机失调，气滞痰结，蒙蔽心窍，神明失常；思虑过度，暗耗心血，心虚神耗，或脾虚而化源不足，心神失养。上述因素均可导致癫证。情志所伤，肝失条达，气郁化火，灼津成痰，痰热互结，或胃火亢盛，夹痰上扰，均可扰动心神，而发狂证。总之，癫狂的病理因素不离乎痰，癫因痰气，狂因痰火。中医辨证：癫证以精神抑郁、表情淡漠、沉默痴呆、语无伦次、静而少动、喃喃自语为主症，兼见善怒易哭，时时太息，胸胁胀满，舌淡，苔薄白，脉弦，为肝郁气滞；喜怒无常，秽洁不分，不思饮食，舌红，苔白腻，脉弦滑，为痰气郁结；神思恍惚，心悸易惊，善悲欲哭，体倦纳差，脉沉细无力，为心脾两虚。治以理气豁痰、醒神开窍。主穴：太乙、滑肉门。辅穴：内关、水沟、太冲、丰隆、后溪。配穴：肝郁气滞者，加行间、膻中；痰气郁结者，加中脘、阴陵泉；心脾两虚者，加心俞、脾俞；哭笑无常者，加间使、百会；纳呆者，加足三里、三阴交。狂证以喧闹不宁、躁动妄言、叫骂不避亲疏、逾垣上屋、登高而歌、弃衣而走，甚者持物伤人为主症，兼见两目怒视，面红目赤，狂乱无知，气力逾常，不食不眠，舌红绛，苔黄腻或黄燥，脉弦大滑数，为痰火扰神；狂病日久，其势较戢，呼之能止，时多言善惊，时烦躁不宁，形瘦面红而秒，舌红少苔，脉细数，为火盛伤阴；若躁扰不安，恼怒多言，或妄闻妄见，面色暗滞，头痛心悸，舌紫暗有瘀斑，脉弦或细涩，为气血瘀滞。治以清心泻火、开窍安神。主穴：太乙、滑肉门。辅穴：内关、水沟、大陵、神门、中冲。配穴：痰火扰神者，加内庭、曲池、丰隆；火盛伤阴者，加行间、太溪、三阴交；气血瘀滞者，加血海、膈俞。

2. 肥胖症 人体脂肪积聚过多，体重超过标准体重的20％以上时即称为肥胖症。肥胖症分为单纯性和继发性两类，前者不伴有明显的神经或内分泌系统功能变化，临床上最为常见；后者常继发于神经、内分泌和代谢疾病，或与遗传、使用药物有关。针灸减肥，以治疗单纯性肥胖为主。轻度肥胖常无明显症状，重度肥胖多有疲乏无力，动则气促，行动迟缓，或脘痞痰多，倦怠恶热，或少气懒言，动则汗出，甚至面浮肢肿等。治以祛湿化痰、通经活络。主穴：太乙、滑肉门。辅穴：曲池、天枢、阴陵泉、丰隆、太冲。配穴：腹部肥胖者，加归来、下脘、中极；便秘者，加支沟。

二十三、气冲、云门、足三里

【来源】《针灸甲乙经·肝受病及卫气留积发胸胁满痛第四》云："喉痹，胸中暴逆，先取冲脉，后取三里、云门，皆泻之。"

【功能】三穴相合，有补有泻，有升有降，相互制约，以达清热利咽、滋阴降火之功。

【主治】喉痹。

【发挥】喉痹是口咽和喉咽部病变的主要症状，以咽喉部红肿疼痛、吞咽不适为特征。咽接食管，通于胃；喉接气管，通于肺。如外感风热等邪熏灼肺系，或肺、胃二经郁热上壅，而致咽喉肿痛，属实热证；如肾阴不能上润咽喉，虚火上炎，亦可致咽喉肿痛，属阴虚证。中医辨证为虚实二型。实证见咽喉赤肿疼痛，吞咽困难，咳嗽，伴有寒热头痛、脉浮数，为外感风热；若伴见咽干、口渴、便秘、尿黄、舌红、苔黄、脉洪大，为肺胃实热。治以清热利咽、消肿止痛。主穴：气冲、云门、足三里。辅穴：少商、合谷、尺泽、陷谷、关冲。配穴：外感风热者，加风池、大椎；肺胃实热者，加内庭、鱼际。虚证多见咽喉梢肿，色暗红，疼痛较轻，或吞咽时觉痛楚，微有热象，入夜则见症较重，为肾阴不足。治以滋阴降火、养阴清热。主穴：气冲、云门、足三里。辅穴：太溪、照海、鱼际。配穴：肾阴不足者，加三阴交、肾俞、复溜。

二十四、气冲、足三里、上巨虚、下巨虚

【来源】《针灸甲乙经·六经受病发伤寒热病第一》云："气冲、三里、巨虚上下廉，此八者，以泻胃中之热。"

【功能】气冲、足三里见前述。上巨虚为足阳明胃经腧穴、大肠经下合穴，具有清利湿热、调理胃肠之功。下巨虚为足阳明胃经腧穴、小肠经下合穴，具有利气通腑、宁神定惊之功。四穴同属胃经，合而用之，有珠联璧合、通经接气之妙。

【主治】①高热；②呕吐；③肠痈；④便血。

【发挥】

1.高热 本病病因病机、临床表现见前述。中医辨证为风热表证、肺热证、热在气分证、热入营血证四型。治以清泻热邪。主穴：气冲、足三里、上巨虚、下巨虚；辅穴：大椎、至阳；配穴：风热者，加鱼际、外关；肺热者，加少商、尺泽；气分热盛者，加内庭、厉兑；热入营血者，加中冲、内关、血海；抽搐者，加太冲；神昏者，加水沟、内关。

2.呕吐 是临床常见病症，既可单独为患，亦可见于多种疾病。古代文献以有声有物谓之呕，有物无声谓之吐，有声无物谓之干呕，因两者常同时出现，故称呕吐。胃主受纳、腐熟水谷，以和降为顺，若气逆于上，则发为呕吐。导致胃气上逆的原因很多，如风、寒、暑、湿之邪或秽浊之气，侵犯胃腑，致胃失和降，气逆于上，则发呕吐；饮食不节，过食生冷肥甘，误食

腐败不洁之物，损伤脾胃，导致食滞不化，胃气上逆而呕吐；恼怒伤肝，肝气横逆犯胃，胃气上逆，或忧思伤脾，脾失健运，使胃失和降而呕吐；劳倦内伤，中气被耗，中阳不振，津液不能四布，酿生痰饮，积于胃中，饮邪上逆，也可发生呕吐。中医辨证为虚实二型。实证多见发病急，呕吐量多，吐出物多酸臭味，或伴寒热。呕吐清水或痰涎，食久乃吐，大便溏薄，头身疼痛，胸脘痞闷，喜暖畏寒，舌白，脉迟者，为寒邪客胃；食入即吐，呕吐酸苦热臭，大便燥结，口干而渴，喜寒恶热，苔黄，脉数者，为热邪内蕴；呕吐清水痰涎，脘闷纳差，头眩心悸，苔白腻，脉滑者，为痰饮内阻；呕吐多在食后精神受刺激时发作，吞酸，频频嗳气，平时多烦善怒，苔薄白，脉弦者，为肝气犯胃。虚证多见病程较长，发病较缓，时作时止，吐出物不多，腐臭味不甚，兼见纳差便溏、面色㿠白、倦怠乏力，舌淡苔薄，脉弱无力，为脾胃虚寒。治以和胃降逆、理气止呕。主穴：气冲、足三里、上巨虚、下巨虚。辅穴：内关、中脘。配穴：寒邪客胃者，加上脘、胃俞；热邪内蕴者，加合谷，并可用金津、玉液点刺出血；痰饮内阻者，加膻中、丰隆；肝气犯胃者，加阳陵泉、太冲；脾胃虚寒者，加脾俞、胃俞；食积不化者，加梁门、天枢；腹胀者，加天枢；肠鸣者，加脾俞、大肠俞；泛酸干呕者，加公孙。

　　3. 肠痈　是临床上常见的外科急腹症之一，以转移性右下腹疼痛为主症。本病多因暴饮暴食，或恣食生冷不洁之物，致肠胃痞塞；或过食油腻辛辣，湿热内蕴肠间；或暴食后急迫奔走或腹部用力过度，肠络受损，瘀阻不通。以上原因皆可引起肠腑局部气血凝滞，郁而化热，积热不散，腐肉成痈。本病病位在大肠，病因不外气滞、血瘀、湿阻、热腐，基本病机为肠腑气蕴，热盛肉腐。中医辨证：转移性右下腹疼痛，疼痛呈持续性，阵发性加剧，兼见痛势不剧，无明显全身症状者，为肠腑气蕴；若见痛势剧烈，腹皮拘急、拒按，局部或可触及肿块，壮热汗出，脉象洪数等全身症状明显者，为热盛肉腐，则属重证。治以清泄湿热、通调腑气。主穴：气冲、足三里、上巨虚、下巨虚。辅穴：阑尾、天枢、阿是穴。配穴：发热者，加曲池；呕吐者，加内关；便秘者，加腹结。

4.便血 是血从大便而下，或便前便后，或便与血相混杂，甚至单纯下血者，统称为便血。便血量多少不一，血色鲜红或暗红。便血有虚实之分。实证多由胃热肺燥、心肝火盛，迫血妄行，渗溢络外所致；虚证多因肺肾阴虚，虚火妄动，络伤血溢，或由脾胃气虚，气失统摄所致。治以清热化湿、化瘀止血。主穴：气冲、足三里、上巨虚、下巨虚。辅穴：长强、承山、大肠俞、脾俞、次髎。配穴：劳倦内伤者，加百会、命门、关元；湿热下注者，加太白、阴陵泉。

二十五、大巨、地机、中都

【来源】《针灸甲乙经·足厥阴脉动喜怒不时发癞疝遗溺癃第十一》云："癞疝，大巨及地机、中都主之。"

【功能】大巨为足阳明胃经腧穴，具有理气消肿、通肠利水之功。地机为足太阴脾经腧穴，具有健脾渗湿、调和营血之功。中都为足厥阴肝经郄穴，具有益肝藏血、行气止痛之功。三穴合用，共行理气散结、通络止痛之功。

【主治】疝气。

【发挥】疝气是以体腔内容物向外突出，睾丸或阴囊肿胀疼痛为主症的病症。本病发病多与任脉、足厥阴肝经有关。因前阴在任脉循行线上，足厥阴肝经过阴器、抵少腹，若坐卧湿地、涉水冒雨，寒湿之邪循任脉与肝经凝滞于阴器少腹者，为寒疝；寒湿之邪蕴久化热，或湿热下注于阴器者，为湿热疝；劳伤过度或强力负重，损伤筋肉经脉，气虚下陷，小肠脱入阴囊，时上时下者，为狐疝。中医辨证：少腹前阴处肿大或内容物突出，少腹痛引睾丸，或睾丸、阴囊肿大疼痛，兼见阴囊冷痛、睾丸坚硬，苔薄白，脉沉细者，为寒疝；若见阴囊肿热，睾丸胀痛，尿黄便秘，苔黄腻，脉濡数者，为湿热疝；若疝块起时进消，立则下坠，阴囊肿大，卧则入腹，阴囊肿胀自消，或需以手推托方能复原回腹者，为狐疝。治以温经散寒、清热利湿、通络止痛。主穴：大巨、地机、中都。辅穴：关元、大敦、三阴交、三角灸。

配穴：寒疝，加气海、足三里；湿热疝，加中极、归来、阴陵泉；狐疝，加气冲、太冲。

二十六、解溪、厉兑、足三里、商丘

【来源】《针灸甲乙经·阴阳相移发三疟第五》云："胃疟，令人且病寒，善饥而不能食，食而支满腹大，刺足阳明、太阴横脉出血。"

【功能】解溪为足阳明胃经腧穴，乃本经脉气所行，为经火穴，具有调和肠胃、通经络之功。厉兑、足三里见前述。商丘为足太阴脾经腧穴，乃本经脉气所行，为经金穴，具有理气健脾、清热化湿之功。四穴配伍，脾胃双调，增强疗效。

【主治】疟疾。

【发挥】本病病因病机、临床表现见前述。中医辨证为正疟、温疟、寒疟、热瘅、冷瘅、劳疟。治以和解少阳、祛邪截疟。主穴：解溪、厉兑、足三里、商丘。辅穴：大椎、间使、后溪。配穴：正疟者，加日月、外关；温疟者，加曲池、外关、陶道，点刺商阳出血；寒疟者，加至阳、期门；热瘅者，加至阳；冷瘅者，加外关、风池；劳疟者，加痞根、章门、太冲；呕吐甚者，加内关、公孙；高热者，可配十宣、委中；汗出不畅者，加合谷；腹痛腹泻者，加天枢、气海；神昏谵语者，加人中、中冲、劳宫、涌泉；烦热盗汗者，加太溪、复溜；倦怠自汗者，加关元、气海；唇甲色白者，加膈俞、脾俞、三阴交。

二十七、厉兑、隐白、商阳、少商

【来源】《针灸甲乙经·阴阳相移发三疟第五》云："疟方欲寒，刺手阳明、太阴，足阳明、太阴。"

【功能】厉兑、商阳见前述。隐白系足太阴脾经腧穴，为井木穴，有补脾益胃、回阳救逆、启闭开窍、急救苏厥、清心安神、升阳举陷、调经止血、调补冲任之效。少商为手太阴肺经井穴，具有清肺利咽、醒脑开窍的作用。四穴配伍，开窍醒神、通经活络。

【主治】疟疾。

【发挥】本病病因病机、临床表现见前述。中医辨证为正疟、温疟、寒疟、热瘴、冷瘴、劳疟。治以和解少阳、截疟祛邪。主穴：厉兑、隐白、商阳、少商。辅穴：大椎、后溪、曲池、委中、足三里。配穴：疟疾发作时，加十宣点刺出血。邪郁少阳，加液门、间使；暑热内郁，加外关；暑湿内蕴，加中脘、气海；脘闷纳呆、腹胀便溏者，加公孙、内关。

二十八、颊车、人迎

【来源】《针灸甲乙经·大寒内薄骨髓阳逆发头痛第一》云："颔痛刺足阳明曲周动脉见血，立已；不已，按经刺人迎，立已。"

【功能】颊车为足阳明胃经腧穴，具有疏风通利之效。人迎见前述。二穴配伍，同为阳明胃经腧穴，疏风清热、通经调气作用更甚。

【主治】痄腮。

【发挥】痄腮是以发热、耳下腮部肿胀疼痛为主症的一种急性传染病，俗称"蛤蟆瘟"，一般流行于冬春季节，儿童多见，成人发病者多症状较重。本病多因感受时邪温毒所致。邪毒从口鼻而入，遏阻少阳、阳明经脉，郁而不散，蕴结于耳下腮部，以致耳下腮部肿大疼痛，并可有恶寒发热等症。少阳与厥阴相表里，足厥阴肝经过阴器，若受邪较重，邪从少阳胆经内传厥阴肝经，则可出现睾丸红肿疼痛；若温毒炽盛，热极生风，内陷肝与心包，则可发生痉、厥等变症。中医辨证：耳下腮部肿胀疼痛，数日内逐渐肿消痛止，较重者，初起有恶寒、发热等症，为温邪在表轻证；若发热、耳下腮部红肿热痛、咀嚼困难者，为温毒蕴结少阳阳明重证；若见高热烦渴，或睾丸肿痛，甚则神昏、抽搐，为温毒内陷厥阴心肝危候。治以清热解毒、消肿散结。主穴：颊车、人迎。辅穴：翳风、外关、少商、合谷。配穴：温邪在表，加中渚、关冲；温毒蕴结，加大椎、曲池、委中、内庭；温毒陷厥阴心肝，加心俞、肝俞、人中；邪窜肝经，加曲泉、三阴交、太冲。

二十九、足三里、委阳

【来源】《针灸甲乙经·三焦膀胱受病发少腹肿不得小便第九》云："少腹肿痛，不得小便，邪在三焦约。取之足太阳大络，视其络脉与厥阴小络结而血者，肿上及胃脘，取三里。"

【功能】足三里见前述。委阳为足太阳膀胱经腧穴，具有通调水道、利水消肿之功。二穴配伍，调气利水、通络止痛的作用更甚。

【主治】癃闭。

【发挥】癃闭是指小便量少，点滴而出，甚则小便闭塞不通为主症的一种疾患。其中又以小便不利，点滴而短少，病势较缓者称为"癃"；以小便闭塞，点滴不通，病势较急者称为"闭"。癃和闭虽然有区别，但都是指排尿困难，只有程度上的不同，故多合称为癃闭。下阴不洁，湿热秽浊之邪上犯膀胱，膀胱气化不利则为癃闭；或湿热毒邪犯肺，热邪壅滞，肺气闭塞，水道通调失司，不能下输膀胱；亦有因燥热犯肺，肺燥津伤，水源枯竭，而成癃闭；久嗜醇酒、肥甘、辛辣之品，导致脾胃运化功能失常，内湿自生，酿湿生热，阻滞于中，下注膀胱，气化不利，乃成癃闭；或饮食不足，饥饱失调，脾胃气虚，中气下陷，无以气化则生癃闭；惊恐、忧思、郁怒、紧张引起肝气郁结，疏泄失司，从而影响三焦运送水液的功能及气化功能，导致水道通调受阻，形成癃闭；瘀血败精阻塞于内，或痰瘀积块，或砂石内生，尿路阻塞，小便难以排出，即成癃闭；年老久病或久病体虚，可致肾阳不足，命门火衰，所谓"无阳则阴无以生"，致膀胱气化无权，而溺不得生；或因久病、热病耗损津液，导致肾阴不足，所谓"无阴则阳无以生"，乃致水府枯竭而无尿。本病基本病理变化为膀胱气化功能失调，病位主要在膀胱与肾。但人体小便的通畅，有赖于三焦气化的正常，而三焦气化主要依赖肺的通调、脾的转输、肾的气化来维持，又需要肝的疏泄来协调，故肺、脾、肾功能失调都可导致癃闭。治以通利小便。主穴：足三里、委阳。辅穴：中极、膀胱俞、三阴交、次髎、水道。配穴：湿热者，加阴陵泉；肝郁气滞者，加肝俞、太冲；气滞血瘀者，加气海、血海；肾气亏虚者，加关元、命门、肾俞；湿毒上犯作喘者，加尺泽、少商；心烦者，加内关、行间；神昏者，加水沟、少府；口干不欲饮，加太溪；胁痛者，加支沟、阳陵泉；口苦者，加外关、悬钟；腹满疼痛者，加关元、行间；食欲不振者，加中脘；小腹坠胀，加曲骨、蠡沟。

三十、隐白、大敦

【来源】《针灸甲乙经·阳脉下坠阴脉上争发尸厥第三》云："尸厥，死不知人，脉动如故，隐白及大敦主之。"

【功能】隐白见前述。大敦为足厥阴肝经腧穴，为井木穴，有通经活络、活血化瘀、醒神开窍、回阳救逆、调理下焦、调经止血之功。二穴相合，一脾一肝，井穴参合，疏肝利胆、调和肝脾、升清降浊、收敛止血之功彰显。

【主治】①厥证；②崩漏。

【发挥】

1. **厥证**　本病分为气厥、血厥、痰厥辨治，其中气厥、血厥又有虚实之别。突然昏倒，不省人事，口噤拳握，呼吸气粗，或四肢厥冷，苔薄白，脉伏或沉弦，属气厥实证；眩晕昏仆，面色苍白，呼吸微弱，汗出肢冷，舌质淡，脉沉微，属气厥虚证；突然昏倒，不省人事，牙关紧闭，面赤唇紫，舌红，脉多沉弦，属血厥实证；突然昏厥，面色苍白，口唇无华，四肢震颤，目陷口张，自汗肤冷，呼吸微弱，舌质淡，脉芤或细数无力，属血厥虚证；突然昏厥，喉中痰声，或呕吐涎沫，呼吸气粗，苔白腻，脉沉滑，属痰厥。治以回阳救逆、苏厥开窍。主穴：隐白、大敦。辅穴：内关、百会、气海。配穴：气厥虚证，加足三里；气厥实证，加太冲；血厥实证，加行间；血厥虚证，加涌泉、关元；痰厥，加巨阙、丰隆。

2. **崩漏**　是指妇女非周期性子宫出血。其发病急骤，暴下如注，大量出血者为"崩"；病势缓，出血量少，淋漓不绝者为"漏"。崩与漏虽有出血情况不同，但在发病过程中两者常互相转化，如崩血量渐少，可能转化为漏，漏势发展又可能变为崩，故临床多以崩漏并称。本病青春期和更年期妇女多见。本病发生的主要机理是由于冲任损伤，不能固摄，以致经血从胞宫非时妄行。素体阳盛，外感热邪，过食辛辣，致热伤冲任，迫血妄行；情志抑郁，肝郁化火，致藏血失常；七情内伤，气机不畅，或产后余血未净，瘀血阻滞冲任，血不归经，发为崩漏。忧思劳倦过度，损伤脾气，统摄无权，而致冲任不固；肾阳亏损，失于封藏，使冲任不固，或肾阴不足致虚火动血，而成崩漏。本病病变涉及冲、任二脉及肝、脾、肾三脏，证候有虚有实。中医辨证：实证以崩漏下血量多，或淋漓不断，血色红为主症，兼见血色深红、质黏稠、气味臭秽、口干喜饮、舌红苔黄、脉滑数者，为血热；兼见出血量多、色紫红而黏腻、带下量多、色黄臭秽、阴痒、苔黄腻、脉濡数者，为湿热；兼见血色正常，或带有血块、烦躁易怒、时欲叹息、小腹胀痛、苔薄白、脉弦者，为气郁；兼见漏下不止，或突然下血甚多、色紫红而黑、有块、小腹疼痛拒按、下血后疼痛减轻、舌质紫暗有瘀点、脉沉涩者，为血瘀。虚证以暴崩下血，或淋漓不净为主症，兼见血色淡、质薄、面色萎黄、神疲肢倦、气短懒言、纳呆便溏、舌质淡而胖、苔白、脉沉细无力者，为脾虚；兼见出血量多、日久不止、色淡红、少腹冷痛、喜温喜按、形寒畏冷、大便溏薄、舌淡苔白、脉沉细而迟者，为肾阳虚；兼见下血量少、色红、头晕耳鸣、心烦不寐、腰膝酸软、舌红少苔、脉细数者，为肾阴虚。实证治以通调冲任、祛邪固经。主穴：隐白、大敦。辅穴：关元、公孙、三阴交。配穴：血热者，加血海；湿热者，加阴陵泉；气郁者，加太冲；血瘀者，加地机。虚证治以调补冲任、益气固经。主穴：隐白、大敦。辅穴：气海、三阴交、足三里。配穴：脾气虚者，加百会、脾俞、胃俞；肾阳虚者，加肾俞、命门；肾阴虚者，加然谷、太溪；盗汗者，加阴郄；失眠者，加神门。

三十一、大都、太白

【来源】《针灸甲乙经·寒气客于五脏六腑发卒心痛胸痹心疝三虫第二》

云："厥心痛，腹胀满，心痛尤甚者，胃心痛也。取大都、太白。"

【功能】大都系足太阴脾经荥穴，《难经》曰："荥主身热。"根据五脏和五输的五行属性，荥穴属火，凡与心火有关的病，可取阴经荥穴大都。六阴经则以"输穴"为原穴，太白即为脾经原穴，有调脾和胃、和调内外、宣上导下的作用。二穴相配，能通达三焦元气，调理内脏功能、补脾和胃、回阳救逆、降逆止呕、化湿理气之功益彰。

【主治】①胃痛；②呃逆；③泄泻。

【发挥】

1. **胃痛** 又称胃脘痛，是以上腹胃脘反复性发作性疼痛为主的症状。由于其疼痛部位近心窝部，古人又称"心痛""胃心痛""心腹痛""心下痛"等。《医学正传》说："古方九种心痛……详其所由，皆在胃脘而实不在心也。"后世医家对胃痛与心痛，有了明确的区分。胃痛病位在胃，而及于脾，与"真心痛"发生于心系等之病症有本质的不同，临床应加以区别。胃痛发生的常见原因有寒邪客胃、饮食伤胃、肝气犯胃和脾胃虚弱等。胃主受纳腐熟水谷，若寒邪客于胃中，寒凝不散，阻滞气机，可致胃气不和而疼痛；或因饮食不节，饥饱无度，或过食肥甘，食滞不化，气机受阻，胃失和降，引起胃痛；肝对脾胃有疏泄作用，如因恼怒抑郁，气郁伤肝，肝失条达，横逆犯胃，亦可发生胃痛；若劳倦内伤，久病脾胃虚弱，或禀赋不足，中阳亏虚，胃失温养，内寒滋生，中焦虚寒而痛；亦有气郁日久，瘀血内结，气滞血瘀，阻碍中焦气机，而致胃痛发作。总之，胃痛发生的总病机分为虚、实两端，实证为气机阻滞，不通则痛；虚证为胃腑失于温煦或濡养，失养则痛。中医辨证为虚、实二型。实证多见上腹胃脘部暴痛，痛势较剧，痛处拒按，饥时痛减，纳后痛增。若胃痛暴作，脘腹得温痛减，遇寒则痛增，恶寒喜暖，口不渴，喜热饮，或伴恶寒、苔薄白、脉弦紧者，为寒邪犯胃；胃脘胀满疼痛，嗳腐吞酸，嘈杂不舒，呕吐或矢气后痛减，大便不爽，苔厚腻，脉滑者，为饮食停滞；胃脘胀满，脘痛连胁，嗳气频频，吞酸，大便不畅，每因情志因素而诱发，心烦易怒，喜太息，苔薄白，脉弦者，为肝气犯胃；胃痛拒按，痛有定处，食后痛甚，或有呕血便黑，舌质紫暗或有瘀斑，脉细涩者，为气滞血瘀。虚证多见上腹胃脘部疼痛隐隐，痛处喜按，空腹痛甚，纳后痛减。若见泛吐清水、喜暖、大便溏薄、神疲乏力，或手足不温、舌淡苔薄、脉虚弱或迟缓者，为脾胃虚寒；胃脘灼热隐痛，似饥而不欲食，咽干口燥，大便干结，舌红少津，脉弦细或细数，为胃阴不足。治以和胃止痛。主穴：大都、太白。辅穴：足三里、内关、中脘。配穴：寒邪犯胃者，加胃俞；饮食停滞者，加下脘、梁门；肝气犯胃者，加太冲；气滞血瘀者，加膈俞；脾胃虚寒者，加气海、关元、脾俞、胃俞；胃阴不足者，加三阴交、内庭。

2. 呃逆 古称为"哕"，现代医学称为"膈肌痉挛"，俗称"打嗝"，是指胃气上逆动膈，以气逆上冲、喉间呃呃连声、声短而频、难以自制为主要表现，甚则妨碍谈话、咀嚼、呼吸、睡眠。本病因饮食不当，进食太快，过食生冷，或滥服寒凉药物，寒气蕴蓄于胃，循手太阴之脉上动于膈，导致呃逆；过食辛热煎炒，醇酒厚味，或过用温补之剂，燥热内生，腑气不行，气逆动膈，发生呃逆；恼怒伤肝，气机不利，横逆犯胃，逆气动膈；肝郁克脾，或忧思伤脾，运化失职，滋生痰浊，或素有痰饮内停，复因恼怒气逆，逆气夹痰浊上逆动膈，发生呃逆；素体不足，年高体弱，或大病久病，正气未复，或吐下太过，虚损误攻，均可损伤中气，或胃阴耗伤，胃失和降，发生呃逆；甚则病及肾，肾气失于摄纳，浊气上乘，上逆动膈，均可发生呃逆。胃居膈下，其气以降为顺，胃与膈有经脉相连属；肺处膈上，其主肃降，手太阴肺之经脉还循胃口，上膈，属肺。肺胃之气均以降为顺，两者生理上相互联系，病理上相互影响。肺之宣肃影响胃气和降，且膈居肺胃之间，上述病因影响肺胃时，使胃失和降，膈间气机不利，逆气上冲于喉间致呃逆发作。胃中寒气内蕴，胃失和降，可致胃火上逆证；肝失疏泄，气机不顺，津液失布，痰浊内生，影响肺胃之气，可致气机郁滞之证。总之，呃逆之病位在膈，病变的关键脏腑在胃，还与肝、脾、肺、肾诸脏腑有关。其基本病机是胃失和降，膈间气机不利，胃气上逆动膈。呃逆的病理性质有虚实之分，实证多为寒凝、火郁、气滞、痰阻、胃失和降；虚证每由脾肾阳虚，或胃阴耗损所致。寒邪为病者，主要是寒邪与阳气抗争，阳气不衰则寒邪易于疏散。反之，胃中寒冷，损伤阳气，日久可致脾胃虚寒之证。热邪为病者，胃中积热或肝郁日久化火，易于损阴耗液而转化为胃阴亏虚。亦有气郁日久或手术致瘀者，血瘀而致胃中气机不畅，胃气上逆。中医辨证：呃声沉缓有力，胸膈及胃脘不舒，得热则减，遇寒更甚，进食减少，喜食热饮，口淡不渴，舌苔白润，脉迟缓，属胃中寒冷；呃声洪亮有力，冲逆而出，口臭烦渴，多喜冷饮，脘腹满闷，大便秘结，小便短赤，苔黄燥，脉滑数，属胃火上逆；呃逆连声，常因情志不遂而诱发或加重，胸胁满闷，嗳气纳减，肠鸣矢气，苔薄白，脉弦，属气机郁滞；呃声低长无力，气不得续，泛吐清水，脘腹不舒，喜温喜按，面色㿠白，手足不温，食少乏力，大便溏薄，舌质淡，苔薄白，脉细涩，属脾胃阳虚；呃声短促而不得续，口干咽燥，烦躁不安，不思饮食，或食后饱胀，大便干结，舌质红，苔少而干，脉细数，属胃阴不足。治以和胃降逆、顺气止呃。主穴：大都、太白。辅穴：膈俞、胃俞、中脘、足三里、内关。配穴：胃寒，加灸梁门；胃热，针泻陷谷；阳虚，加灸气海；肝气横逆，针泻期门、太冲；胃阴不足，加公孙、三阴交。

3. 泄泻 是指大便次数增多、便粪溏薄或完谷不化，甚至泻出如水样为主要表现的病症，又称腹泻。古人将大便溏薄者称为"泄"，大便如水注者称为"泻"。本病一年四季均可发生，但以夏秋两季多见。泄泻可见于多种疾病，临床可概分为急性泄泻和慢性泄泻两类。泄泻病变脏腑主要在脾、胃和大小肠。六淫之邪，能使人发生泄泻，但其中寒、湿、暑、热等引起的，较为多见。脾脏喜燥而恶湿，湿邪最能引起泄泻，《难经》所谓"湿多成五泄"，其他寒邪或暑热之邪，除了侵袭皮毛肺卫之外，也能直接影响脾胃，致脾胃功能障碍而发生泄泻，但仍多与湿邪有关；饮食过量，宿食内停，或过食肥甘，呆胃滞脾，或过食生冷，误食不洁之物，损伤脾胃，传导失职，升降失调，而发生泄泻；脾胃素虚，复因情志影响，忧思恼怒，精神紧张，以致肝气郁结，横逆乘脾，运化失常，而成泄泻；脾主运化，胃主受纳，若因长期饮食失调，劳倦内伤，久病缠绵，均可导致脾胃虚弱，不能受纳水谷和运化精微，水谷停滞，清浊不分，混杂而下，遂成泄泻；久病之后，损伤肾阳，或年老体衰，阳气不足，脾失温煦，运化失常，而致泄泻。脾虚、湿盛是导致泄泻发生的重要因素。外因与湿邪关系最大，湿邪侵入，损伤脾胃，运化失常，所谓"湿盛则濡泄"。内因则与脾虚关系最为密切，脾虚失运，水谷不化精微，湿浊内生，混杂而下，发生泄泻。脾虚失运，可造成湿盛，而湿盛又可影响脾的运化，故脾虚与湿盛是互相影响，互为因果的。治以健脾利湿治本。主穴：大都、太白。辅穴：中脘、天枢、脾俞、胃俞、大肠俞。配穴：寒湿，加神阙、关元；湿热，加阴陵泉、曲池；伤食，加内关、公孙；脾虚，加足三里、三阴交、水分；肾虚，加关元、肾俞；肝气乘脾，加肝俞、梁门、太冲。

三十二、太白、章门、足三里

【来源】《针灸甲乙经·六经受病发伤寒热病第一》云："热病先头重，颜痛，烦心身热，热争则腰痛不可用俯仰，腹满，两颔痛甚，暴泄，善饥而不欲食，善噫，热中，足清，腹胀食不化，善呕泄，有脓血，苦呕无所出。先取三里，后取太白、章门主之。"

【功能】太白、足三里见前述。章门属足厥阴肝经，是足太阴脾经募穴，八会穴之脏会，足厥阴、少阳经交会穴，具有疏肝理气、消痞散结、活血化瘀的功效。三穴配伍，太白以升清为主，足三里以降浊为要，章门疏理气机，共奏调理气机、降逆止呃、理气止痛、健脾和胃、消食化积之功效。

【主治】①感冒；②吐血；③早衰。

【发挥】

1. 感冒 是感受触冒风邪所导致的常见外感疾病，临床表现以鼻塞、流涕、喷嚏、咳嗽、头痛、恶寒、发热、全身不适等为特征。本病一年四季均可发生，尤以春、冬为多见。本病病情有轻重的不同，轻者多为感受当令之气，一般通称伤风或冒风、冒寒；重者多为感受非时之邪，称为重伤风。感冒是由于六淫、时行病毒侵袭人体而致病，以风邪为主因，如冬季多属风寒，春季多属风热，夏季多夹暑湿，秋季多兼燥气，梅雨季节多夹湿邪，一般以风寒、风热两者为多见，夏令暑湿之邪亦能杂感为病，非时之气夹时行病毒伤人，则更易引起发病，且不限于季节性，病情多重，往往传染流行。外邪从口鼻、皮毛入侵，肺卫首当其冲，感邪之后，很快出现卫表及上焦肺系症状。由于四时六气不同，以及人体素质的差异，故临床表现的证候有风寒、风热和暑湿兼夹等证。在病程中且可见寒与热的转化或错杂。若体质偏弱，卫表不固，稍不谨慎，吹风受凉之后，则可见虚体感邪。中医辨证：恶寒重，发热轻，无汗，头痛，肢节酸疼，鼻塞声重，时流清涕，喉痒，咳嗽，吐痰稀薄色白，口不渴或渴喜热饮，舌苔薄白而润，脉浮或浮紧，属风寒束表；身热较著，微恶风，汗泄不畅，头胀痛，咳嗽，痰黏或黄，咽燥，或咽喉、乳蛾红肿疼痛，鼻塞，流黄浊涕，口渴欲饮，舌苔薄白微黄，边尖红，脉象浮数，属风热犯表；身热，微恶风，汗少，肢体酸重或疼痛，头昏重胀痛，咳嗽痰黏，鼻流浊涕，心烦，口渴，或口中黏腻，渴不多饮，胸闷，泛恶，小便短赤，舌苔薄黄而腻，脉濡数，属暑湿伤表；恶寒较甚，发热，无汗，身楚倦怠，咳嗽，咯痰无力，舌苔淡白，脉浮无力，属气虚感冒；身热，微恶风寒，少汗，头昏，心烦，口干，干咳痰少，舌红少苔，脉细数，属阴虚感冒。治以疏风解表。主穴：太白、章门、足三里。辅穴：列缺、风门、风池、合谷、外关、大椎。配穴：风寒束表者，加肺俞、尺泽；风热犯表者，加曲池、鱼际；暑湿伤表者，加中脘、阴陵泉；气虚感冒，加足三里；阴虚感冒，加照海；头痛，加印堂、太阳；咽喉肿痛，加少商；咳嗽，加天突；恶心呕吐，加内关；鼻塞，加迎香。

2.**吐血**　又称呕血，是上消化道出血的主要症状，其血色鲜红或呈褐色，常混有食物残渣；呕血量大时鲜血夺口而出，若不急救，常危及生命。本病可由感受外邪、情志过极、饮食不节、劳倦过度、久病或热病等原因所致。外邪侵袭，或因热病损伤胃络而引起出血，其中以热邪及湿热所致者为多。情志不遂，恼怒过度，肝气郁结化火，肝火横逆犯胃则引起吐血；饮酒过多及过食辛辣厚味，滋生湿热，损伤脾胃，血失统摄，而引起吐血；神劳伤心，体劳伤脾，房劳伤肾，劳欲过度，或久病体虚，气虚不能摄血，血液外溢而吐血。本病的病理变化可归结为火热熏灼，迫血妄行，以及气虚不摄，血溢脉外两类。中医辨证：脘腹胀闷，嘈杂不适，甚则作痛，吐血色红或紫暗，常夹有食物残渣，口臭，便秘，大便色黑，舌质红，苔黄腻，脉滑数，属胃热壅盛；吐血色红或紫暗，口苦胁痛，心烦易怒，寐少梦多，舌质红绛，脉弦数，属肝火犯胃；吐血缠绵不止，时轻时重，血色暗淡，神疲乏力，心悸气短，面色苍白，舌质淡，脉细弱，属气虚血溢。治以和胃止血。主穴：太白、章门、足三里。辅穴：公孙、膈俞、内关。配穴：胃热壅盛者，加内庭；肝火犯胃者，加行间；气虚血溢者，加关元、气海，灸隐白。

3.**早衰** 中医学认为，人体的生长、发育、衰老与脏腑功能和经络气血的盛衰关系密切。当机体气血不足，经络之气运行不畅，脏腑功能减退，阴阳失去平衡，均会导致和加快衰老，表现为精神不振、健忘、形寒肢冷、纳差少眠、腰膝无力、发脱齿摇、气短乏力，甚则面浮肢肿等。治以协调脏腑、补益气血。主穴：太白、章门、足三里。辅穴：关元、印堂、神阙、三阴交、内关。配穴：肾虚者，加肾俞、太溪；脾虚者，加脾俞；心肺气虚者，加心俞、肺俞。

三十三、公孙、隐白、太白

【来源】《针灸甲乙经·阳厥大惊发狂痫第二》云："凡好太息，不嗜食，多寒热，汗出，病至则善呕，呕已乃衰，即取公孙及井俞。"

【功能】公孙系足太阴脾经腧穴，为八脉交会穴，既能治足太阴脾经病，又能治冲脉病，有调理脾胃、利水化湿之功。隐白、太白见前述。三穴伍用，同经相配，相互资生，调气血、益脾胃、化水湿之功益彰。

【主治】①郁证；②经闭；③鼻衄。

【发挥】

1.**郁证** 是由于情志不舒、气机郁滞所致，以心情抑郁、情绪不宁、胸部满闷、胁肋胀痛，或易怒喜哭，或咽中如有异物梗塞等为主要临床表现的一类病症。本病多因七情过极，刺激过于持久，超过机体的调节能力，导致情志失调，尤以悲、忧、恼怒最易致病。若恼怒伤肝，肝失条达，气失疏泄，而致肝气郁结。本病病位主要在肝，但可涉及心、脾、肾。本病气机郁滞不畅为先，气郁则湿不化，湿郁则生痰，而致痰气郁结；气郁日久，由气及血而致血郁，又可进而化火等，但均以气机郁滞为病理基础。本病病理性质初起多实，日久转虚或虚实夹杂。本病虽以气、血、湿、痰、火、食六郁邪实为主，但病延日久则易由实转虚，或因火郁伤阴而导致阴虚火旺、心肾阴虚之证，或因脾伤气血生化不足，心神失养，而导致心脾两虚之证。中医辨证：精神抑郁，情绪不宁，胸部满闷，胁肋胀痛，痛无定处，脘闷嗳气，不思饮食，大便不调，苔薄腻，脉弦，属肝气郁结；性情急躁易怒，胸胁胀满，口苦而干，或头痛，目赤，耳鸣，或嘈杂吞酸，大便秘结，舌质红，苔黄，脉弦数，属气郁化火；精神抑郁，胸部闷塞，胁肋胀满，咽中如有物梗塞，吞之不下，咯之不出，苔白腻，脉弦滑，属痰气郁结；精神恍惚，心神不宁，多疑易惊，悲忧善哭，喜怒无常，或时时欠伸，或手舞足蹈，骂詈喊叫等，舌质淡，脉弦，属心神失养，多见于女性，常因精神刺激而诱发；多思善疑，头晕神疲，心悸胆怯，失眠健忘，纳差，面色不华，舌质淡，苔薄白，脉细，属心脾两虚；情绪不宁，心悸，健忘，失眠，多梦，五心烦热，盗汗，口咽干燥，舌红少津，脉细数，属心肾阴虚。治以理气开郁、调畅气机、怡情易性。主穴：公孙、隐白、太白。辅穴：膻中、内关、太冲。配穴：肝气郁结，加期门；气郁化火，加行间；痰气郁结，加丰隆、合谷；心神失养，加心俞；心脾两虚，加巨阙、脾俞；心肾阴虚，加心俞、肾俞。

2.经闭 俗称闭经。凡地处温带，年过18岁而月经尚未来潮者称为原发性闭经。凡以往有过正常月经，现停止月经在3个周期以上者称为继发性闭经。至于青春期前、妊娠期、哺乳期及绝经期的闭经都属生理现象。经闭多由禀赋薄弱，肾气未充，或多产堕胎，耗伤精血；或失血过多等，均可导致血海空虚，而发生经闭；也可由于七情内伤，肝气郁结，气滞血瘀，或脾失健运，痰湿内盛，阻于冲任；或饮冷受寒，血为寒凝，冲任阻滞不通，胞脉闭阻而致闭经。本病基本病理分为虚、实两类，实者主要有瘀滞与寒凝，虚者主要有血虚与肾虚。其病位主要在肝，与脾、肾有关。中医辨证：年过18岁而月经尚未来潮，或以往有过正常月经，现停止月经在3个周期以上，若月经超龄未至，或先经期错后，经量逐渐减少，终至经闭，属血枯经闭。兼见头晕耳鸣、腰膝酸软、口干咽燥、五心烦热、潮热盗汗、舌红苔少、脉弦细者，为肝肾不足；兼见头晕目眩、心悸气短、神疲肢倦、食欲不振、舌淡苔薄白、脉沉缓者，为气血亏虚；若以往月经正常，骤然经闭不行，伴有腹胀痛等实象，属血滞经闭；若平素情志抑郁，或烦躁易怒，而见胸胁胀满、小腹胀痛拒按、舌质紫暗或有瘀斑、脉沉弦者，为气滞血瘀；若见形体肥胖，胸胁满闷，神疲倦怠，白带量多，苔腻，脉滑者，为痰湿阻滞；若见经闭，小腹冷痛，形寒肢冷，喜温暖，苔白，脉沉迟者，为寒凝。血枯经闭治以养血调经。主穴：公孙、隐白、太白。辅穴：关元、足三里、归来。配穴：气血不足者，加气海、脾俞、胃俞；肝肾不足者，加肝俞、肾俞；潮热盗汗者，加太溪；心悸者，加内关；纳呆者，加中脘。血滞经闭治以活血调经。主穴：公孙、隐白、太白。辅穴：中极、三阴交、归来。配穴：气滞血瘀者，加合谷、血海、太冲；痰湿阻滞者，加阴陵泉、丰隆；寒凝者，加命门、腰阳关；胸胁胀满者，加内关。

3. 鼻衄　即鼻出血，是指凡血自鼻道外溢而非外伤、倒经所致者，为一种常见病症。本病轻者出血较少，尚易止住；重者血流不止，甚者大量出血，称为"鼻洪"。本病多因外邪侵袭，如风、热、燥邪损伤上部脉络，或因热病损伤脉络，则引起衄血；或情志不遂，恼怒过度，肝气郁结化火，肝火上逆犯肺，引起衄血；或饮酒过多及过食辛辣厚味，滋生湿热，热伤脉络，引起衄血；神劳伤心，体劳伤脾，房劳伤肾，久病体虚，导致气血亏虚，无力摄血，血液外溢形成衄血。本病的病理变化可归结为火热熏灼，迫血妄行，以及气虚不摄，血溢脉外两类。中医辨证：鼻燥衄血，口干咽燥，或兼有身热、恶风、头痛、咳嗽、痰少等症，舌质红，苔薄，脉数，属热邪犯肺；鼻衄，或兼齿衄、血色鲜红、口渴欲饮、鼻干、口干臭秽、烦躁、便秘，舌红，苔黄，脉数，属胃热炽盛；鼻衄，头痛，目眩，耳鸣，烦躁易怒，两目红赤，口苦，舌红，脉弦数，属肝火上炎；鼻衄，或兼齿衄、肌衄，神疲乏力，面色㿠白，头晕，耳鸣，心悸，夜寐不宁，舌质淡，脉细无力，属气血亏虚。治以清热止血。主穴：公孙、隐白、太白。辅穴：孔最、合谷、迎香、上星。配穴：邪热犯肺，加少商；胃热炽盛者，加内庭；肝火上炎者，加太冲；气血亏虚者，加灸关元、足三里。

三十四、三阴交、阴陵泉

【来源】《针灸甲乙经·足太阴厥脉病发溏泄下痢第五》云："飧泄，下补三阴交，上补阴陵泉，皆久留之，热行乃止。"

【功能】三阴交属足太阴脾经，是足太阴、厥阴、少阴经交会穴，具有健脾和胃、调补肝肾、行气活血、疏经通络的功用。阴陵泉亦属足太阴脾经，是足太阴脾经合水穴，具有健脾利湿、调补肝肾、通利三焦的作用。二穴配伍，同为脾经，多经交合，合力同治，健脾和胃、调补肝肾、疏经通络之效更强。

【主治】①泄泻；②痛经；③淋证；④黄疸；⑤痰饮；⑥肾绞痛。

【发挥】

1. 泄泻　治宜健脾利湿、温肾和胃、固涩止泻。主穴：三阴交、阴陵泉。辅穴：脾俞、胃俞、大肠俞、中脘、天枢、足三里。配穴：脾虚，加关元俞；肝郁，加肝俞、行间；肾虚，加肾俞、命门；热甚，加内庭、商阳、少泽点刺放血；肢冷脉伏，加神阙隔姜灸；脘痞，加公孙；胁痛，加阳陵泉。

2. 痛经　指妇女在月经期前后或月经期间发生小腹及腰部疼痛，甚至难以忍受，影响工作及日常生活者。本病以青年妇女为多见，分为原发性与继发性痛经两类。痛经多由情志不调，肝气郁结，血行受阻；或经期受寒饮冷、坐卧湿地、冒雨涉水，寒湿之邪客于胞宫，气血运行不畅所致。或由脾胃素虚，或大病久病，气血虚弱；或禀赋素虚，肝肾不足，精血亏虚，加之行经之后精血更虚，胞脉失养而引起。中医辨证：经期或行经前后下腹部疼痛，历时数小时，有时甚至2～3天，疼痛剧烈时患者脸色发白，出冷汗，全身无力，四肢厥冷，或伴有恶心、呕吐、腹泻、尿频、头痛等症状。若兼见腹痛多在经前或经期，疼痛剧烈，拒按，经血色紫红或紫黑，有血块，下血块后疼痛缓解，属实证。经前伴有乳房胀痛，舌有瘀斑，脉细弦者，为气滞血瘀；腹痛有冷感，得温热疼痛可缓解，月经量少，色紫黑有块，苔白腻，脉沉紧者，为寒湿凝滞。若腹痛多经后，小腹绵绵作痛，少腹柔软喜按，月经色淡、量少，属虚证。面色苍白或萎黄，倦怠无力，头晕眼花，心悸，舌淡、舌体胖大边有齿痕，脉细弱者，为气血不足；腰膝酸软，夜寐不宁，头晕耳鸣目糊，舌红苔少，脉细者，为肝肾不足。实证治以行气散寒、通经止痛。主穴：三阴交、阴陵泉。辅穴：中极、次髎。配穴：寒凝者，加归来；气滞者，加太冲；腹胀者，加天枢、气穴；胁痛者，加阳陵泉、光明；胸闷者，加内关。虚证治以调补气血、温养冲任。主穴：三阴交、阴陵泉。辅穴：足三里、气海。配穴：气血亏虚者，加脾俞、胃俞；肝肾不足者，加太溪、肝俞、肾俞；头晕耳鸣者，加悬钟。

3. 淋证 是指小便频数短涩，滴沥刺痛，欲出未尽，小腹拘急，或痛引腰腹的病症。本病因下阴不洁，秽浊之邪从下侵入机体，上犯膀胱，或由小肠邪热、心经火热、下肢丹毒等他脏外感之热邪传入膀胱，发为淋证；多食辛热肥甘之品，或嗜酒太过，脾胃运化失常，积湿生热，下注膀胱，乃成淋证；情志不遂，肝气郁结，膀胱气滞，或气郁化火，气火郁于膀胱，导致淋证；禀赋不足，肾与膀胱先天畸形，或久病缠身，劳伤过度，房室不节，多产多育，或久淋不愈，耗伤正气，膀胱容易感受外邪而致本病。淋证的基本病理变化为湿热蕴结下焦，肾与膀胱气化不利。其病位在膀胱与肾。由于湿热导致病理变化不同，以及累及脏腑器官差异，临床上有六淋之分。若湿热客于下焦，膀胱气化不利，小便灼热刺痛，则为热淋；若膀胱湿热，灼伤血络，迫血妄行，血随尿出，以致小便涩痛有血，乃成血淋；若湿热久蕴，熬尿成石，遂致石淋；若湿热蕴久，阻滞经脉，脂液不循常道，小便浑浊不清，而为膏淋；若肝气失于疏泄，气火郁于膀胱，则为气淋；若久淋不愈，湿热留恋膀胱，由腑及脏，继则由肾及脾，脾肾受损，正虚邪弱，遂成劳淋；若肾阴不足，气虚下陷，膀胱气化无权，亦成气淋。可见淋证的发生除膀胱与肾以外，还与肝、脾相关联。淋证的病理性质有实、有虚，且多见虚实夹杂之证。淋证初起多因湿热为患，正气尚未虚损，故多属实证。但淋久湿热伤正，由肾及脾，每致脾肾两虚，而由实转虚。如邪气未尽，正气渐伤，或虚体受邪，则成虚实夹杂之证，常见阴虚夹湿热、气虚夹水湿等。因此，淋证多肾虚为本，膀胱湿热为标。虚实之间的转化，如实证的热淋、血淋、气淋可转化为虚证的劳淋。反之虚证的劳淋，亦可兼夹实证的热淋、血淋、气淋。而当湿热未尽，正气已伤，处于实证向虚证的移行阶段，则表现为虚实夹杂的证候。其次是某些淋证之间的转换或同时并见。前者如热淋转为血淋，热淋也可诱发石淋。后者在石淋的基础上，再发生热淋、血淋，或膏淋并发热淋、血淋等。在虚证淋证的各种证型之间，则可表现为彼此参差互见，损及多脏的现象。中医辨证：小便短数，灼热刺痛，溺色黄赤，少腹拘急胀痛，或有寒热，口苦，呕恶，或有腰痛拒按，或有大便秘结，苔黄腻，脉濡数，属热淋；尿中夹砂石，小便艰涩，或排尿时突然中断，尿道窘迫疼痛，少腹拘急，或腰腹绞痛难忍，尿中带血，舌红，苔薄黄，脉弦或带数，若患者砂石不去，可伴见面色少华、少气乏力，舌淡边有齿印，脉细而弱，或腰腹隐痛，手足心热，舌红少苔，脉细带数，属石淋；小便热涩刺痛，尿色深红，或夹有血块，疼痛胀急加剧，或见心烦，舌尖红，苔黄，脉滑数，属血淋；小便涩滞，淋沥不畅，少腹满痛，苔薄白，脉多沉弦，属气淋；小便混浊如米泔水，置之沉淀如絮状，上有浮油如脂，或夹有凝块，或混有血液，尿道热涩疼痛，舌红，苔黄腻，脉濡数，属膏淋；小便不甚赤涩，但淋沥不已，时作时止，遇劳即发，腰酸膝软，神疲乏力，舌质淡，脉虚弱，属劳淋。治以清利湿热、补益气血。主穴：三阴交、阴陵泉。辅穴：中极、膀胱俞、委中。配穴：热淋，加通谷；石淋，加石门；血淋，加膈俞；气淋，加气海；膏淋，加三焦俞；劳淋，加肾俞。

4.黄疸 是感受湿热疫毒，肝胆气机受阻，疏泄失常，胆汁外溢所致，以目黄、身黄、尿黄为主要表现的常见肝胆病症。本病的证候特征是目黄、身黄、小便黄，以目睛发黄最为突出。黄疸在古代亦称"黄瘅"，由于疸与瘅通，故其义相同。本病的发生往往内外相因为患。从病邪来说，主要是湿浊之邪，从脏腑来看，不外脾、胃、肝、胆，而且是脾、胃波及肝、胆。黄疸的病理因素有湿邪、热邪、寒邪、疫毒、气滞、瘀血六种，但其中以湿邪为主，黄疸形成的关键是湿邪为患。本病基本病机是湿浊阻滞，胆液不循常道外溢而发黄。本病包括阳黄、阴黄与急黄。中医辨证：初起目睛发黄，迅速至全身发黄，黄疸较重，色泽鲜明，壮热口渴，心中懊恼，恶心，呕吐，纳呆，小便赤黄、短少，大便秘结，胁胀痛而拒按，舌红苔黄腻或黄糙，脉弦数或滑数，属热重于湿之阳黄；身目发黄如橘，无发热，或身热不扬，头重身困，嗜卧乏力，胸脘痞满，纳呆呕恶，厌食油腻，口黏不渴，小便不利，便稀不爽，舌苔厚腻微黄，脉濡缓或弦，属湿重于热之阳黄；身目发黄鲜明，右胁剧痛且放射至肩背，壮热或寒热往来，伴有口苦咽干、呕逆、尿黄、便秘，舌红苔黄而干，脉弦滑数，属胆腑郁热之阳黄。起病急骤，黄疸迅速加深，身目呈深黄色，壮热烦渴，呕吐频作，尿少便结，脘腹满胀，疼痛拒按，烦躁不安，或神昏谵语，或衄血尿血，皮下发斑，或有腹水，继之嗜睡昏迷，舌质红绛，苔黄褐干燥，扪之干，脉弦数或洪大，属急黄。身目俱黄，黄色晦暗不泽，或如烟熏，痞满食少，神疲畏寒，腹胀便溏，口淡不渴，舌淡苔白腻，脉濡缓或沉迟，属寒湿之阴黄，多见于黄疸久郁者；症见身目发黄，黄色较淡而不鲜明，食欲不振，肢体倦怠乏力，心悸气短，食少腹胀，大便溏薄，舌淡苔薄，脉濡细，属脾虚之阴黄。阳黄治以清化湿热、疏泄肝胆。主穴：三阴交、阴陵泉。辅穴：阳陵泉、太冲、胆俞、内庭。配穴：胸闷呕恶者，加内关、公孙；腹胀便秘者，加天枢、大肠俞；热重者，加大椎；神昏者，加水沟、中冲、少冲（放血）。阴黄治以温化寒湿、健脾利胆。主穴：三阴交、阴陵泉。辅穴：胆俞、脾俞、中脘、足三里。配穴：腹胀便秘或便溏者，加天枢、大肠俞；瘀血内阻者，加血海、膈俞；神疲畏寒者，加命门、气海。

5. **痰饮**　是指体内水液输布、运化失常，停积于某些部位的一类病症。痰，古通"淡"，是指水一类的可以"淡荡流动"的物质。饮也是指水液，作为致病因素，则是指病理性质的液体。为此，古代所称的"痰饮""流饮"，实均指痰饮而言。因气候湿冷，或冒雨涉水，坐卧湿地，寒湿之邪侵袭肌表，困遏卫阳，致使肺不能宣布水津，脾无以运化水湿，水津停滞，积而成饮；凡暴饮过量，恣饮冷水，进食生冷；或炎夏受热及饮酒后，因热伤冷，冷热交结，中阳被遏，脾失健运，湿从内生，水液停积而为痰饮；劳倦、纵欲太过，或久病体虚，伤及脾肾之阳，水液失于输化，亦可停而成饮。若体虚气弱，或劳倦太过之人，一旦伤于水湿，更易停蓄为病。正常生理情况下，水液的输布排泄主要依靠三焦的气化作用和肺、脾、肾的功能活动。若三焦气化失宣，阳虚水液不运，必致水饮停积为患。三焦气化失宣是形成痰饮的主要病机。肺居上焦，主气，肺气有宣发肃降、通调水道的作用。若因肺气失宣，通调失司，津液失于布散，则聚为痰饮。脾居中州，而脾主运化，有运输水谷精微之功能。若因湿邪困脾，或脾虚不运，均可使水谷精微不归正化，聚为痰湿。肾为水脏，处下焦，主水液的气化，有蒸化水液、分清泌浊的职责。若肾气肾阳不足，蒸化失司，水湿泛滥，亦可导致痰饮内生。因此，痰饮之生成与肺、脾、肾功能失调有关。三脏之中，脾运失司，首当其冲。本病的病理性质总属阳虚阴盛，输化失调，阴虚致实，水饮停积为患。若饮邪内伏或久留体内，其病势多缠绵难愈，亦因外感或饮食不当而诱发。体内水液不归正化，留于胃肠，则为痰饮；流于胁下，则为悬饮；流于肢体，则为溢饮；聚于胸肺，则为支饮。中医辨证：胸胁支满，心下痞闷，胃中有振水音，脘腹喜温畏冷，泛吐清水痰涎，饮入易吐，口渴不欲饮水，头晕目眩，心悸气短，食少，大便或溏，形体逐渐消瘦，舌苔白滑，脉弦细而滑，属脾阳虚弱（痰饮）；心下坚满或痛，自利，利后反快，虽利心下续坚满，或水走肠间，沥沥有声，腹满，便秘，口舌干燥，舌苔腻，色白或黄，脉沉弦或伏，属饮留胃肠（痰饮）；寒热往来，身热起伏，汗少，或发热不恶寒，有汗而热不解，咳嗽，痰少，气急，胸胁刺痛，呼吸、转侧疼痛加重，心下痞硬，干呕，口苦，咽干，舌苔薄白或黄，脉弦数，属邪犯胸肺（悬饮）；胸胁疼痛，咳唾引痛，痛势较前减轻，而呼吸困难加重，咳逆气喘，息促不能平卧，或仅能偏卧于停饮的一侧，病侧肋间胀满，甚则可见病侧胸廓隆起，舌苔白，脉沉弦或弦滑，属饮停胸胁（悬饮）；胸胁疼痛，如灼如刺，胸闷不舒，呼吸不畅，或有闷咳，甚则迁延，经久不已，阴雨更甚，可见病侧胸廓变形，舌苔薄，质暗，脉弦，属络气不和（悬饮）；咳呛时作，咯吐少量黏痰，口干咽燥，或午后潮热，颧红，心烦，手足心热，盗汗，或伴胸胁闷痛，病久不复，形体消瘦，舌质偏红，少苔，脉小数，属阴虚内热（悬饮）；身体沉重而疼痛，甚则肢体浮肿，恶寒，无汗，或有咳喘，痰多白沫，胸闷，干呕，口不渴，苔白，脉弦紧，属表寒里饮（溢饮）；咳逆喘满不得卧，痰吐白沫量多，经久不愈，天冷受寒加重，甚至引起面浮跗肿，或平素伏而不作，遇寒即发，发则寒热，背痛，腰痛，目泣自出，身体振振眴动，舌苔白滑或白腻，脉弦紧，属寒饮伏肺（支饮）；喘促，动则为甚，心悸，气短，或咳而气怯，痰多，食少，胸闷，怯寒肢冷，神疲，少腹拘急不仁，脐下动悸，小便不利，足跗浮肿，或吐涎沫而头目昏眩，舌体胖大，质淡，苔白润或腻，脉沉细而滑，属脾肾阳虚（支饮）。治以温阳化气、利水逐饮。主穴：三阴交、阴陵泉。辅穴：脾俞、肾俞、三焦俞、膀胱俞、丰隆。配穴：痰饮，加足三里、天枢；悬饮，加肝俞、大包；溢饮，加章门、太白；支饮，加膻中、肺俞。

6.肾绞痛 多见于泌尿系统结石症。结石可发生于泌尿系统的任何部位，但多源于肾脏。其临床表现为绞痛突然发生，疼痛多呈持续性或间歇性，并沿输尿管向髂窝、会阴、阴囊及大腿内侧放射，出现血尿或脓尿、排尿困难或尿流中断，肾区可有叩击痛。治以清利湿热、通淋止痛。主穴：三阴交、阴陵泉。辅穴：肾俞、三焦俞、关元。配穴：血尿者，加血海、太冲；湿热重者，加委阳、合谷。

三十五、漏谷、三阴交

【来源】《针灸甲乙经·脾胃大肠受病发腹胀满肠中鸣短气第七》云："腹中热，若寒，腹善鸣，强欠，时内痛，心悲，气逆，腹满，漏谷主之。已刺内踝上，气不止，腹胀而气快然引肘胁下，皆主之。"

【功能】漏谷为足太阴脾经腧穴，具有健脾利湿之效。三阴交乃足太阴脾经腧穴，为足三阴经之交会穴，能健脾利水、输布和梳理三焦之气，并调节肝、脾、肾三脏功能，以助膀胱之气化而利小便。二穴配伍，同经相配，增强疗效。

【主治】①腹痛；②遗精。

【发挥】

1.腹痛　本病病因病机、临床表现见前述。中医辨证为寒邪内积、湿热壅滞、饮食积滞、肝郁气滞、瘀血内停、中虚脏寒六型。治以散寒温里、理气止痛。主穴：漏谷、三阴交。辅穴：下脘、足三里、天枢、关元。配穴：寒邪内积，加灸神阙；湿热壅滞，加阴陵泉、大都；饮食积滞，加里内庭、建里；肝郁气滞，加太冲、期门；瘀血内停，加膈俞；中虚脏寒，加脾俞、胃俞、章门、中脘；痛甚者，加梁丘；少腹痛，加阳陵泉、地机；下少腹痛，加上巨虚、昆仑；口苦、舌红甚者，加侠溪；脘腹胀满、苔厚腻者，加阴陵泉；厌食，挑四缝；嗳气甚者，加内关、膻中；心悸气短者，加内关、神门。

2.遗精　是指在无性生活状态下发生的精液遗泄，有梦而遗者，名为梦遗；无梦而遗，甚至清醒时精液流出者，名为滑精。正常未婚男子或婚后夫妻分居者，每月遗精1～2次，或偶尔再稍多，属正常生理现象。若未婚成年男子遗精次数频繁，每周2次以上，或清醒时流精，并有头昏、精神萎靡、腰腿酸软、失眠等症，则属病态。本病的发生，多由劳心太过、欲念不遂、饮食不节、恣情纵欲等诸多因素而致。治以益肾摄精。主穴：漏谷、三阴交。辅穴：关元、太溪、志室、中极。配穴：心肾不交，加心俞、肾俞、神门；湿热下注，加膀胱俞、阴陵泉；心脾两虚，加心俞、脾俞、足三里；肾阴虚，加照海、劳宫；肾阳虚者，加命门、气海、肾俞；头晕目眩者，加风池、百会；尿频、尿急、尿痛者，加昆仑、次髎、膀胱俞；夜寐不眠甚者，加神门、安眠；头晕心悸甚者，加风池、内关。

三十六、神门、关门、委中

【来源】《针灸甲乙经·足厥阴脉动喜怒不时发㿉疝遗溺癃第十一》云："遗溺，关门及神门、委中主之。"

【功能】神门为手少阴心经所注为"输"，心经原穴，具有镇静安神、清火凉营、通络调气、益智的作用。关门穴为足阳明胃经腧穴，有调理肠胃、利水消肿的作用。委中为足太阳膀胱经腧穴、下合穴，乃本经脉气所入，为合土穴，又是四总穴之一，具有舒筋活络、强健腰膝、凉血活血、清热解毒之功。三穴配伍，通络调气、清营凉血之功更著。

【主治】小儿遗尿。

【发挥】年满5周岁，具有正常排尿功能的小儿，在睡眠中小便不能自行控制，称遗尿。偶因疲劳或饮水过多而遗尿者，不作病态论。本病多由禀赋不足、病后体弱，导致肾气不足，下元虚冷，膀胱约束无力；或病后脾肺气虚，水道制约无权，因而发生遗尿。其病变部位主要在肾，病变性质以虚证为主。中医辨证：夜间没有自主控制的排尿，轻者几天1次，重者每夜1～2次或更多，若兼见白天小便亦多，甚至难于控制，面色㿠白，精神疲乏，肢冷畏寒，智力迟钝，腰腿乏力，舌淡，脉沉细，为肾阳不足；若睡中遗尿，白天小便频而量少，劳累后遗尿加重，面白，气短，食欲不振，大便易溏，舌淡苔白，脉细无力，为肺脾气虚。治以益气补肾、补益脾肺、固摄止遗。主穴：神门、关门、委中。辅穴：中极、关元、三阴交。配穴：肾阳不足，加肾俞、太溪；脾肺气虚，加气海、太渊。

三十七、神门、厉兑、隐白、涌泉、少商

【来源】《针灸甲乙经·缪刺第三》云："邪客于手、足少阴、太阴、足阳明之络，此五络者，皆会于耳中，上络左角，五络俱竭，令人身脉皆动，而形无知也，其状若尸，或曰尸厥。刺足大指内侧爪甲上去端如韭叶，后刺足心，后刺足中指爪甲上各一痏，后刺手大指内侧爪甲去端如韭叶，后刺手少阴锐骨之端各一痏，立已。"

【功能】五穴配伍，共奏通经活络退热、镇静安神开窍之功。

【主治】①厥证；②小儿惊风。

【发挥】

1. **厥证** 本病治以苏厥醒神。主穴：神门、厉兑、隐白、涌泉、少商。

辅穴：水沟、中冲、足三里。配穴：虚证者，加气海、关元、百会；实证者，加合谷、太冲。

2. 小儿惊风　本病的发作有急有缓，证候有虚有实、有寒有热，故临证常将惊风分为急惊风和慢惊风。急惊风治以豁痰、清热、息风、镇惊。慢惊风治以健脾益肾、养血柔肝。主穴：神门、厉兑、隐白、涌泉、少商。辅穴：百会、印堂、人中、合谷、太冲、气海、足三里。配穴：高热，加曲池、大椎、十宣；痰鸣，加丰隆、膻中；牙关紧闭，加下关、颊车；惊恐不安，加心俞；脾肾阳虚，加脾俞、肾俞；肝肾阴虚，加三阴交、太溪。

三十八、阳谷、筑宾、足通谷

【来源】《针灸甲乙经·阳厥大惊发狂痫第二》云："狂，癫疾，阳谷及筑宾、通谷主之。"

【功能】阳谷为手太阳小肠经脉气所行，为本经经火穴，有清热泻火、消肿止痛之功。筑宾为足少阴肾经腧穴，具有滋补肝肾之效。足通谷为足太阳膀胱经之荥穴，具有祛风清热、宁神通络的功效。三穴配伍，可清热祛风、镇静安神、通络止痛。

【主治】癫狂。

【发挥】本病是癫证、狂证的总称，其病因病机、临床表现见前述。癫证分肝郁气滞、痰气郁结、心脾两虚三型。狂证分痰火扰神、火盛伤阴、气血瘀滞三型。癫证治以理气豁痰、醒神开窍。主穴：阳谷、筑宾、足通谷。辅穴：内关、水沟、太冲、丰隆、后溪。配穴：肝郁气滞者，加行间、膻中；痰气郁结者，加中脘、阴陵泉；心脾两虚者，加心俞、脾俞；哭笑无常者，加间使、百会；纳呆者，加足三里、三阴交。狂证治以清心泻火、开窍安神。主穴：阳谷、筑宾、足通谷。辅穴：内关、水沟、大陵、神门、中冲。配穴：痰火扰神者，加内庭、曲池、丰隆；火盛伤阴者，加行间、太溪、三阴交；气血瘀滞者，加血海、膈俞。

三十九、肩贞、腕骨

【来源】《针灸甲乙经·手太阳少阳脉动发耳病第五》云："耳鸣无闻，肩贞及腕骨主之。"

【功能】肩贞为手太阳小肠经腧穴，具有通经散结、舒筋活络之功。腕骨为手太阳小肠经之原穴，具有疏散太阳经邪气、清利小肠湿热之效。肩贞偏于通络，腕骨偏于清热，二穴配伍，清热聪耳，活络止痛。

【主治】耳鸣、耳聋。

【发挥】本病病因病机、临床表现见前述，临证当辨虚实。实证分为肝胆火盛、外感风邪二型；虚证分为肾气亏虚、肝肾阴虚二型。实证者治以清肝泻火、疏通耳窍。主穴：肩贞、腕骨。辅穴：翳风、听会、侠溪、中渚。配穴：肝胆火盛者，加太冲、丘墟；外感风邪者，加外关、合谷。虚证者治以益肾养窍。主穴：肩贞、腕骨。辅穴：太溪、照海、听宫。配穴：肾气亏虚者，加肾俞、气海；肝肾阴虚者，加肾俞、肝俞。

四十、天容、行间

【来源】《针灸甲乙经·邪在肺五脏六腑受病发咳逆上气第三》云："咳逆上气唾沫，天容及行间主之。"

【功能】天容系手太阳小肠经腧穴，穴在颈上部，为经气隆盛之处，具有通经活络、祛风清热、利咽消肿、理气镇痛、宽胸利膈之功。行间系足厥阴肝经腧穴，具有疏经活络、清热泻火、理气止痛、平肝息风、凉血明目之功。二穴伍用，通经络、活气血、利胸膈、消肿痛之功益彰。

【主治】①咳嗽；②落枕；③痹证。

【发挥】

1.咳嗽 本病临床分为外感、内伤两类，治以疏风解表、肃肺理气、化痰止咳。主穴：行间、天容。辅穴：肺俞、肝俞、尺泽、太渊、鱼际、合谷、丰隆。配穴：外感风寒者，加风门；外感风热者，加大椎；咽喉痛者，加少商放血；痰湿蕴肺者，加阴陵泉；肝火灼肺者，加太冲；肺阴亏虚者，加膏肓；咯血者，加孔最。

2. **落枕**　是指急性单纯性颈项强痛、活动受限的一种病症，系颈部伤筋。本病多因睡眠姿势不正，或枕头高低不适，或因负重导致颈部过度扭转，使颈部脉络受损；或风寒侵袭颈背部，寒性收引，使筋络拘急，颈部筋脉失和，气血运行不畅，不通而痛。颈项侧部主要由手三阳和足少阳经所主，故手三阳和足少阳筋络受损，气血阻滞，为本病的主要病机。中医辨证分风寒袭络、气血瘀滞两型。治以调气活血、舒筋通络。主穴：天容、行间。辅穴：落枕穴、阿是穴、肩井、后溪、悬钟。配穴：风寒袭络者，加风池、合谷；气血瘀滞者，加内关及局部阿是穴点刺出血；肩痛者，加肩髃、外关；背痛者，加天宗。

3. **痹证**　是由风、寒、湿、热之邪引起的以肢体关节、肌肉酸痛、麻木、重着、屈伸不利，甚或关节肿大、灼热等为主症的一类病症。本病的发生与外感风、寒、湿、热和人体正气不足有关。风、寒、湿、热之邪，在人体卫气虚弱时容易侵入人体而致病。汗出当风、坐卧湿地、涉水冒雨等，均可使风、寒、湿邪气侵入机体经络，留于关节，导致经脉气血痹阻不通，不通则痛。根据感受邪气的相对轻重，常分为行痹（风痹）、痛痹（寒痹）、着痹（湿痹）。风邪善行数变，故可见疼痛游走不定（行痹）；寒性收引，故见疼痛较剧，得热痛减（痛痹）；湿性重浊，故见疼痛困重，或伴关节肿胀（着痹）。若素体阳盛或阴虚火旺，复感风寒湿邪，邪从热化，或感受热邪，留注关节，可见关节红肿热痛兼发热，为热痹。中医辨证：肢体关节酸痛，游走不定，关节屈伸不利，或见恶风发热，苔薄白，脉浮，属行痹；肢体关节疼痛较剧，痛有定处，得热痛减，遇寒痛增，关节不可屈伸，局部皮色不红，触之不热，苔薄白，脉弦紧，属痛痹；肢体关节重着、酸痛，或有肿胀，痛有定处，手足沉重，活动不便，肌肤麻木不仁，苔白腻，脉濡缓，属着痹；关节疼痛，局部灼热红肿，得冷稍舒，痛不可触，可病及一个或多个关节，多兼有发热、恶风、口渴、烦闷不安等全身症状，苔黄燥，脉滑数，属热痹；治以通痹止痛。主穴：天容、行间。辅穴：阿是穴。配穴：行痹者，加膈俞、血海；痛痹者，加肾俞、关元；着痹者，加阴陵泉、足三里；热痹者，加大椎、曲池；并可根据部位循经配穴。

四十一、天容、秉风

【来源】《针灸甲乙经·手太阴阳明太阳少阳脉动发肩背痛肩前臑皆痛肩似拔第五》云："肩痛不可举，天容及秉风主之。"

【功能】天容、秉风均为手太阳小肠经腧穴。天容具有疏风清热、宽胸理气之功；秉风具有疏经活络、行气宽胸之效。二穴配伍，二阳相合，疏通经络作用加强。

【主治】①漏肩风；②颈椎病。

【发挥】

1. **漏肩风**　肩部主要归手三阳所主，内外因素导致肩部经络阻滞不通或失养，是本病的主要病机。中医辨证分为外邪内侵、气滞血瘀、气血虚弱三型。治以通经活络、祛风止痛。主穴：天容、秉风。辅穴：肩髃、肩髎、肩贞、阿是穴。配穴：外邪内侵者，加合谷、风池；气滞血瘀者，加内关、膈俞；气血虚弱者，加足三里、气海；手太阳经证者，加后溪；手阳明经证者，加合谷；手少阳经证者，加外关。

2. **颈椎病**　是指颈椎间盘退行性变及颈椎骨质增生，刺激或压迫邻近的脊髓、神经根、血管及交感神经，并由此产生颈、肩、上肢一系列表现的疾病，称为颈椎骨性关节病，简称颈椎病。中医学认为，感受外邪、跌仆损伤、动作失度，可使项部经络气血运行不畅，故颈部疼痛、僵硬、酸胀；肝肾不足，气血亏损，督脉空虚，筋骨失养，气血不能养益脑窍，而出现头痛、头晕、耳鸣、耳聋；经络受阻，气血运行不畅，导致上肢疼痛麻木等症状。颈椎病主要与督脉和手、足太阳经密切相关。中医辨证：颈、肩、上肢窜痛麻木，以痛为主，头有沉重感，颈部僵硬，活动不利，恶寒畏风，舌淡红，苔薄白，脉弦紧，属风寒痹阻；颈肩部、上肢刺痛，痛处固定，伴有肢体麻木，舌质暗，脉弦，属血瘀气滞；头晕目眩，头重如裹，四肢麻木，纳呆，舌暗红，苔厚腻，脉弦滑，属痰湿阻络；眩晕头痛，耳鸣耳聋，失眠多梦，肢体麻木，面红目赤，舌红少苔，脉弦，属肝肾不足；头晕目眩，面色苍白，心悸气短，四肢麻木，倦怠乏力，舌淡苔少，脉细弱，属气血亏虚。治以活血通经。主穴：天容、秉风。辅穴：风池、颈夹脊、天柱、肩井、后溪、合谷、外关。配穴：风寒痹阻，加大椎、曲池、列缺；血瘀气滞，加血海、气海；痰湿阻络，加内关、中脘、丰隆、阴陵泉；肝肾不足，加肝俞、肾俞；气血亏虚，加三阴交、足三里。

四十二、天容、臑会

【来源】《针灸甲乙经·气有所结发瘤瘿第九》云："瘿，天容及臑会主之。"

【功能】天容见前述。臑会为手少阳三焦经腧穴，具有软坚散结、疏经通络之效。二穴配伍，清热消肿，软坚散结。

【主治】①瘿病；②甲亢。

【发挥】

1. 瘿病　是以颈前喉结两旁结块肿大为主要临床特征的一类疾病，古籍中有称"瘿""瘿气""瘿瘤""瘿囊""影袋"等名者。忿郁恼怒或忧愁思虑日久，使肝气失于条达，气机郁滞，则津液不得正常输布，易于凝聚成痰，气滞痰凝，壅结颈前，则形成瘿病；饮食失调，或居住在高山地区，水土失宜，一是影响脾胃的功能，使脾失健运，不能运化水湿，聚而生痰；二是影响气血的正常运行，致气滞、痰凝、血瘀壅结颈前，则发为瘿病；妇女的经、孕、产、乳等生理特点与肝经气血有密切关系，遇有情志、饮食等致病因素，常引起气郁痰结、气滞血瘀及肝郁化火等病理变化，故女性易患瘿病。另外，素体阴虚之人，痰气郁滞之后易于化火，更加伤阴，常使病机复杂，病程缠绵。气滞、痰凝、血瘀壅结颈前是本病的基本病机，初期多为气机郁滞，津凝痰聚，痰气搏结颈前所致，日久引起血脉瘀阻，气、痰、瘀三者合而为患。本病的病变部位主要在肝、脾，与心有关。肝郁则气滞，脾伤则气结，气滞则津停，脾虚则酿生痰湿，痰气交阻，血行不畅，则气、血、痰壅结而成瘿病。瘿病日久，在损伤肝阴的同时，也会伤及心阴，出现心悸、烦躁、脉数等症。瘿病的病理性质以实证居多，久病由实致虚，可见气虚、阴虚等虚候或虚实夹杂之候。在本病的病变过程中，常发生病机转化，如痰气郁结日久可化火，形成肝火亢盛证；火热内盛，耗伤阴津，导致阴虚火旺之候，其中以心肝阴虚最为常见；气滞或痰气郁结日久，则深入血分，血液运行不畅，形成痰结血瘀之候。重症患者则阴虚火旺的各种症状常随病程的延长而加重，当出现烦躁不安、谵妄神昏、高热、大汗、脉疾等症状时，为病情危重的表现。若肿块在短期内迅速增大，质地坚硬，结节高低不平者，可能恶变，预后不佳。中医辨证：颈前喉结两旁结块肿大，质软不痛，颈部觉胀，胸闷，喜太息，或兼胸胁窜痛，病情常随情志波动，苔薄白，脉弦，属气郁痰阻；颈前喉结两旁结块肿大，按之较硬或有结节，肿块经久未消，胸闷，纳差，舌质暗或紫，苔薄白或白腻，脉迟或涩，属痰结血瘀；颈前喉结两旁轻度或中度肿大，一般柔软光滑，烦热，容易出汗，性情急躁易怒，眼球突出，手指颤抖，面部烘热，口苦，舌质红，苔薄黄，脉弦数，属肝火旺盛；颈前喉结两旁结块，或大或小，质软，病起较缓，心悸不宁，心烦少寐，易出汗，手指颤动，眼干，目眩，倦怠乏力，舌质红，苔少或无苔，舌体颤动，脉弦细数，属心肝阴虚。治以理气化痰、消瘿散结。主穴：天容、臑会。辅穴：天突、人迎、膻中、合谷、气海、丰隆。配穴：气郁痰阻，加太冲、阴陵泉；痰结血瘀，加阴陵泉、三阴交；肝火旺盛，加行间、太冲；心肝阴虚，加心俞、肝俞。

2. **甲亢** 甲状腺功能亢进症，简称"甲亢"，多因突然受到剧烈的精神创伤或长期情志忧郁、精神压抑、七情不遂而导致肝郁气滞，气郁化火，火随气窜，上攻于头而发病。痰气凝聚于目，则会出现眼球突出。中医辨证为肝火旺盛、阴虚火旺、肝肾阴虚三型。治以滋阴降火、行气化痰。主穴：天容、臑会。辅穴：天突、人迎、膻中、合谷、气海、丰隆。配穴：肝火旺盛，加太冲、期门；阴虚火旺，加太溪、复溜；肝肾阴虚，加肾俞、肝俞、关元；口苦咽干，加阳陵泉、照海；头晕眼花，加太阳、率谷、攒竹；心悸、心慌，加内关、阴郄；失眠多梦，加百会、安眠、脾俞。

四十三、天窗、臑会

【来源】《针灸甲乙经·气有所结发瘤瘿第九》云："瘿，天窗及臑会主之。"

【功能】天窗为手太阳小肠经腧穴，具有清热疏风之效。臑会见前述。二穴配伍，清热消肿，软坚化痰。

【主治】痄腮。

【发挥】本病多因外感风热疫毒从口鼻而入，遏阻少阳、阳明经脉，郁而不散，蕴结于耳下腮部所致。中医辨证分为温邪在表、温毒蕴结、温毒内陷三型。治以清热解毒、消肿散结。主穴：天窗、臑会。辅穴：翳风、颊车、外关、合谷、关冲。配穴：温邪在表，加风池；温毒蕴结，加曲池；温毒内陷，加内关；高热者，加大椎、商阳；睾丸肿痛者，加太冲、曲泉；神昏抽搐者，加人中、十宣或十二井。

四十四、颧髎、龈交、下关

【来源】《针灸甲乙经·阳受病发风第二》云："口僻，颧髎及龈交、下关主之。"

【功能】颧髎为手太阳小肠经腧穴，具有清热祛风、通经活络之效。龈交系督脉腧穴，具有清热通络之功。下关见前述。三穴相伍，清热疏风，通经活络。

【主治】①面瘫；②目赤肿痛。

【发挥】

1.**面瘫** 是以口眼向一侧歪斜为主症的病症，又称为口眼歪斜。本病可发生于任何年龄，无明显的季节性，多发病急速，以一侧面部发病多见。本病多因劳作过度，机体正气不足，脉络空虚，卫外不固，风寒或风热乘虚入中面部经络，致气血痹阻，经筋功能失调，筋肉失于约束。面瘫包括眼部和口颊部筋肉症状，由于足太阳经筋为"目上冈"，足阳明经筋为"目下冈"，故眼睑不能闭合为足太阳和足阳明经筋功能失调所致；口颊部主要为手太阳和手、足阳明经筋所主，故口歪主要系该三条经筋功能失调所致。其主要表现为病侧面部表情肌瘫痪，前额皱纹消失，眼裂扩大，鼻唇沟平坦，口角下垂，面部被牵向健侧；病侧不能做皱额、蹙眉、闭目、露齿、鼓颊和撅嘴等动作，闭目不紧，露睛流泪，进食咀嚼时食物常滞留在患侧齿颊之间，饮水、漱口时水由患侧口角漏出。中医辨证为风寒证、风热证二型。治以祛风通络、疏调经筋。主穴：颧髎、龈交、下关。辅穴：攒竹、鱼腰、阳白、四白、颊车、地仓、合谷、水沟、迎香。配穴：风寒证，加风池；风热证，加曲池。

2. 目赤肿痛 为多种眼疾患中的一个急性症状，古代文献根据发病原因、症状急重和流行性，又称"风热眼""暴风客热""天行赤眼"等。外感风热时邪，侵袭目窍，郁而不宣；或因肝胆火盛，循经上扰，以致经脉闭阻，血壅气滞，骤然发生目赤肿痛。中医辨证：目睛红赤、畏光、流泪、目涩难开，兼见头痛、发热、脉浮数，为外感风热证；兼见口苦、烦热、便秘、脉弦滑，为肝胆火盛证。治以清泄风热、消肿定痛。主穴：颧髎、龈交、下关。辅穴：合谷、太冲、风池、睛明、太阳。配穴：外感风热者，加少商、上星；肝胆火盛者，加行间、侠溪。

四十五、颧髎、二间

【来源】《针灸甲乙经·手足阳明脉动发口齿病第六》云："齿痛，颧髎及二间主之。"

【功能】二穴配伍，远近相配，通络祛风。

【主治】①牙痛；②面痛。

【发挥】

1. **牙痛** 本病中医辨证为风火牙痛、胃火牙痛和肾虚牙痛三型。治以

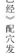

通络止痛。主穴：颧髎、二间。辅穴：合谷、颊车、下关。配穴：风火牙痛者，加外关、风池；胃火牙痛者，加内庭；肾虚牙痛者，加太溪、行间。

2. 面痛 是以眼、面颊部出现放射性、烧灼样抽掣疼痛为主症的疾病，又称"面风痛""面颊痛"，多发于 40 岁以上，女性多见，以右侧面部为主（占 60% 左右）。面部主要归手、足三阳经所主，尤其是内外因素使面部手、足阳明及手、足太阳经脉的气血阻滞，不通则痛，导致本病。面痛多与外感邪气、情志不调、外伤等因素有关。风寒之邪侵袭面部阳明、太阳经脉，寒性收引，凝滞筋脉，气血痹阻；或因风热毒邪，侵袭面部，经脉气血壅滞，运行不畅；外伤或情志不调，或久病成瘀，使气血瘀滞。上述因素皆可导致面部经络气血痹阻，经脉不通，产生面痛。中医辨证：面部疼痛突然发作，呈闪电样、刀割样、针刺样、电灼样剧烈疼痛，持续数秒到 2 分钟，发作次数不定，间歇期无症状，痛时面部肌肉抽搐，伴面部潮红、流泪、流涎、流涕等，常因说话、吞咽、刷牙、洗脸、冷刺激、情绪变化等诱发。眼部痛，主要属足太阳经病症；上颌、下颌部痛，主要属手、足阳明和手太阳经病症；面部有感受风寒史，遇寒则甚，得热则轻，鼻流清涕，苔白，脉浮者，为风寒证；痛处有灼热感，流涎，目赤流泪，苔薄黄，脉数者，为风热证；有外伤史，或病变日久，或因情志不调所致，舌暗或有瘀斑，脉细涩者，为气血瘀滞。治以疏通经络、祛风止痛。主穴：颧髎、二间。辅穴：攒竹、四白、下关、地仓、合谷、风池。配穴：眼部痛者，加丝竹空、阳白、外关；上颌部痛者，加迎香；下颌部痛者，加承浆、颊车、翳风、内庭；风寒证者，加列缺；风热证者，加曲池、尺泽；气血瘀滞者，加太冲、三阴交。

四十六、天柱、风池、商阳、关冲、液门

【来源】《针灸甲乙经·六经受病发伤寒热病第一》云："热病汗不出，天柱及风池、商阳、关冲、液门主之。"

【功能】天柱为足太阳膀胱经腧穴，穴位于首，有宣表散邪、祛风散寒、舒筋活络之功。风池为足少阳胆经腧穴，具有通经活络、疏风清热、清头

开窍之效，常为祛风之要穴。商阳、关冲、液门见前述。五穴相伍，祛风散寒，舒筋活络。

【主治】①中暑；②眩晕。

【发挥】

1. **中暑** 是夏季在烈日或高温环境下劳动、生活或活动，因暑热侵袭，致邪热内郁，体温调节功能失常而发生的急性病变。但见头晕、头痛、呕恶者称"伤暑"，根据不同临床表现又可分为"阴暑"和"阳暑"。猝然昏倒者称"暑厥"，兼见抽搐者称"暑风"。引起本病的病因为感受暑湿。本病的发生多有夏季暴晒或高温环境下体力劳动、长途行走、田间作业史。病机一是伤暑，因暑热夹湿，郁于肌表，汗出不畅，热不外泄，即中暑轻症。二是暑陷心包，暑热燔灼，内犯心包，蒙蔽心窍，即中暑重症。中暑轻症治以解表清暑、和中化湿。主穴：天柱、风池、商阳、关冲、液门。辅穴：大椎、合谷、曲池、陷谷、内关、足三里。配穴：头痛者，加头维；呕吐者，加中脘。中暑重症治以清泄暑热、宁心开窍。主穴：天柱、风池、商阳、关冲、液门。辅穴：百会、水沟、十宣或十二井、曲泽、委中、合谷、曲池、大椎。配穴：手足痉挛或抽搐者，加太冲、阳陵泉；烦躁不安者，加四神聪。

2. **眩晕** 是自觉头晕眼花、视物旋转动摇的一种症状，有经常性与发作性的不同，病位主要在脑髓清窍。轻者发作短暂，平卧闭目片刻即安；重者如乘坐舟车，旋转起伏不定，以致难于站立，恶心呕吐；或时轻时重，兼见他证而迁延不愈，反复发作。眩晕起因多与忧郁恼怒、恣食厚味、劳伤过度等有关。情志不舒，气郁化火，风阳升动，或急躁恼怒，肝阳暴亢，而致清窍被扰；恣食肥甘厚味，滞脾而痰湿中阻，清阳不升，浊阴上蒙清窍；素体薄弱，或病后体虚，气血不足，清窍失养；过度劳伤，肾精亏耗，脑髓不充。上述因素均可导致眩晕。总之，眩晕的发生不越清窍被扰、清窍被蒙和清窍失养三条。中医辨证：头晕目眩，泛泛欲吐，甚则昏眩欲仆，兼见急躁易怒、口苦、耳鸣、舌红、苔黄、脉弦，为肝阳上亢；兼见头重如裹、胸闷恶心、神疲困倦、舌胖苔白腻、脉濡滑，为痰湿中阻；兼见耳鸣、腰膝酸软、遗精、舌淡、脉沉细，为肾精亏虚；兼见神疲乏力、面色㿠白、舌淡、脉细，为气血两虚。实证治以平肝化痰、定眩。主穴：天柱、风池、商阳、关冲、液门。辅穴：百会、内关、太冲。配穴：肝阳上亢者，加行间、侠溪、太溪；痰湿中阻者，加头维、丰隆、中脘、阴陵泉。虚证治以益气养血、定眩。主穴：天柱、风池、商阳、关冲、液门。辅穴：百会、肝俞、肾俞、足三里。配穴：气血两虚者，加气海、脾俞、胃俞；肾精亏虚者，加太溪、悬钟、三阴交。

四十七、大杼、中府、缺盆、风门

【来源】《针灸甲乙经·六经受病发伤寒热病第一》云："大杼、膺俞、缺盆、背椎，此八者以泻胸中之热。"

【功能】大杼、缺盆见前述。中府为手太阴肺经之腧穴，具有清宣上焦、宣肺降逆、止咳平喘的作用。风门为足太阳膀胱经背部腧穴，又是督脉与足太阳膀胱之交会穴，具有疏散风寒、清热解表的作用。四穴配伍，清宣上焦之热，止咳平喘。

【主治】高热。

【发挥】本病病因病机、临床表现见前述。中医辨证为风热表证、肺热证、热在气分证、热入营血证四型。治以清泻热邪。主穴：大杼、中府、缺盆、风门。辅穴：大椎、至阳。配穴：风热表证者，加鱼际、外关；肺热者，加少商、尺泽；热在气分者，加内庭、厉兑；热入营血者，加中冲、内关、血海；抽搐者，加太冲；神昏者，加水沟、内关。

四十八、肺俞、太渊

【来源】《针灸甲乙经·五脏六腑胀第三》云："肺胀者，肺俞主之，亦取太渊。"

【功能】肺俞系足太阳膀胱经腧穴，是肺气转输于后背体表的部位，能宣热疏风、调理肺气、清虚热、除骨蒸、补劳损。太渊见前述。二穴配合，一阴一阳，一脏一腑，相互制约，相互协调，理肺止咳，调理肺气，通络止痛。

【主治】①肺胀；②斑秃。

【发挥】

1. 肺胀 是多种慢性肺系疾患反复发作，迁延不愈，导致肺气胀满，不能敛降的一种病症，临床表现为胸部膨满、胀闷如塞、喘咳上气、痰多、烦躁、心慌等。其病程缠绵，时轻时重，日久则见面色晦暗，唇甲紫绀，脘腹胀满，肢体浮肿，甚或喘脱等危重证候。内伤久咳、支饮、喘哮、肺痨等肺系慢性疾患迁延失治，痰浊潴留，气还肺间，日久导致肺虚，成为发病的基础；肺虚卫外不固，外邪六淫每易反复乘袭，诱使本病发作，病情日益加重。本病病变首先在肺，继则影响脾、肾，后期病及于心。本病病理因素主要为痰浊、水饮与血瘀互为影响，兼见同病。痰的产生，初由肺气郁滞，脾失健运，津液不归正化而成，渐因肺虚不能化津，脾虚不能转输，肾虚不能蒸化，痰浊愈益潴留，喘咳持续难已。本病病理性质多属标实本虚，但有偏实、偏虚的不同，且多以标实为急。感邪则偏于邪实，平时偏于本虚。中医辨证：咳嗽痰多，色白黏腻或呈泡沫，短气喘息，稍劳即著，怕风易汗，脘痞纳少，倦怠乏力，舌质偏淡，苔薄腻或浊腻，脉小滑，属痰浊壅肺；咳逆喘息气粗，烦躁，胸满，痰黄或白，黏稠难咯，或身热微恶寒，有汗不多，溲黄，便干，口渴舌红，舌苔黄或黄腻，边尖红，脉数或滑数，属痰热郁肺；神志恍惚，谵妄，躁烦不安，撮空理线，表情淡漠，嗜睡，昏迷，或肢体眴动，抽搐，咳逆喘促，咯痰不爽，苔白腻或淡黄腻，舌质暗红或淡紫，脉细滑数，属痰蒙神窍；面浮，下肢肿，甚则一身悉肿，腹部胀满有水，心悸，喘咳，咯痰清稀，脘痞，纳差，尿少，怕冷，面唇青紫，苔白滑，舌胖质暗，脉沉细，属阳虚水泛；呼吸浅短难续，声低气怯，甚则张口抬肩，倚息不能平卧，咳嗽，痰白如沫，咯吐不利，胸闷，心慌，形寒汗出，舌淡或暗紫，脉沉细数无力，或有结代，属肺肾气虚。治以健脾化痰、温肾利水、降气除胀。主穴：肺俞、太渊。辅穴：脾俞、肾俞、太白、太溪。配穴：痰浊壅肺，加阴陵泉、经渠；痰热郁肺，加丰隆、鱼际；痰蒙神窍，加人中、内关；阳虚水泛，加命门、心俞；肺肾气虚，加尺泽、关元。

2. 斑秃　是指头皮部毛发突然发生斑状脱落的病症，严重者头发可全部脱落，又称为"头风"，俗称"鬼剃头"。发为血之余，肾主精，其华在发，故毛发全赖精血充养而生长。本病多由肝肾不足，精血亏虚，或脾胃虚弱，气血生化无源，致血虚生风，风邪乘虚入中毛孔，风盛血燥，发失所养；或肝气郁结，气机不畅，气滞血瘀，瘀血不去，新血不生，血不养发而脱落。中医辨证：患部头发突然间成片脱落，呈圆形或不规则形，边界清楚，小如指甲，大如钱币，一个至数个不等，皮肤光滑而有光泽，少数患者可出现头发全秃，甚至眉毛、胡须、腋毛、阴毛亦脱落，兼见患部发痒、头晕、失眠、舌淡红、苔薄、脉细弱者，为血虚风燥；若病程较久，面色晦暗，舌质暗或有瘀点、瘀斑，脉弦涩者，为气滞血瘀。治以养血祛风、活血化瘀。主穴：肺俞、太渊。辅穴：阿是穴、百会、风池、膈俞。配穴：血虚风燥，加血海、太冲；气滞血瘀，加合谷、三阴交；头晕者，加上星、足三里；失眠者，加神门、安眠；腰酸耳鸣者，加肾俞、太溪。

四十九、心俞、列缺

【来源】《针灸甲乙经·五脏六腑胀第三》云："心胀者，心俞主之，亦取列缺。"

【功能】心俞系足太阳膀胱经腧穴，是心的背俞穴，有宽胸理气、疏通心络、调理气血、安心守神之功。列缺系手太阴肺经络穴，能沟通表里二经，故有"一络通二经"之说，既能治肺经的咳嗽、喘息，又能治手阳明大肠经的齿痛、头项等疾患。二穴相配，一前一后，一阴一阳，前后对应，共奏养心神、通心络、宣肺气、利咽喉、宽胸膈、调气血之功。

【主治】心悸。

【发挥】心悸，指患者自觉心中悸动，甚则不能自主的一类症状。本病可见于多种疾病过程中，临床一般多呈阵发性，每因情志波动或劳累过度而发作，多与失眠、健忘、眩晕、耳鸣等并存。平素体质不强，心虚胆弱，突遇惊恐，心动神摇；或久病伤正，心血不足，心神不能自主，发为心悸；或肾阴亏虚，水火不济，虚火妄动，上扰心神而致病；或脾肾阳虚，不能蒸化水液，停聚为饮，上犯于心，心阳被遏而发本病；或风、寒、湿三气杂至，合而为痹，痹证日久，复感外邪，内舍于心，痹阻心脉，气血运行受阻，发为心悸；或嗜食醇酒厚味、煎炸炙煿，蕴热化火化痰，痰火上扰心神，心神不宁。本病病位在心，而与肝、脾、肺、肾四脏密切相关。中医辨证：自觉心跳、心慌，时作时息，善惊易恐，坐卧不安，甚则不能自主，兼见气短神疲、惊悸不安，舌淡苔薄，脉细数，为心虚胆怯；头晕目眩，纳差乏力，失眠多梦，舌淡，脉细弱，为心血不足；若心烦少寐，头晕目眩，耳鸣腰酸，遗精盗汗，舌红，脉细数，为阴虚火旺；心悸不安，胸闷气短，面色苍白，形寒肢冷，舌质淡白，脉象虚弱或沉细而数，为心阳不振；心慌，胸闷气短，形寒肢冷，下肢浮肿，舌淡，脉沉细，为水饮凌心；心痛时作，气短乏力，胸闷，咯痰，舌暗，脉沉细或结代，为瘀阻心脉；心悸时发时止，受惊易作，胸闷烦躁，失眠多梦，口干苦，大便秘结，小便短赤，舌红苔黄腻，脉弦滑，为痰火扰心。治以调理心气、安神定悸。主穴：心俞、列缺。辅穴：内关、郄门、神门、厥阴俞、巨阙。配穴：心虚胆怯者，加胆俞；心血不足者，加脾俞、足三里；阴虚火旺者，加肾俞、关元；心阳不振者，加足三里、巨阙；水饮凌心者，加膻中、气海；瘀阻心脉者，加膻中、膈俞；痰火扰心者，加丰隆、曲池；善惊者，加大陵；多汗者，加膏肓；烦热者，加劳宫；耳鸣者，加中渚、完骨；浮肿者，加水分、中极。

五十、膈俞、肝俞

【来源】《针灸甲乙经·阳厥大惊发狂痫第二》云："癫狂，膈俞及肝俞主之。"

【功能】膈俞系足太阳膀胱经腧穴，为血之会穴，可益肾养血、清热凉血、和胃降逆、益气止血、宽胸利膈、理气通络。肝俞系足太阳膀胱经腧穴，是肝气转输于后背体表的部位，有疏肝利胆、平肝息风、泄热调气、安神定志、养血化瘀、清头明目、通络止痛之功。二穴伍用，相互制约，相互促进，疏肝利胆、和胃降逆、益气止血、清热明目、通络止痛之功益彰。

【主治】①癫狂；②痫病；③泄泻；④神经性皮炎。

【发挥】

1. **癫狂**　本病是癫证、狂证的总称，其病因病机、临床表现见前述。癫证分肝郁气滞、痰气郁结、心脾两虚三型。狂证分痰火扰神、火盛伤阴、气血瘀滞三型。癫证治以理气豁痰、醒神开窍。主穴：膈俞、肝俞。辅穴：内关、水沟、太冲、丰隆、后溪。配穴：肝郁气滞者，加行间、膻中；痰气郁结者，加中脘、阴陵泉；心脾两虚者，加心俞、脾俞；哭笑无常者，加间使、百会；纳呆者，加足三里、三阴交。狂证治以清心泻火、开窍安神。主穴：膈俞、肝俞。辅穴：内关、水沟、大陵、神门、中冲。配穴：痰火扰神者，加内庭、曲池、丰隆；火盛伤阴者，加行间、太溪、三阴交；气血瘀滞者，加血海、合谷。

2. **痫病**　又称癫痫，俗称"羊痫风"，是一种发作性神志异常的疾病。其特征为发作性精神恍惚，甚则突然仆倒，昏不知人，口吐涎沫，两目上视，四肢抽搐，或口中如作猪羊叫声，移时苏醒。《素问·举痛论》认为"恐则气下""惊则气乱"。由于突受大惊大恐，造成气机逆乱，进而损伤脏腑，肝肾受损，则易致阴不敛阳而生热生风。脾胃受损，则易致精微不布，痰浊内生，经久失调，一遇诱因，痰浊或随气逆，或随火炎，或随风动，蒙闭心神清窍，是以痫病作矣。小儿脏腑娇嫩，元气未充，神气怯弱，或素蕴风痰，更易因惊恐而发生本病。本病始于幼年者，与先天因素有密切关系，所谓"病从胎气而得之"，前人多责之于"在母腹中时，其母有所大惊"所致。若母体突受惊恐，一则导致气机逆乱，一则导致精伤而肾亏，所谓"恐则精却"。母体精气之耗伤，必使胎儿的发育发生异常，出生后，遂易发生痫病。由于跌仆撞击，或出生时难产，均能导致颅脑受伤。外伤之后，则神志逆乱，昏不知人，气血瘀阻，络脉不和，肢体抽搐，遂发痫病。六淫之邪所干，或因饮食失调，或患他病之后，均可致脏腑受损，积痰内伏，一遇劳作过度，生活起居失于调摄，遂致气机逆乱而触动积痰，痰浊上扰，闭塞心窍，壅塞经络，发为痫病。痫之为病，病理因素总以痰为主，每由风火触动，痰瘀内阻，蒙闭清窍而发病。本病以心脑神机失用为本，风、火、痰、瘀致病为标。痫病之形成，大多由于七情失调、先天因素、脑部外伤、饮食不节、劳累过度，或患他病之后，造成脏腑失调，痰浊阻滞，气机逆乱，风阳内动，而尤以痰邪作祟最为重要。初期，痰瘀阻窍，风痰闭阻，或痰火炽盛等以实证为主，若日久不愈，损伤正气，加剧痰瘀胶结凝固，则治愈较难。中医辨证：本病分为发作期和休止期。在发作前常有眩晕、胸闷、乏力等症（亦有无明显先兆者）。发作时则突然跌倒，神志不清，抽搐吐涎，或伴尖叫与二便失禁；也有短暂神志不清，或精神恍惚而无抽搐者。休止期分痰火扰神、风痰闭阻、心脾两虚、肝肾阴虚、瘀阻脑络五型。平日情绪急躁，心烦失眠，咯痰不爽，口苦而干，便秘，舌红苔黄腻，脉弦滑数，发作时昏仆，抽搐吐涎，或有叫吼，属痰火扰神；平素多有眩晕、胸闷、痰多，苔白腻，脉多弦滑，属风痰闭阻；反复发作，神疲乏力，心悸气短，失眠多梦，面色苍白，体瘦纳呆，大便溏薄，舌质淡，苔白腻，脉沉细而弱，属心脾两虚；痫病频发，神思恍惚，面色晦暗，头晕目眩，腰膝酸软，两目干涩，大便干燥，舌质淡红，苔薄白，脉沉细数，属肝肾阴虚；平素头晕头痛，痛有定处，常伴单侧肢体抽搐，颜面、口唇青紫，舌质暗红或有瘀斑，多继发于颅脑外伤、产伤、颅内感染性疾患后，或先天脑发育不全，属瘀阻脑络。发作期治以醒脑开窍。主穴：肝俞、膈俞。辅穴：内关、水沟、百会、后溪、涌泉。休止期治以豁痰开窍、息风定痫。主穴：肝俞、膈俞。辅穴：印堂、鸠尾、间使、太冲、丰隆。配穴：痰火扰神者，加曲池、神门、内庭；风痰闭阻者，加合谷、阴陵泉、风池；心脾两虚者，加心俞、脾俞、足三里；肝肾阴虚者，加肾俞、太溪、三阴交；瘀阻脑络者，加内关。

3. 泄泻　本病临床可分为急性泄泻和慢性泄泻。急性泄泻多由饮食生冷不洁之物，或兼受寒湿暑热之邪，外邪食滞扰于肠胃，以致运化、受盛和传导功能失常，水谷相混，清浊不分而成；慢性泄泻多由思虑伤脾，脾胃素虚，或由肝气恣横，乘侮脾土，或由肾阳不振，命门火衰，脾气虚不能消磨水谷，宿食内停，则"水反为湿，谷反为滞"，肾阳虚不能助脾腐熟水谷，完谷不化，则水湿积滞，泛溢肠间所致。急性泄泻经及时治疗，绝大多数在短期内痊愈，少数患者暴泻不止，损气伤津耗液，可成痉、厥、闭、脱等危象。急性泄泻因失治、误治，可迁延日久，由实转虚，转为慢性泄泻。日久脾病及肾，肾阳亏虚，脾失温煦，不能腐熟水谷，可成命门火衰之五更泄泻。中医辨证：急性泄泻分寒湿证、湿热证、食滞证三型。泄泻清稀，甚则如水样，腹痛肠鸣，脘闷食少，或并有恶寒发热，鼻塞头痛，肢体酸痛，舌苔薄白或白腻，脉象濡缓，属寒湿证；泄泻腹痛，泻下急迫，或泻而不爽，粪色黄褐而臭，肛门灼热，烦热口渴，小便短黄，舌苔黄腻，脉象洪数或滑数，属湿热证；腹痛肠鸣，泻下粪便臭如败卵，泻后痛减，伴有不消化之物，脘腹痞满，嗳腐酸臭，不思饮食，舌苔垢浊或厚腻，脉滑，属食滞证。慢性泄泻分脾胃虚弱、肝气乘脾、肾阳虚衰三型。大便时溏时泻，水谷不化，稍进油腻之物，则大便次数增多，饮食减少，脘腹胀闷不舒，面色萎黄，肢倦乏力，舌淡苔白，脉细弱，属脾胃虚弱；平时多有胸胁胀闷，嗳气食少，每于抑郁恼怒或情绪紧张之时发生腹痛泄泻，舌淡红，脉弦，属肝气乘脾；泄泻多在黎明之前，腹部作痛，肠鸣即泻，泻后则安，形寒肢冷，腰膝酸软，舌淡苔白，脉沉细，属肾阳虚衰。急性泄泻治以除湿导滞、通调腑气。主穴：肝俞、膈俞。辅穴：天枢、上巨虚、阴陵泉、水分。配穴：寒湿者，加神阙，可配合用灸法；湿热者，加内庭；食滞者，加中脘。慢性泄泻治以健脾温肾、固本止泻。主穴：肝俞、膈俞。辅穴：神阙、天枢、足三里、公孙。配穴：脾胃虚弱者，加脾俞、太白；肝气乘脾者，加太冲；肾阳虚衰者，加肾俞、命门。

4. 神经性皮炎　是一种皮肤神经功能失调所致的肥厚性皮肤病，又称慢性单纯性苔藓，以皮肤革化和阵发性剧痒为特征，多见于成年人。本病属中医学"顽癣""牛皮癣""摄领疮"等范畴，多因风热之邪客于皮肤，留而不去；或衣领等物长期刺激皮肤致生风化热；或情志不畅，气郁化火；或病久不愈，血虚风燥，皮肤失养而致。中医辨证：好发于颈后、肘、腘、骶、踝等部位，初起瘙痒而无皮疹，反复搔抓后皮肤出现粟粒至绿豆大小丘疹，日久局部皮肤增厚、粗糙、呈皮革样苔藓样变，患者常有阵发性剧烈瘙痒，夜间为甚，若在发病初期，仅有瘙痒而无皮疹，或丘疹呈正常皮色或红色，食辛辣食物加重者，为风热；若因情志不畅而诱发或加重者，属肝郁化火；若病久皮肤增厚，干燥如皮革样，色素沉着者，属血虚风燥。治以疏风止痒、清热润燥。主穴：肝俞、膈俞。辅穴：阿是穴、合谷、曲池、血海。配穴：肝郁化火者，加太冲；血虚风燥者，加足三里、三阴交；还可根据发病部位所在的经络在邻近取 1 ～ 3 个腧穴，如发于后项部足太阳膀胱经者，可上加天柱，下加风门。

五十一、肝俞、太冲

【来源】《针灸甲乙经·五脏六腑胀第三》云："肝胀者，肝俞主之，亦取太冲。"

【功能】肝俞见前述。太冲系足厥阴肝经腧穴，又是肝经的原穴，有疏肝理气、通络活血、清利湿热、镇肝息风之效。二穴配伍，一上一下，一脏一腑，阴阳相配，平肝明目、行气理血、通经活络、清利湿热之功益彰。

【主治】①黄疸；②乳痈；③乳癖；④颤证。

【发挥】

1. 黄疸　本病病因病机、临床表现见前述。本病临床有阳黄、阴黄之分。阳黄治以清化湿热、疏泄肝胆。主穴：肝俞、太冲。辅穴：阳陵泉、阴陵泉、胆俞、内庭。配穴：胸闷呕恶者，加内关、公孙；腹胀便秘者，加天枢、大肠俞；热重者，加大椎；神昏者，加水沟、中冲、少冲（放血）。阴黄治以温化寒湿、健脾利胆。主穴：肝俞、太冲。辅穴：阴陵泉、胆俞、脾俞、中脘、足三里、三阴交。配穴：腹胀便秘或便溏者，加天枢、大肠俞；瘀血内阻者，加血海、膈俞；神疲畏寒者，加命门、气海。

2. 乳痈　是以乳房红肿疼痛、排乳不畅，以致结脓成痈为主症的病症。本病以初产妇为多见，好发于产后 3 ～ 4 周，故又有"产后乳痈"之称。本病多因过食厚味，胃经积热；或忧思恼怒，肝经郁火；或乳头皮肤破裂，外邪火毒侵入乳房等，导致乳房脉络不通，排乳不畅，郁热火毒与积乳互凝，从而结肿成痈。足阳明胃经过乳房，足厥阴肝经至乳下，故本病主要在胃、肝两经，胃热肝郁，火毒凝结是基本病机。中医辨证：初起乳房结块，肿胀疼痛，伴有恶寒、发热、全身不适等症，为气滞热壅，此时脓未形成（郁乳期）；若肿块增大，焮红疼痛，时有跳痛者，为火毒炽盛，为酿脓之征（酿脓期）；若肿块中央触之渐软，有应指感，或见乳头有脓汁排出，为毒盛肉腐，说明脓已成熟（溃脓期）。治以疏肝和胃、清热散结。主穴：肝俞、太冲。辅穴：足三里、梁丘、期门、内关、肩井。配穴：肝郁甚者，加阴陵泉；胃热甚者，加内庭；火毒甚者，加厉兑、大敦点刺放血。

3. 乳癖　是指临床常见的乳腺组织良性增生性疾病，以乳房慢性肿块和疼痛为主症，常见于中青年妇女。本病多与情志内伤，忧思恼怒有关。足阳明胃经过乳房，足厥阴肝经至乳下，足太阴脾经行乳外，若情志内伤，忧思恼怒，则肝脾郁结，气血逆乱，气不行津，津液凝聚成痰，阻于乳络，则为肿块疼痛。八脉隶于肝肾，冲脉隶于阳明，若肝郁化火，耗损肝肾之阴，则冲任失调。因此，本病多与月经周期相关，基本病机为气滞痰凝，冲任失调，病在胃、肝、脾三经。中医辨证：单侧或双侧乳房发生单个或多个大小不等的肿块，胀痛或压痛，表面光滑，边界清楚，推之可动，增长缓慢，质地坚韧或呈囊性感，兼见肿块和胀痛每因喜怒而消长者，证属气滞痰凝；若每于月经来前疼痛加重，月经过后减轻者，则为冲任失调。治以理气化痰散结、调理冲任。主穴：肝俞、太冲。辅穴：乳根、人迎、膻中、期门、足三里。配穴：气滞痰凝者，加内关、合谷；冲任失调者，加血海、三阴交。

4. 颤证　是以头部或肢体摇动颤抖，不能自制为主要临床表现的一种病症，轻者表现为头摇动或手足微颤；重者可见头部振摇，肢体颤动不止，甚则肢节拘急，失去生活自理能力。本病又称"振掉""颤振""震颤"，多因年迈体虚、情志郁怒、饮食失宜、劳逸失当等各种原因导致气血不足，肝风内动，筋脉失养，久则肾精亏损，筋脉失于濡润。本病的基本病机为肝风内动，筋脉失养，病在筋脉，与肝、肾、脾等脏关系密切。"肝主身之筋膜"，为风木之脏，肝风内动，筋脉不能任持自主，随风而动，牵动肢体及头颈颤抖摇动，其中又有肝阳化风、血虚生风、阴虚风动、瘀血生风、痰热动风等不同病机。肝肾乙癸同源，若水不涵木，肝肾交亏，肾虚髓减，脑髓不充，下虚则高摇；若脾胃受损，痰湿内生，土不栽木，亦可致风木内动。本病的病理性质总属本虚标实，本为气血阴阳亏虚，其中以阴津精血亏虚为主；标为痰、瘀为患。中医辨证：肢体颤动粗大，程度较重，不能自制，眩晕耳鸣，面赤烦躁，易激动，心情紧张时颤动加重，伴有肢体麻木、口苦而干、语言迟缓不清、流涎、尿赤、大便干，舌质红，苔黄，脉弦，属风阳内动；头摇不止，肢麻震颤，重则手不能持物，头晕目眩，胸脘痞闷，口苦口黏，甚则口吐痰涎，舌体胖大，有齿痕，舌质红，舌苔黄腻，脉弦滑数，属痰热风动；头摇肢颤，面色㿠白，表情淡漠，神疲乏力，动则气短，心悸健忘，眩晕，纳呆，舌体胖大，舌质淡红，舌苔薄白滑，脉沉濡无力或沉细弱，属气血亏虚；头摇肢颤，持物不稳，腰膝酸软，失眠心烦，头晕，耳鸣，善忘，老年患者常兼有神呆、痴傻，舌质红，舌苔薄白，或红绛无苔，脉象细数，属髓海不足；头摇肢颤，筋脉拘挛，畏寒肢冷，四肢麻木，心悸懒言，动则气短，自汗，小便清长或自遗，大便溏，舌质淡，舌苔薄白，脉沉迟无力，属阳气虚衰。治以息风通络。主穴：肝俞、太冲。辅穴：水沟、内关、神门、膈俞。配穴：风阳内动者，加风池、合谷；痰热风动者，加丰隆、曲池；气血亏虚者，加足三里、气海、三阴交、膈俞；髓海不足者，加绝骨、肾俞、太溪、三阴交；阳气虚衰者，加命门、关元。

五十二、脾俞、肾俞

【来源】《针灸甲乙经·太阳中风感于寒湿发痓第四》云："热痓，脾俞及肾俞主之。"

【功能】脾为后天之本，肾为先天之本。脾主运化水谷精微，须借助于肾中阳气的温煦，肾中精气亦有赖于水谷精微的不断补充与化生。脾俞系脾之背俞穴，为脾脏转输之所、气血生化之源，有除水湿、助运化、补脾阳、益营血的作用。肾主水，内寄相火，为水火之脏，肾俞系肾之背俞穴，有滋补肾阴、强健脑髓、益聪明目、利水渗湿、利腰脊之功。二穴合用，脾肾双补，协同为用，培补先天，又温养后天，健脾利水、滋阴补肾、强健腰膝、涩精缩尿之力倍增。

【主治】①痉证；②小儿遗尿；③小儿脑性瘫痪；④痴呆；⑤尿血；⑥慢性疲劳综合征。

【发挥】

1. 痉证　本病病因病机、临床表现见前述。中医辨证为邪壅经络、肝经热盛、阳明热盛、心营热盛、痰浊阻滞、阴血亏虚六型。治以祛邪开窍、息风止痉。主穴：脾俞、肾俞。辅穴：肝俞、太冲、人中、合谷。配穴：邪壅经络，加外关；肝经热盛，加行间；阳明热盛，加内庭；心营热盛，加少府；痰浊阻滞，加丰隆；阴血亏虚，加膈俞。

2. 小儿遗尿　本病病因病机、临床表现见前述。中医辨证为肾阳不足、肺脾气虚二型。治以健脾益气、温肾固摄。主穴：脾俞、肾俞。辅穴：关元、中极、膀胱俞、三阴交。配穴：肾阳不足者，加关元；肺脾气虚者，加气海、肺俞、足三里；夜梦多者，加百会、神门。

3. 小儿脑性瘫痪　简称小儿脑瘫，是指由于不同原因引起的非进行性中枢性运动功能障碍，可伴有智力低下、惊厥、听觉与视觉障碍及学习困难等。本病属中医儿科的"五软""五迟""胎弱""胎怯"等范畴，主要由先天不足，或后天失养，或病后失调，致精血不足，脑髓失充，五脏六腑、筋骨肌肉、四肢百骸失养，形成亏损之证。脑为元神之腑，脑髓不充，神失其聪，导致智力低下，反应迟钝，语言不清，咀嚼无力，时流涎水，四肢无力，手软不能握持，足软不能站立。或感受热毒，损伤脑络，后期耗气伤阴，脑髓及四肢百骸、筋肉失养，导致本病。中医辨证：肢体瘫痪，手足不自主运动，智力差，语言不清，兼见筋骨痿弱，发育迟缓，站立、行走或长齿迟缓，目无神采，面色不华，疲倦喜卧，智力迟钝，舌质淡嫩，脉细弱者，为肝肾不足；筋肉痿软，头项无力，精神倦怠，智力不全，神情呆滞，语言发育迟缓，流涎不禁，食少，便溏，舌淡苔白，脉细弱，为心脾两虚；反应迟钝，失语，痴呆，手足软而不用，肢体麻木，舌淡紫或边有瘀点，苔黄腻，脉弦滑或涩者，为痰瘀阻络。治以健脑益聪、化瘀通络。主穴：脾俞、肾俞。辅穴：百会、四神聪、悬钟、足三里、合谷。配穴：肝肾不足者，加太冲、关元；心脾两虚者，加心俞、太白；痰瘀阻络者，加膈俞、血海、丰隆；语音障碍者，加通里、廉泉、金津、玉液；颈软者，加天柱；上肢瘫者，加肩髃、曲池；下肢瘫者，加环跳、阳陵泉；腰部瘫软者，加腰阳关。

4. 痴呆　是由髓减脑消，神机失用所导致的一种神志异常的疾病，以呆傻愚笨、智能低下、善忘等为主要临床表现，轻者可见神情淡漠，寡言少语，反应迟钝，善忘；重则表现为终日不语，或闭门独居；或口中喃喃，言辞颠倒，行为失常，忽笑忽哭，或不欲食，数日不知饥饿等。脑为髓海，元神之府，神机之用。人至老年，脏腑功能减退，年高阴气自半，肝肾阴虚，或肾中精气不足，不能生髓，髓海空虚，髓减脑消，则神机失用而成痴呆。正如《医林改错》所说："年高无记性者，脑髓渐空。"此外，年高气血运行迟缓，血脉瘀滞，脑络瘀阻，亦可使神机失用，而发生痴呆。所欲不遂，或郁怒伤肝，肝失疏泄，可致肝气郁结，肝气乘脾，脾失健运，则聚湿生痰，蒙闭清窍，使神明被扰，神机失用而形成痴呆，或日久生热化火，神明被扰，则性情烦乱，忽哭忽笑，变化无常。久思积虑，耗伤心脾，心阴心血暗耗，脾虚气血生化无源，气血不足，脑失所养，神明失用；或脾虚失运，痰湿内生，清窍受蒙；或惊恐伤肾，肾虚精亏，髓海失充，脑失所养，皆可导致神明失用，神情失常，发为痴呆。中风、眩晕等疾病日久，或失治误治，积损正伤，一是可使肾、心、肝、脾之阴、阳、精、气、血亏损不足，脑髓失养；二是久病入络，脑脉痹阻，脑气与脏气不得相接，皆可发为本病。本病为一种全身性疾病，基本病机为髓海不足，神机失用，由髓海失充，脑失所养，或气、火、痰、瘀诸邪内阻，上扰清窍所致。其病理性质多属本虚标实之候，本虚为阴精、气血亏虚，标实为气、火、痰、瘀内阻于脑。中医辨证：智能减退，记忆力、计算力、定向力、判断力明显减退，神情呆钝，词不达意，头晕耳鸣，懒惰思卧，齿枯发焦，腰酸骨软，步履艰难，舌瘦色淡，苔薄白，脉沉细弱，属髓海不足；表情呆滞，沉默寡言，记忆减退，失认失算，口齿含糊，词不达意，伴腰膝酸软、肌肉萎缩、食少纳呆、气短懒言、口涎外溢，或四肢不温，腹痛喜按，鸡鸣泄泻，舌质淡白，舌体胖大，苔白，或舌红，苔少或无苔，脉沉细弱，双尺尤甚，属脾肾两虚；表情呆钝，智力衰退，或哭笑无常，喃喃自语，或终日无语，呆若木鸡，腹胀痛，痞满不适，口多涎沫，头重如裹，舌质淡，苔白腻，脉滑，属痰浊蒙窍；表情迟钝，言语不利，善忘，易惊恐，或思维异常，行为古怪，伴肌肤甲错、口干不欲饮、双目晦暗，舌质暗或有瘀点、瘀斑，脉细涩，属瘀血内阻。治以醒脑调神、活血通络。主穴：脾俞、肾俞。辅穴：印堂、四神聪透百会、神庭透上星、风池、太溪、悬钟、合谷、太冲。配穴：髓海不足者，加三阴交；脾肾两虚者，加太白、阴陵泉；痰浊蒙窍者，加丰隆、中脘、足三里；瘀血内阻者，加内关、膈俞。

5. 尿血 指尿液中混有血液，又称血尿。少量血尿，用显微镜检查尿液才能发现。本病有虚、实之分：实证多由胃热肺燥，心肝火盛，迫血妄行，渗溢络外；虚证多因肺肾阴虚，虚火妄动，络伤血溢，或由脾胃气虚，气失统摄所致。治以清热凉血。主穴：脾俞、肾俞。辅穴：膀胱俞、血海、阴陵泉、三阴交。配穴：湿热下注者，加中极、行间；心火亢盛者，加大陵、神门；脾胃虚弱者，加关元、足三里。

6. 慢性疲劳综合征 是一种以长期疲劳为突出表现，同时伴有低热、头痛、肌肉关节疼痛、失眠和多种精神症状的一组症候群，体检和常规实验室检查一般无异常发现。本病临床表现为原因不明的持续或反复发作的严重疲劳，并且持续至少 6 个月，充分休息后疲劳不能缓解，活动水平较健康时下降 50% 以上；次要症状为记忆力减退或注意力难以集中，咽喉炎、颈部或腋下淋巴结触痛，肌痛，多发性非关节炎性关节痛，新出现的头痛，睡眠障碍，劳累后持续不适。本病属于中医学"虚劳""五劳"等范畴。疲劳是人体气、血、精、神耗夺的具体表现，而气、血、精、神皆由五脏所化生。外感病邪，多伤肺气；思虑过度，暗耗心血，损伤脾气；体力过劳或房劳过度则耗气伤精，损伤肝肾；情志不遂，肝气郁结，各种因素导致五脏气血阴阳失调是本病发病的总病机。治以补益气血、调理气机。主穴：脾俞、肾俞。辅穴：心俞、肝俞、肺俞、膻中、足三里、关元、中脘、百会。配穴：脾气不足者，加太白、三阴交；失眠者，加神门、照海；健忘者，加印堂、水沟；肝气郁结者，加太冲、内关。

五十三、脾俞、太白

【来源】《针灸甲乙经·五脏六腑胀第三》云："脾胀者，脾俞主之，亦取太白。"

【功能】二穴伍用，上下配穴，一阴一阳，相互资生，相互协调，脾胃疾病可调。

【主治】痢疾。

【发挥】本病病因病机、临床表现见前述。中医辨证为湿热痢、寒湿痢、疫毒痢、阴虚痢、虚寒痢、休息痢六种类型。治以清热化湿、通肠导滞。主穴：脾俞、太白。辅穴：天枢、下脘、关元、上巨虚、合谷。配穴：湿热痢者，加曲池、内庭；寒湿痢者，加中脘、气海；疫毒痢者，加大椎、太冲、十宣放血；阴虚痢者，加三阴交；虚寒痢者，加胃俞、足三里；休息痢者，加肾俞；噤口痢者，加内关、中脘；久痢脱肛者，加百会、长强。

五十四、脾俞、章门

【来源】《针灸甲乙经·脾胃大肠受病发腹胀满肠中鸣短气第七》云："腹中气胀，引脊痛，食饮多而身羸瘦，名曰食晦。先取脾俞，后取季胁。"

【功能】脾俞以运化水湿为主，章门以疏泄肝胆为要。二穴伍用，疏泄正常，脾运得健，气机调畅，水湿得化，邪去则正安。

【主治】①消渴；②虚劳。

【发挥】

1.消渴 是以多饮、多食、多尿、形体消瘦，或尿有甜味为特征的病症，主要病理变化为阴虚燥热。本病主要由禀赋不足、饮食不节、情志不调、劳欲过度所致。先天禀赋不足，五脏虚羸，精气不足，复因调摄失宜，终至精亏液竭而发为消渴；饮食不节，过食肥甘、醇酒厚味，以致脾胃受损，内蕴积热，消谷伤津，发为消渴；情志失调，五志过极，郁而化火，消灼津液，引发消渴；房室不节，纵欲过度，耗伤肾精，则下焦生热，热则肾燥，肾中燥热则为消渴。本病病机以阴虚为本，燥热为标，两者又往往互为因果，病初以燥热为主，继则阴虚燥热互见，病久则以阴虚为主。本病的病变脏腑主要在肺、胃、肾，又以肾为关键。临床上根据患者的症状不同，病变轻重程度不同，本病可分为上、中、下三消。其病变脏腑各有侧重，上消属肺燥，中消属胃热，下消属肾虚，亦可肺燥、胃热、肾虚三焦同病。本病迁延日久，燥热阴虚可阴损及阳，导致气阴两虚、阴阳两虚之证，或气虚血瘀等病理变化，而产生多种变证，如肾阴不足致肝阴不足，使精血不能上承于目，可并发白内障，甚至失明；燥热内结，营阴被灼，络脉瘀阻，蕴毒成脓，可发为疮疖、痈疽；阴虚燥热，灼津为痰，痰火交炽，络脉瘀阻，变生中风偏瘫；或可见脾肾两虚，阳虚水泛，发为水肿；病变后期阴液极度耗损，导致阴竭阳亡，阴阳离决而见四肢厥冷、神志昏迷、脉微欲绝等危候。

中医辨证：烦渴多饮，口干舌燥，尿量频多，舌边尖红，苔薄黄，脉洪数，为肺热津伤，属上消；多食善饥，口渴尿多，形体消瘦，大便干燥，苔黄，脉滑实有力，为胃热炽盛，属中消；尿频尿多，混浊如膏脂，或尿甜，腰膝酸软，乏力，头晕耳鸣，口干唇燥，皮肤干燥，瘙痒，舌红苔少，脉细数，为肾阴亏虚，属下消；小便频数，混浊如膏，甚至饮一溲一，面容憔悴，耳轮干枯，腰膝酸软，四肢欠温，畏寒怕冷，阳痿或月经不调，舌淡苔白而干，脉沉细无力，为阴阳两虚。治以清热润燥、养阴生津。主穴：脾俞、章门。辅穴：胰俞、肺俞、肾俞、三阴交、太溪。配穴：上消者，加太渊、少府；中消者，加内庭、地机；下消者，加复溜、太冲；烦渴、口干舌燥者，加廉泉、承浆或金津、玉液；多食善饥者，加合谷、上巨虚、丰隆、中脘；便秘者，加天枢、腹结、阳陵泉、大敦；多尿、盗汗者，加复溜、关元；阴阳两虚者，加关元、命门；合并视物模糊者，加光明、头维、攒竹；头晕者，加上星；上肢疼痛或麻木者，加肩髃、曲池、合谷；下肢疼痛或麻木者，加风市、阴市、阳陵泉、解溪；皮肤瘙痒者，加风池、大椎、曲池、血海、照海。

2. 虚劳 又称虚损，是以脏腑亏损、气血阴阳虚衰，久虚不复成劳为主要病机，以五脏虚证为主要临床表现的多种慢性衰弱证候的总称。导致虚劳的原因甚多，但就临床所见，引起虚劳的病因主要有禀赋薄弱，体质不强；烦劳过度，损及五脏；饮食不节，损伤脾胃；大病久病，失于调理；失治误治，损耗精气五个方面。各种病因或是因虚致病，因病成劳；或是因病致虚，久虚不复成劳。而其病理性质，主要是气、血、阴、阳的亏耗；其病损部位，主要在于五脏。虚劳的基本病机为脏腑亏损，气血阴阳不足；其病变过程，往往首先导致某一脏气、血、阴、阳的亏损。但由于五脏相关，气血同源，阴阳互根，故由各种原因所致的虚损常互相影响，一脏受病，可以累及他脏。气虚不能生血，血虚无以生气；气虚者，阳亦渐衰，血虚者，阴亦不足；阳损日久，累及于阴，阴虚日久，累及于阳，以致病势日渐发展，而病情趋于复杂。若脾肾未衰，元气未败，形气未脱，饮食尚可，无大热，或虽有热而治之能解，无喘息不续，能受补益等，为虚劳的顺证表现，预后较好。若形神衰惫，肉脱骨痿，不思饮食，泄泻不止，喘急气促，发热难解，声哑息微，或内有实邪而不任攻，或诸虚并集而不受补，舌质淡胖无华或光红如镜，脉象急促细弦或浮大无根，为虚劳的逆证表现。中医辨证：咳嗽无力，痰液清稀，短气自汗，声音低怯，时寒时热，平素易于感冒，面白，舌质淡，脉弱，属肺气虚；心悸、气短，劳则尤甚，神疲体倦，自汗，属心气虚；饮食减少，食后胃脘不舒，倦怠乏力，大便溏薄，面色萎黄，舌淡苔薄，脉弱，属脾气虚；神疲乏力，腰膝酸软，小便频数而清，白带清稀，舌质淡，脉弱，属肾气虚；心悸怔忡，健忘，失眠，多梦，面色不华，舌质淡，脉细或结代，属心血虚；头晕，目眩，胁痛，肢体麻木，筋脉拘急，或惊惕肉瞤，妇女月经不调甚则经闭，面色不华，舌质淡，脉弦细或细涩，属肝血虚；干咳，咽燥，咳血，甚或失音，潮热，盗汗，面色潮红，舌红少津，脉细数，属肺阴虚；心悸，失眠，烦躁，潮热，盗汗，或口舌生疮，面色潮红，舌红少津，脉细数，属心阴虚；口干唇燥，不思饮食，大便燥结，甚则干呕，呃逆，面色潮红，舌干，苔少或无苔，脉细数，属脾胃阴虚；头痛，眩晕，耳鸣，目干畏光，视物不明，急躁易怒，或肢体麻木，筋惕肉瞤，面潮红，舌干红，脉弦细数，属肝阴虚；腰酸，遗精，两足痿弱，眩晕耳鸣，甚则耳聋，口干，咽痛，颧红，舌红少津，脉沉细，属肾阴虚；心悸，自汗，神倦嗜卧，心胸憋闷疼痛，形寒肢冷，面色苍白，舌淡或紫暗，脉细弱或沉迟，属心阳虚；面色萎黄，食少，形寒，神倦乏力，少气懒言，大便溏泄，肠鸣腹痛，每因受寒或饮食不慎而加剧，舌质淡，苔白，脉弱，属脾阳虚；腰背酸痛，遗精阳痿，多尿或不禁，面色苍白，畏寒肢冷，下利清谷或五更泄泻，舌质淡胖有齿痕，苔白，脉沉迟，属肾阳虚。对于虚劳的治疗，根据"虚则补之""损者益之"的理论，应以益气、养血、滋阴、温阳为基本原则。主穴：脾俞、章门。辅穴：中脘、膻中、膈俞、足三里、三阴交、气海。配穴：肺气虚，加中府；心气虚，加巨阙；脾气虚，加阴陵泉；肾气虚，加肾俞；心血虚，加心俞；肝血虚，加肝俞；肺阴虚，加太渊；心阴虚，加神门；脾胃阴虚，加胃俞、太白；肝阴虚，加太冲；肾阴虚，加太溪；心阳虚，加心俞；脾阳虚，加公孙；肾阳虚，加命门。

五十五、肾俞、太溪

【来源】《针灸甲乙经·五脏六腑胀第三》云："肾胀者，肾俞主之，亦取太溪。"

【功能】二穴伍用，一脏一腑，一表一里，一阴一阳，一升一降，滋阴降火、补肝肾、利三焦、健腰膝、祛风湿、调阴阳、和气血、补肾气之力益彰。

【主治】水肿。

【发挥】水肿是指体内水液潴留，泛滥肌肤，引起眼睑、头面、四肢、腹部甚至全身浮肿，严重者还可伴有胸水、腹水等。风为六淫之首，每夹寒夹热，风寒或风热之邪侵袭肺卫，肺失通调，风水相搏，发为水肿；肌肤患痈疡疮毒，火热内攻，损伤肺脾，致津液气化失常，发为水肿；久居湿地、冒雨涉水、湿衣裹身时间过久，水湿内侵，困遏脾阳，脾胃失其升清降浊之能，水无所制，发为水肿；过食肥甘，嗜食辛辣，久则湿热中阻，损伤脾胃；或因生活饥馑，营养不足，脾气失养，以致脾运不健，脾失传输，水湿壅滞，发为水肿；先天禀赋薄弱，肾气亏虚，膀胱开阖不利，气化失常，水泛肌肤，发为水肿；或因劳倦过度，纵欲无节，生育过多，久病产后，损伤脾肾，水湿输布失常，溢于肌肤，发为水肿。水肿发病的基本病理变化为肺失通调，脾失转输，肾失开阖，三焦气化不利。其病位在肺、脾、肾，而关键在肾。其病理因素为风邪、水湿、疮毒、瘀血。由于致病因素及体质差异，水肿的病理性质有阴水、阳水之分，并可相互转化或夹杂。阳水属实，多由外感风邪、疮毒、水湿而成，病位在肺、脾。阴水属虚或虚实夹杂，多由饮食劳倦、禀赋不足、久病体虚所致，病位在脾、肾。阳水迁延不愈，反复发作，正气渐衰，脾肾阳虚，或因失治、误治，损伤脾肾，阳水可转化为阴水。反之，阴水复感外邪，或饮食不节，使肿势加剧，呈现阳水证候，而成本虚标实之证。若水邪壅盛或阴水日久，脾肾衰微，水气上犯，则可出现水邪凌心犯肺之重症。中医辨证：眼睑浮肿，继则四肢及全身皆肿，来势迅速，多有恶寒、发热、肢节酸楚、小便不利，属风水相搏，偏于风热者，伴咽喉红肿疼痛、舌质红、脉浮滑数；偏于风寒者，兼恶寒、咳嗽、舌苔薄白、脉浮滑或紧。如水肿较甚，亦可见沉脉，属风水相搏；眼睑浮肿，延及全身，小便不利，身发疮痍，甚者溃烂，恶风发热，舌质红，苔薄黄，脉浮数或滑数，属湿毒浸淫。全身水肿，按之没指，小便短少，身体困重，胸闷，纳呆，泛恶，苔白腻，脉沉缓，起病缓慢，病程较长，属水湿浸淫。遍体浮肿，皮肤绷急光亮，胸脘痞闷，烦热口渴，小便短赤，或大便干结，苔黄腻，脉沉数或濡数，属湿热壅盛。身肿，腰以下为甚，按之凹陷不易恢复，脘腹胀闷，纳减便溏，面色萎黄，神倦肢冷，小便短少，舌质淡，苔白腻或白滑，脉沉缓或沉弱，属脾阳虚衰。面浮身肿，腰以下为甚，按之凹陷不起，心悸，气促，腰部冷痛酸重，尿量减少或增多，四肢厥冷，怯寒神疲，面色灰滞或白，舌质淡胖，苔白，脉沉细或沉迟无力，属肾气衰微。治以行气利水。主穴：肾俞、太溪。辅穴：三焦俞、水分、合谷。配穴：风水相搏，加肺俞、尺泽、风门；湿毒浸淫，加阴陵泉；水湿浸淫，加三阴交；湿热壅盛，加脾俞；脾阳虚衰，加章门；肾气衰微，加命门；面部肿甚者，加水沟；发热，加大椎、曲池；咽痛，加少商、鱼际；脘闷甚者，加中脘；便溏，加天枢、下脘、上巨虚。

五十六、上髎、孔最

【来源】《针灸甲乙经·六经受病发伤寒热病第一》云："热病汗不出，上髎及孔最主之。"

【功能】上髎系足太阳膀胱经与足少阳胆经之会穴，不但能治膀胱经病，也能治疗胆经的疾病，有通经活络、补益下焦、强健腰膝的作用。孔最为手太阴肺经郄穴，有清热降逆、理气止血、宣肺解表、通经活络之功。二穴相配，一上一下，一阴一阳，相互制约，相互为用，即《灵枢·终始》所说："病在上者，下取之；病在下者，高取之；病在头者，取之足；病在腰者，取之腘。"二穴相合，清热止血、理气止痛、通经活络、降逆止呕、宣肺解表之力彰显。

【主治】感冒。

【发挥】本病病因病机、临床表现见前述。中医辨证有风寒束表、风热犯表、暑湿伤表之别，并有体虚感冒者。治以祛风解表。主穴：上髎、孔最。辅穴：列缺、合谷、大椎、太阳、风池。配穴：风寒束表者，加外关、肺俞；风热犯表者，加曲池、尺泽、鱼际；暑湿伤表，湿偏重者，加阴陵泉；暑偏重者，加委中放血；体虚感冒者，加足三里；咽喉疼痛者，加少商放血；全身酸楚者，加身柱；鼻塞者，加迎香。

五十七、魄户、气舍、谚谑

【来源】《针灸甲乙经·邪在肺五脏六腑受病发咳逆上气第三》云："咳

逆上气，魄户及气舍主之……虚喘，谚语主之。"

【功能】魄户为足太阳膀胱经腧穴，具有滋阴清肺、止咳平喘之功。气舍为足阳明胃经腧穴，具有清肺化痰之效。谚语系足太阳膀胱经腧穴，具有通宣理肺、益气补虚、息风通络之功。三穴配伍，加强养阴清肺、止咳平喘之功。

【主治】喘证。

【发挥】本病病因病机、临床表现见前述。中医辨证分为虚实两端。实证治以祛邪肃肺、化痰平喘。主穴：魄户、气舍、谚语。辅穴：列缺、尺泽、膻中、肺俞、定喘。配穴：风寒者，加风门；风热者，加大椎、曲池；痰热者，加丰隆。虚证治以补益肺肾、止哮平喘。主穴：魄户、气舍、谚语。辅穴：肺俞、膏肓、肾俞、定喘、太渊、太溪、足三里。配穴：肺气虚者，加气海；肾气虚者，加阴谷、关元。

五十八、魄户、神堂、魂门、意舍、志室

【来源】《针灸甲乙经·六经受病发伤寒热病第一》云："五脏俞旁五，此十者，以泻五脏之热。"

【功能】魄户、神堂、魂门、意舍、志室均为足太阳膀胱经腧穴，魄户具有滋阴清肺、止咳平喘之功；神堂具有宁心、平喘、止痛之效；魂门有通络止痛之功；意舍有疏泄湿热、健运脾阳之功；志室有滋补肾阴、清利下焦湿热之效。五穴配伍，清利湿热，泄热止痛。

【主治】高热。

【发挥】本病病因病机、临床表现见前述。中医辨证为风热表证、肺热证、热在气分、热入营血四型。治以清泻热邪。主穴：魄户、神堂、魂门、意舍、志室。辅穴：大椎、至阳。配穴：风热表证者，加鱼际、外关；肺热者，加少商、尺泽；热在气分者，加内庭、厉兑；热入营血者，加中冲、内关、血海；抽搐者，加太冲；神昏者，加水沟、内关。

五十九、飞扬、委中、承扶

【来源】《针灸甲乙经·足太阳脉动发下部痔脱肛第十二》云："痔,篡痛,飞扬、委中及承扶主之。"

【功能】飞扬为足太阳膀胱经络穴,别走足少阴肾经,具有沟通表里二经、疏经活络、清热消肿之效。委中为足太阳膀胱经腧穴,乃本经脉气所入,为合土穴,具有疏经活络、壮腰祛风之效。承扶亦为足太阳膀胱经腧穴,具有疏经活络之功。三穴配伍,可清热消肿、疏经活络。

【主治】①痔疮;②腰痛。

【发挥】

1. **痔疮** 肛门内外出现的小肉状突出物称痔,又称痔核。因痔核常出现肿痛、瘙痒、流水、出血等表现,故通称为痔疮。痔疮为成年人多发病,故有"十人九痔"之说。本病多与久坐久立、负重远行、饮食不节、妊娠多产、泻痢日久、长期便秘等有关。以上因素均可导致湿热下注,使肛部筋脉横懈,而发为痔疮;病久可致脾气下陷。督脉过肛门,足太阳经别入于肛中,故本病主要与膀胱经、督脉有关。中医辨证:肛门部出现小肉状突出物,无症状或仅有异物感,伴有肛门处疼痛、肿胀和大便时出血,为湿热下注;若病久伴有脱肛、乏力者,为脾气下陷。本病宜辨清是内痔、外痔还是混合痔。发于肛门齿线以上者为内痔,齿线以下者为外痔,齿线上下均有者为混合痔。治以清热利湿、化瘀止血。主穴:飞扬、委中、承扶。辅穴:承山、次髎、二白、长强。配穴:便秘者,加支沟、大肠俞;脾虚气陷者,加脾俞、百会。

2. **腰痛** 本病病因病机、临床表现见前述。中医辨证为寒湿腰痛、湿热腰痛、瘀血腰痛、肾虚腰痛四型。治以疏经通络、活血止痛。主穴:飞扬、委中、承扶。辅穴:腰眼、阿是穴、大肠俞、腰俞。配穴:寒湿腰痛者,加腰阳关;瘀血腰痛者,加膈俞;湿热腰痛者,加阴陵泉;肾虚腰痛者,加肾俞、命门、志室。

六十、金门、仆参、承山、承筋

【来源】《针灸甲乙经·气乱于肠胃发霍乱吐下第四》云："霍乱转筋，金门、仆参、承山、承筋主之。"

【功能】金门为足太阳膀胱经腧穴、郄穴，具有平肝息风、舒筋活络、调气和血之功。仆参为足太阳膀胱经腧穴，具有通经活络、消肿止痛之效。承山乃足太阳膀胱经之别，通于肛门，具有通调腑气、凉血止血、疏经活络、消肿止痛之功。承筋亦为足太阳膀胱经腧穴，具有通经活络、活血止痛的功效。四穴配伍，疏经活络，消肿止痛。

【主治】①泄泻；②足跟痛；③脱肛。

【发挥】

1. **泄泻** 本病病因病机、临床表现见前述。本病临床可分为急性泄泻与慢性泄泻。急性泄泻治以除湿导滞、通调腑气。主穴：金门、仆参、承山、承筋。辅穴：天枢、上巨虚、阴陵泉、水分。配穴：寒湿者，加神阙，可配合用灸法；湿热者，加内庭；食滞者，加中脘。慢性泄泻治以健脾温肾、固本止泻。主穴：金门、仆参、承山、承筋。辅穴：神阙、天枢、足三里、公孙。配穴：脾虚者，加脾俞、太白；肝郁者，加太冲；肾虚者，加肾俞、命门。

2. **足跟痛** 是指由急性或慢性损伤引起的足跟部疼痛，常缠绵难愈。因职业关系长期站立于硬板地工作，或扁平足、跑跳过多等，足底筋膜、肌肉、韧带长期处于紧张状态，反复牵拉跟骨附着处，可引起足跟痛。本病的形成是以肝肾亏虚、气血失和、筋脉失养为基本因素，复因风、寒、湿邪侵袭及外伤、劳损等，致使气血阻滞足跟而成。中医辨证为寒湿凝滞、气虚血瘀、肝肾不足三型。治以疏经通络、化瘀止痛。主穴：金门、仆参、承山、承筋。辅穴：太溪、照海、昆仑、申脉、悬钟、阿是穴。配穴：寒湿凝滞经脉，痛及小腿，加阳陵泉；气虚，加脾俞、足三里；血瘀，加膈俞、太冲；肝肾不足，加肝俞、肾俞、复溜。

3. **脱肛** 是指直肠下端脱出肛门之外而言，常见于老人、小儿和多产妇女。脱肛除了与大肠有关以外，还与肺、胃、脾、肾等脏腑有关。肺与大肠相表里，脾胃为气血生化之源，肾开窍于二阴，主一身之元气，以上脏腑有病变都可能影响大肠，发生脱肛。脱肛病机不外虚实两端。若久痢、久泻、久咳及妇女生育过多，体质虚弱，劳伤耗气，中气不足，以致气虚下陷，固摄失司，而致脱肛；小儿先大不足，气血未旺，或年老体衰，或滥用苦寒攻伐药物，亦能导致真元不足，关门不固，而致脱肛。实者多因便秘、痔疮等病，湿热郁于直肠，局部肿胀，里急后重，排便过度努责，约束受损，而致脱肛。中医辨证：发病缓慢，初起仅在大便时感觉肛门坠胀，肠端轻度脱出，便后自行回纳，日久失治，脱肛日趋严重，稍劳即发，脱垂后收摄无力，须用手帮助回纳，面色萎黄，神疲乏力，头晕心悸，舌淡，苔白，脉细弱，为中气下陷；便前自觉肛门坠胀，便意频急，以求通便为快，于是努责不遗余力，迫使直肠脱垂，局部有红肿热感，腹胀，小便黄赤，舌红，苔腻，脉滑数，为湿热下注。治以升提固脱。主穴：金门、仆参、承山、承筋。辅穴：百会、长强、大肠俞。配穴：中气下陷者，加脾俞、气海、足三里；湿热下注者，加阴陵泉、飞扬；肺气不足，加肺俞；肾气不足，加肾俞、三阴交。

六十一、金门、仆参

【来源】《针灸甲乙经·小儿杂病第十一》云："小儿马痫，仆参及金门主之。"

【功能】二穴配伍，加强疏经活络、消肿止痛之功效。

【主治】痫病。

【发挥】本病病因病机、临床表现见前述。本病分为发作期和休止期。休止期又分痰火扰神、风痰闭阻、心脾两虚、肝肾阴虚、瘀阻脑络五型。发作期治以醒脑开窍。主穴：仆参、金门。辅穴：内关、水沟、百会、后溪、涌泉、肝俞、膈俞。休止期治以豁痰开窍、息风定痫。主穴：仆参、金门。辅穴：印堂、鸠尾、间使、太冲、丰隆、肝俞、膈俞。配穴：痰火扰神者，加曲池、神门、内庭；风痰闭阻者，加合谷、阴陵泉、风池；心脾两虚者，加心俞、脾俞、足三里；肝肾阴虚者，加肾俞、太溪、三阴交；瘀阻脑络者，加内关。

六十二、京骨、中封、绝骨

【来源】《针灸甲乙经·热在五脏发痿第四》云："痿厥，身体不仁，手足偏小，先取京骨，后取中封、绝骨，皆泻之。"

【功能】京骨为足太阳膀胱经腧穴，具有疏风清热、清利头目之效。中封为足厥阴肝经腧穴，乃本经脉气所行，为经金穴，具有通经活络之功。绝骨（悬钟）属足少阳胆经，是八会穴之髓会，具有疏肝理气、祛风止痛、通经活络之效。三穴配伍，祛风止痛、通经活络作用更强。

【主治】痿证。

【发挥】本病病因病机、临床表现见前述。中医辨证为肺热伤津、湿热浸淫、脾胃虚弱、肝肾亏损。治以祛邪通络、濡养筋脉。主穴：京骨、中封、绝骨。辅穴：上肢，加曲池、合谷、颈胸部夹脊穴；下肢，加髀关、伏兔、足三里、阳陵泉、三阴交、腰部夹脊穴。配穴：肺热伤津，加尺泽、肺俞、二间；湿热浸淫，加阴陵泉、大椎、内庭；脾胃虚弱，加中脘、脾俞；肝肾亏损，加肝俞、肾俞。

六十三、京骨、昆仑、然谷

【来源】《针灸甲乙经·寒气客于五脏六腑发卒心痛胸痹心疝三虫第二》云："厥心痛，与背相引，善瘛，如从后触其心，身伛偻者，肾心痛也。先取京骨、昆仑，发针立已，不已取然谷。"

【功能】京骨、昆仑见前述。然谷系足少阴肾经腧穴，本经荣穴，具有滋阴补肾、退热除烦、疏理下焦之用。三穴伍用，相互制约，相互为用，表里相配，其效益彰。

【主治】胸痹。

【发挥】本病病因病机、临床表现见前述。中医辨证为心血瘀阻、气滞心胸、痰浊闭阻、寒凝心脉、心肾阴虚、气阴两虚、心肾阳虚七型。治以通阳行气、活血止痛。主穴：京骨、昆仑、然谷。辅穴：膻中、内关、阴郄、三阴交。配穴：心血瘀阻，加血海；气滞心胸，加合谷；痰浊闭阻，加丰隆；寒凝心脉，加膻中；心肾阴虚，加心俞、肾俞；气阴两虚，加气海、三阴交；心肾阳虚，加关元、命门。

六十四、申脉、京骨、照海

【来源】《针灸甲乙经·阳厥大惊发狂痫第二》云："癫狂，互引僵仆，申脉主之。先取阴跷，后取京骨、头上五行。"

【功能】申脉、京骨同为足太阳膀胱经腧穴，申脉具有通络宁神之功，京骨具有疏风清热、清利头目之效。照海系足少阴肾经腧穴，系阴跷脉所生之处，也是八脉交会穴，通于阴跷，有通经活络、清热泻火、利咽喉、安心神之效。三穴配伍，清热凉血，疏风通络。

【主治】癫狂。

【发挥】本病是癫证、狂证的总称，其病因病机、临床表现见前述。癫证分肝郁气滞、痰气郁结、心脾两虚三型。狂证分痰火扰神、火盛伤阴、气血瘀滞三型。癫证者治以理气豁痰、醒神开窍。主穴：申脉、京骨、照海。辅穴：内关、水沟、太冲、丰隆、后溪。配穴：肝郁气滞者，加行间、膻中；痰气郁结者，加中脘、阴陵泉；心脾两虚者，加心俞、脾俞；哭笑无常者，加间使、百会；纳呆者，加足三里、三阴交。狂证治以清心泻火、开窍安神。主穴：申脉、京骨、照海。辅穴：内关、水沟、大陵、神门、中冲。配穴：痰火扰神者，加内庭、曲池、丰隆；火盛伤阴者，加行间、太溪、三阴交；气血瘀滞者，加血海、膈俞。

六十五、至阴、金门

【来源】《针灸甲乙经·缪刺第三》云："邪客于足太阳之络，令人头项痛，肩痛。刺足小指爪甲上与肉交者，立已。不已，刺外踝下，左取右，右取左，如食顷已。"

【功能】至阴为足太阳膀胱经腧穴，乃本经脉气所出，为井金穴，具有祛风止痒、宣通气机、疏通经络、调整阴阳、清头明目、矫正胎位之效。金门为足太阳膀胱经腧穴、郄穴，阳维脉之别属，既有平肝息风救急之功，又有调气和血、舒筋活络之力。二穴配伍，舒筋通络、调和气血之力更强。

【主治】①头痛；②胎位不正；③滞产。

【发挥】

1. 头痛 分外感和内伤两大类。内伤头痛多用本法治疗。治以疏通头窍、通络止痛。主穴：至阴、金门。辅穴：风池、阿是穴、太阳、合谷、列缺、神庭。配穴：肝阳头痛，加期门、行间；痰浊头痛，加中脘、丰隆；瘀血头痛，加膈俞、委中；血虚头痛，加足三里、三阴交；肾虚头痛，加肝俞、肾俞、太冲、太溪；眩晕者，加四神聪；耳鸣如蝉，加听会、率谷；呕吐者，加内关；便秘者，加天枢；阳明头痛者，加印堂、头维；少阳头痛者，加率谷、绝骨；太阳头痛者，加天柱、后溪；厥阴头痛者，加四神聪、内关；头痛缓解后，酌灸肝俞、脾俞、气海等穴；五心烦热甚者，可加劳宫、涌泉。

2. 胎位不正 胎位是指胎儿先露的指定部位与母体骨盆前、后、左、右的关系，正常胎位多为枕前位。胎位不正是指妊娠30周后经产前检查，发现臀位、横位、枕后位、颜面位等，谓之胎位不正，其中以臀位为常见。胎位不正如果不纠正，分娩时可造成难产。妇人以血为本，若孕妇气血充沛、气机通畅，则胎位正常，若孕妇体虚，正气不足，无力安正胎位；或孕妇情志抑郁，气机不畅，也可使胎位难以回转成正位。胎位不正在临床上多无自觉症状，可通过妊娠后期腹壁或肛门检查而发现。在临产时常表现为宫颈扩张缓慢、宫缩不强、产程延长，或胎膜早破、脐带脱出、胎儿窘迫或死亡，有的可发生子宫破裂或产道损伤。治以调整胎位。主穴：至阴、金门。辅穴：膻中、膈俞。配穴：纳差乏力者，加足三里、三阴交；腰酸者，加肾俞、太溪。

3. **滞产** 自分娩开始至宫口完全张开为第一产程，在此期间如果子宫收缩不能逐渐增强，使第一产程时间超过 24 小时，称为滞产，古代称"产难""子难"等。若产妇气血充沛、气机通畅，则分娩顺利。若产妇素体虚弱，产时用力不当，耗气伤力，则可导致气血虚弱，使分娩时久产不下；若产妇精神过度紧张，或产前安逸少动，使气机不展，气血运行不畅，分娩时虽然宫缩较强，但间歇不匀，也可造成久产不下，而延长产程。由此可见，本病有虚有实。中医辨证：临产浆水已下，胎儿久久不能娩出，兼见腰腹剧痛，宫缩虽强，但间歇不匀，产程进展缓慢，或下血暗红、量少，产妇精神紧张，胸脘胀闷，时欲泛恶，舌质暗红，脉沉实，为气滞；若见阵缩微弱，间歇时间较长，持续时间较短，产程进展缓慢，下血量多、色淡、面色苍白，精神疲倦，心悸气短，舌淡，苔薄白，脉虚大或沉细，为气虚。治以调理气血。主穴：至阴、金门。辅穴：合谷、三阴交。配穴：气滞者，加次髎、昆仑；烦躁者，加神门、太冲、内关；气虚者，加足三里、太溪。

六十六、大杼、天柱、足通谷、束骨

【来源】《针灸甲乙经·阴阳清浊顺治逆乱大论第四》云："气在于头者，取之天柱、大杼，不知，取足太阳之荥俞。"

【功能】大杼、天柱、足通谷见前述。束骨为足太阳膀胱经腧穴，乃本经脉气所注，为俞木穴，位居足末，具有疏通经络、解表散邪之效。四穴配伍，同经相配，加强疏经通络、疏风解表之功。

【主治】①头痛；②目眩。

【发挥】

1. **头痛** 分为外感和内伤两大类。本法多用于内伤头痛的治疗。治以疏通头窍、通络止痛。主穴：大杼、天柱、足通谷、束骨。辅穴：风池、阿是穴、太阳、合谷、列缺、神庭。配穴：肝阳头痛，加期门、行间；痰浊头痛，加中脘、丰隆；瘀血头痛，加膈俞、委中；血虚头痛，加足三里、三阴交；肾虚头痛，加肝俞、肾俞、太冲、太溪；眩晕者，加四神聪；耳鸣如蝉，加听会、率谷；呕吐者，加内关；便秘者，加天枢；阳明头痛者，加印堂、头维；少阳头痛者，加率谷、绝骨；太阳头痛者，加后溪；厥阴头痛者，加四神聪、内关；头痛缓解后，酌灸肝俞、脾俞、气海等穴；五心烦热甚者，可加劳宫、涌泉。

2.**目眩** 是以眼前发黑、视物昏花迷乱为主的一种病症，多由肝肾精血不足、肝阳风火、痰浊上扰等所致。治以滋补肝肾、益气补血、明目。主穴：大杼、天柱、足通谷、束骨。辅穴：肝俞、肾俞、睛明、风池、光明。配穴：肝肾阴虚，加太溪、太冲；气血两虚，加四白、三阴交、足三里、脾俞、胃俞。

六十七、胃俞、胆俞、膀胱俞

【来源】《针灸甲乙经·阴阳相移发三疟第五》云："风疟，发则汗出恶风，刺足三阳经背俞之血者。"

【功能】胃俞为足太阳膀胱经腧穴，具有和胃消滞、补虚扶中之功。胆俞为足太阳膀胱经腧穴，具有清泄肝胆、疏调肝气、行气活血之功。膀胱俞为足太阳膀胱经腧穴，具有通调水道、补肾固摄之效。三穴配伍，同经相配，共奏疏肝和胃、活血通络之功。

【主治】①疟疾；②腹痛。

【发挥】

1.**疟疾** 本病病因病机、临床表现见前述。中医辨证为正疟、温疟、寒疟、热瘴、冷瘴、劳疟。治以和解少阳、截疟祛邪。主穴：胃俞、胆俞、膀胱俞。辅穴：大椎、后溪、曲池、委中、足三里。配穴：疟疾发作时，加十宣点刺出血；邪郁少阳，加液门、间使；暑热内郁，加外关；暑湿内蕴，加中脘、气海；脘闷纳呆、腹胀便溏者，加公孙、内关。

2.**腹痛** 本病病因病机、临床表现见前述。中医辨证为寒邪内积、湿热壅滞、饮食积滞、肝郁气滞、瘀血内停、中虚脏寒六型。治以散寒温里、理气止痛。主穴：胃俞、胆俞、膀胱俞。辅穴：下脘、足三里、天枢、关元。

配穴：寒邪内积，加灸神阙；湿热壅滞，加阴陵泉、大都；饮食积滞，加里内庭、建里；肝郁气滞，加太冲、期门；瘀血内停，加膈俞、三阴交；中虚脏寒，加脾俞、章门、中脘；痛甚者，加梁丘；少腹痛，加阳陵泉、地机；下少腹痛，加上巨虚、昆仑；口苦、舌红甚者，加侠溪；脘腹胀满、苔厚腻者，加阴陵泉；厌食，挑四缝；嗳气甚者，加内关、膻中；心悸气短者，加内关、神门。

六十八、膈俞、譩譆

【来源】《针灸甲乙经·阳受病发风第二》云："大风汗出，膈俞主之，又譩譆主之。"

【功能】二穴配伍，同经相配，理气通络，益气宣肺。

【主治】汗证。

【发挥】汗证，包括自汗和盗汗，是指由于阴阳失调，腠理不固，而致汗液外泄失常的病症。其中，不因外界环境因素的影响，而白昼时时汗出，动则益甚者，称为自汗；睡时汗出，醒来自止者，称为盗汗。自汗、盗汗作为症状，既可单独出现，也可由其他疾病引起者，常伴见于其他疾病过程中。自汗、盗汗的病因主要有病后体虚、表虚受风、思虑烦劳过度、情志不畅、嗜食辛辣等。其病机主要是阴阳失调，腠理不固，以致汗液外泄失常。中医辨证：汗出恶风，稍劳汗出尤甚，或表现半身、某一局部出汗，易于感冒，体倦乏力，周身酸楚，面色㿠白少华，苔薄白，脉细弱，属肺卫不固；自汗或盗汗，心悸少寐，神疲气短，面色不华，舌质淡，脉细，属心血不足；夜寐盗汗，或有自汗，五心烦热，或兼午后潮热，两颧色红，口渴，舌红少苔，脉细数，属阴虚火旺；蒸蒸汗出，汗黏，汗液易使衣服黄染，面赤烘热，烦躁，口苦，小便色黄，舌苔薄黄，脉象弦数，属邪热郁蒸。治以益气养阴、清里泄热、调和营卫。主穴：膈俞、譩譆。辅穴：风池、大椎、曲池、气海、尺泽、肾俞、复溜、足三里、合谷。配穴：肺卫不固，加肺俞、风门；心血不足，加内关、阴郄；阴虚火旺，加太溪、太冲；

邪热郁蒸,加十宣、水沟;烦躁,加百会、神庭、大陵;口苦,加内关、阳陵泉。

六十九、志室、胃俞、胃仓

【来源】《针灸甲乙经·气乱于肠胃发霍乱吐下第四》云:"霍乱,刺俞旁五,足阳明及上旁三。"

【功能】志室、胃俞见前述。胃仓为足太阳膀胱经腧穴,可健脾和胃、理气消滞。三穴配伍,同经相配,增强疗效。

【主治】霍乱。

【发挥】霍乱是一种急性腹泻疾病,病发高峰期在夏季,能在数小时内造成脱水,甚至死亡。本病多因饮食不节,进食生冷不洁之物,损伤脾胃,运化失常;或湿热、暑热之邪,客于肠胃,脾受湿困,气机不利,肠胃运化及传导功能失常所致。治以除湿导滞、通调腑气。主穴:志室、胃俞、胃仓。辅穴:中脘、天枢、上巨虚、合谷、水分。配穴:腹痛,加神阙、足三里;伴发热,加大椎、至阳;伴呕吐,加内关、公孙;胸胁痞闷,加内关;脐腹冷痛,加神阙、关元。

七十、足通谷、攒竹

【来源】《针灸甲乙经·欠哕唏振寒噫嚏軃泣出太息漾下耳鸣啮舌善忘善饥第一》云:"阳气和利,满于心,出于鼻,故为嚏,补足太阳荥、眉本。"

【功能】足通谷见前述。攒竹为足太阳膀胱经腧穴,具有宣泄太阳、清热明目、祛风散邪、通络止痛之功。二穴配伍,同经相配,增强疗效。

【主治】①感冒;②麦粒肿。

【发挥】

1.感冒 本病病因病机、临床表现见前述。中医辨证有风寒束表、风热犯表、暑湿伤表之别,亦有体虚感冒者。治以疏风解表。主穴:足通谷、攒竹。辅穴：列缺、风门、风池、合谷、外关、大椎。配穴：风寒束表者，加肺俞、尺泽；风热犯表者，加曲池、鱼际；暑湿伤表者，加中脘、阴陵泉；体虚感冒者，加足三里；头痛，加印堂、太阳；咽喉肿痛者，加少商；咳嗽者，加天突；恶心呕吐者，加内关；鼻塞者，加迎香。

2.麦粒肿　是指胞睑生小疖肿，形似麦粒，易于溃脓的眼病，又称"针眼""眼丹"等。本病每因脾胃蕴热，或心火上炎，又复外感风热，积热与外风相搏，气血瘀阻，火热结聚，以致眼睑红肿，熟腐化为脓液。中医辨证：病起始则睑缘局限性红肿硬结，疼痛和触痛，继则红肿渐形扩大，数日后硬结顶端出现黄色脓点，破溃后脓自流出，兼见局部微肿痒痛，伴头痛发热、全身不舒，苔薄白，脉浮数，为外感风热；若局部红肿灼痛，伴有口渴口臭、便秘，苔黄，脉数，为脾胃蕴热。治以疏风清热、解毒散结。主穴：足通谷、攒竹。辅穴：太阳、鱼腰、风池。配穴：脾胃蕴热者，加曲池、承泣、三阴交、四白；外感风热者，加合谷、丝竹空、行间。

七十一、涌泉、廉泉、阴陵泉

【来源】《针灸甲乙经·六经受病发伤寒热病第一》云："热病夹脐急痛，胸胁满，取之涌泉与阴陵泉，以第四针针嗌里。"

【功能】三穴配伍，窍开神安，脾胃得舒。

【主治】①腹痛；②胁痛。

【发挥】

1.腹痛　本病病因病机、临床表现见前述。中医辨证为寒邪内积、湿热壅滞、饮食积滞、肝郁气滞、瘀血内停、中虚脏寒六型。治以通调腑气、缓急止痛。主穴：涌泉、廉泉、阴陵泉。辅穴：中脘、天枢、三阴交、太冲。配穴：寒邪内积，加神阙、公孙；湿热壅滞，加内庭；饮食积滞，加里内庭、建里；肝郁气滞，加太冲、期门；瘀血内停，加曲泉、血海；中虚脏寒，加脾俞、胃俞、章门。

2.胁痛　是以一侧或两侧胁肋部疼痛为主要表现的病症。胁，指侧腹部，为腋以下至第十二肋骨部的统称。本病主要责之于肝胆，因为肝位于胁下，其经脉布于两胁，又胆附于肝，与肝呈表里关系，其脉亦循于肝。肝为刚脏，主疏泄，性喜条达，主藏血，体阴而用阳，若因情志不遂、饮食不节、跌仆损伤、久病体虚等因素，使肝疏泄不及，肝郁气滞，脾土壅滞，湿自内生；或气郁日久，气滞及血，瘀血停积；或肝肾亏损，血不荣络等，均可导致胁痛。其病机变化可归结为"不通则痛"和"不荣则痛"两个方面，病性有虚有实，以实证多见。实证中以气滞、血瘀、湿热为主，三者又以气滞为先。虚证多属阴血亏虚，肝失所养。虚实之间可相互转化，故临床可见虚实夹杂之证。中医辨证：两侧胁肋胀痛，走窜不定，甚则连及胸肩背，且情志激惹则痛剧，胸闷、善太息而得嗳气稍舒，伴有纳呆、脘腹胀满，舌苔薄白，脉弦，属肝气郁结；胁肋刺痛，痛处固定而拒按，入夜更甚，或面色晦暗，舌质紫暗，脉沉弦，属瘀血阻络；胁肋胀痛，触痛明显而拒按，或牵及肩背，伴有纳呆恶心、厌食油腻、口苦口干、腹胀尿少，或有黄疸，舌苔黄腻，脉弦滑，属肝胆湿热；胁肋隐痛，绵绵不已，遇劳加重，口干咽燥，心中烦热，两目干涩，头晕目眩，舌红少苔，脉弦细数，属肝络失养。治以疏肝利胆、通络止痛。主穴：涌泉、廉泉、阴陵泉。辅穴：期门、支沟、阳陵泉、足三里、太冲、日月。配穴：肝气郁结，加合谷；瘀血阻络，加膈俞、三阴交；肝胆湿热，加中脘；肝络失养，加肝俞、胆俞、三阴交；呕恶，加内关；头晕，加百会。

七十二、涌泉、昆仑

【来源】《针灸甲乙经·肾小肠受病发腹胀腰痛引背少腹控睾第八》云："邪在肾，则病骨痛阴痹。阴痹者，按之而不得，腹胀腰痛，大便难，肩背颈项强痛，时眩。取之涌泉、昆仑，视有血者，尽取之。"

【功能】二穴伍用，一表一里，一阴一阳，上病下取，相互生存，相互制约，醒脑开窍、通络止痛、活血行瘀、强健腰膝之功益彰。

【主治】①痹证；②腰痛。

【发挥】

1.**痹证**　本病病因病机、临床表现见前述。本病因感邪偏盛的不同，可分为行痹、痛痹、着痹、热痹。本病日久不愈，气血运行不畅，血滞而为瘀，津停而为痰，可致瘀血痰浊痹阻经络；或病久耗伤气血阴阳，可呈现气血亏虚、肝肾两虚的证候。治以祛邪通痹止痛。主穴：涌泉、昆仑。辅穴：阿是穴。配穴：行痹者，加太白、血海；痛痹者，加关元；着痹者，加阴陵泉、足三里；热痹者，加大椎、曲池；痰瘀痹阻者，加丰隆、血海、三阴交；肝肾两虚者，加肝俞、肾俞。

2.**腰痛**　又称"腰脊痛"，是指因外感、内伤或闪挫导致腰部气血运行不畅，或失于濡养，引起腰脊或脊旁部位疼痛为主要症状的一种病症。腰为肾之府，故腰痛与肾的关系最密切。本病多由居处潮湿，或劳作汗出当风，衣着单薄，或冒雨着凉，或暑夏贪凉，腰府失护，风、寒、湿、热之邪乘虚侵入，阻滞经脉，气血运行不畅而发腰痛；先天禀赋不足，加之劳役负重，或久病体虚，或房室不节，以致肾之精气虚亏，腰府失养，可致腰痛；举重抬高，暴力扭转，坠堕跌打，或体位不正，用力不当，屏气闪挫，导致腰部经络气血运行不畅，气血阻滞不通，瘀血留着而发生疼痛。腰为肾之府，是肾之精气所溉之域，与膀胱相表里，任、督、冲、带脉均布其间，故内伤不外乎肾虚，而外感风、寒、湿、热诸邪，常因肾虚而客，否则虽感外邪，亦不致腰痛。另外，劳力扭伤，则和瘀血有关，临床亦不鲜见。肾虚是腰痛的发病关键，风、寒、湿、热的痹阻不行，常因肾虚而客。中医辨证：腰部冷痛重着，转侧不利，逐渐加重，静卧痛不减，阴雨天则加重，苔白腻，脉迟缓，属寒湿腰痛。腰部弛痛，痛处热感，暑湿阴雨天加重，活动后或可减轻，小便短赤，苔黄腻，脉濡数或弦数，属湿热腰痛。腰痛如刺，痛有定处，日轻夜重，痛处拒按，舌质暗紫，或有瘀斑，脉涩，属瘀血腰痛。腰痛酸软，喜揉喜按，腿膝无力，遇劳更甚，卧则减轻，反复发作，属肾虚腰痛，偏阳虚者，少腹拘急，面色㿠白，手足不温，少气乏力，舌淡，脉沉细；偏阴虚者，则心烦失眠，口燥咽干，面色潮红，手足心热，舌红少苔，脉弦细数。治以祛邪补肾、活络止痛。主穴：涌泉、昆仑。辅穴：腰眼、阿是穴、大肠俞、委中。配穴：寒湿腰痛者，加腰阳关；湿热腰痛者，加阴陵泉；瘀血腰痛者，加膈俞；肾虚腰痛者，加肾俞、命门、志室。

七十三、然谷、太溪

【来源】《针灸甲乙经·寒气客于五脏六腑发卒心痛胸痹心疝三虫第二》云："厥心痛，如锥针刺其心，心痛甚者，脾心痛也，取然谷、太溪。"

【功能】然谷以滋阴为主，太溪以补肾为要。然谷突出一个"滋"字；太溪侧重一个"补"字。二穴伍用，滋阴补肾，相互促进，相互为用，滋肾阴、退虚热、利三焦之功益彰。

【主治】①胸痹；②癃闭；③阳痿；④腰肌劳损。

【发挥】

1. 胸痹 本病病因病机、临床表现见前述。中医辨证为心血瘀阻、气滞心胸、痰浊闭阻、寒凝心脉、心肾阴虚、气阴两虚、心肾阳虚七型。治以祛邪扶正、通脉止痛。主穴：然谷、太溪。辅穴：内关、郄门、神门、厥阴俞、巨阙。配穴：心血瘀阻，加血海；气滞心胸，加合谷；痰浊闭阻，加丰隆；寒凝心脉，加膻中；心肾阴虚，加心俞、肾俞；气阴两虚，加气海、三阴交；心肾阳虚，加关元、命门。

2. 癃闭 本病的病因病机见前述。其病理性质有虚实之分，膀胱湿热、肺热气壅、肝郁气滞、尿路阻塞，以致膀胱气化不利者，为实证；脾气不升，肾阳衰惫，导致膀胱气化无权者，为虚证。但各种原因常互相关联，或彼此兼夹，如肝郁气滞可以化火伤阴，若湿热久恋又易灼伤肾阴；肺热壅盛，则水液无以下注膀胱，若脾肾虚衰日久，气虚无力运化，而兼夹气滞血瘀，均可表现为虚实夹杂之证。中医辨证：小便点滴不通，或量极少而短赤灼热，小腹胀满，口苦口黏，或口渴不欲饮，或大便不畅，苔根黄腻，舌质红，脉数，属膀胱湿热；小便点滴不通，或点滴不爽，咽干，烦渴欲饮，呼吸短促，或有咳嗽，苔薄黄，脉数，属肺热壅盛；情志抑郁，或多烦善怒，小便不通或通而不畅，胁腹胀满，苔薄或薄黄，舌红，脉弦，属肝郁气滞；

小便点滴而下，或尿如细线，甚则阻塞不通，小腹胀满疼痛，舌质紫暗，或有瘀点，脉涩，属浊瘀阻塞；小腹坠胀，时欲小便而不得出，或量少而不畅，精神疲乏，食欲不振，气短而语声低细，舌质淡，苔薄，脉细弱，属脾气不刃；小便不通或点滴不爽，排出无力，面色白，神气怯弱，畏寒，腰膝冷而酸软无力，舌质淡，苔白，脉沉细而尺弱，属肾阳衰惫。实证治以清热利湿、行气活血。主穴：然谷、太溪。辅穴：秩边、阴陵泉、三阴交、中极、膀胱俞。配穴：膀胱湿热者，加委阳；肺热壅盛者，加尺泽；肝郁气滞者，加太冲、大敦；浊瘀阻塞者，加曲骨、次髎、血海。虚证治以温补脾肾、益气启闭。主穴：然谷、太溪。辅穴：秩边、关元、脾俞、三焦俞、肾俞。配穴：脾气不升者，加气海、足三里；肾阳衰惫者，加复溜；无尿意或无力排尿者，加气海、曲骨。

3. 阳痿　是指青壮年时期，由于虚损、思虑惊恐或湿热等原因，使宗筋失养而弛纵，引起阴茎萎弱不起，临房举而不坚的病症。本病由房劳纵欲过度，久犯手淫，以致精气虚损，命门火衰，引起阳事不举；或思虑忧郁，伤及心脾，惊恐伤肾，使气血不足，宗筋失养而导致阳痿；亦有湿热下注，宗筋受灼而弛纵者，但为数较少。中医辨证：阳事不举，不能进行正常性生活，阴茎勃起困难，时有滑精，头晕耳鸣，心悸气短，腰酸乏力，畏寒肢冷，舌淡白，脉细弱，为虚证；如阴茎勃起不坚，时间短暂，每多早泄，阴囊潮湿、臊臭，小便黄赤，舌苔黄腻，脉濡数，为实证。治以补益肾气。主穴：然谷、太溪。辅穴：关元、三阴交、肾俞。配穴：肾阳不足者，加命门；肾阴亏虚者，加复溜；心脾两虚者，加心俞、脾俞、足三里；惊恐伤肾者，加志室、胆俞；湿热下注者，加会阴、阴陵泉；气滞血瘀者，加太冲、血海、膈俞；失眠或多梦者，加内关、神门、心俞；食欲不振者，加中脘、足三里；腰膝酸软者，加命门、阳陵泉。

4. 腰肌劳损　是指腰部酸痛，时轻时重，反复发作，过劳加重，休息后有所缓解的一种疾患。本病多因寒湿阻络，气血阻滞，或腰部外伤，或积累性劳作，肾虚筋脉失养所致。治以益肾强腰、疏经通络。主穴：然谷、太溪。辅穴：肾俞、脾俞、三焦俞、气海俞、关元俞、膀胱俞。

七十四、然谷、谚语

【来源】《针灸甲乙经·太阳中风感于寒湿发痉第四》云："痉，互引身热，然谷、谚语主之。"

【功能】二穴相伍，一上一下，一表一里，一阴一阳，滋阴补肾、息风通络、益气补虚之功益彰。

【主治】①痉证；②痫病。

【发挥】

1. 痉证 本病病因病机、临床表现见前述。中医辨证为邪壅经络、肝经热盛、阳明热盛、心营热盛、痰浊阻滞、阴血亏虚六型。治以祛邪开窍、息风止痉。主穴：然谷、谚语。辅穴：肝俞、太冲、人中、合谷。配穴：邪壅经络，加外关；肝经热盛，加行间；阳明热盛，加内庭；心营热盛，加少府；痰浊阻滞，加丰隆；阴血亏虚，加膈俞。

2. 痫病 主要用于痫病休止期的治疗。休止期又分痰火扰神、风痰闭阻、心脾两虚、肝肾阴虚、瘀阻脑络五型。主穴：然谷、谚语。辅穴：内关、水沟、百会、后溪、涌泉。配穴：痰火扰神者，加曲池、神门、内庭；风痰闭阻者，加合谷、阴陵泉、风池；心脾两虚者，加心俞、足三里；肝肾阴虚者，加肾俞、太溪、三阴交；瘀阻脑络者，加内关。

七十五、然谷、太溪、太冲

【来源】《针灸甲乙经·六经受病发伤寒热病第一》云："热病烦心，足寒清多汗，先取然谷，后取太溪、大指间动脉，皆先补之。"

【功能】三穴配伍，具滋补肝肾、清利湿热之功。

【主治】汗证。

【发挥】汗证包括自汗和盗汗，皆因阴阳失调，腠理不固，而致汗液外泄失常。其病因病机、临床表现见前述。中医辨证为肺卫不固、心血不足、阴虚火旺、邪热郁蒸四型。治以祛邪益气养阴、调和营卫。主穴：然谷、太溪、太冲。辅穴：合谷、内关。配穴：肺卫不固，加外关、风门；心血不足，加膈俞、心俞；阴虚火旺，加复溜、照海；邪热郁蒸，加大椎、委中。

七十六、太溪、冲阳

【来源】《针灸甲乙经·太阳中风感于寒湿发痉第四》云："痉，先取太溪，后取太仓之原主之。"《针灸甲乙经·气乱于肠胃发霍乱吐下第四》云："霍乱，泄出不自知，先取太溪，后取太仓之原。"

【功能】肾为水脏，主藏精，为先天之本。太溪系足少阴肾经原穴，有滋肾阴、退虚热、调补肾气、通利三焦、强健腰膝之功。冲阳系足阳明胃经原穴，是脏腑元气经过和留止的部位，具有安神宁志、理气和胃之功。二穴伍用，调补肾气，理气和胃，安神宁志，能使三焦元气通达，从而发挥其维护正气、抗御病邪的作用。

【主治】①痉证；②泄泻；③不寐。

【发挥】

1. **痉证**　本病病因病机、临床表现见前述。中医辨证为邪壅经络、肝经热盛、阳明热盛、心营热盛、痰浊阻滞、阴血亏虚六型。治以祛邪开窍、息风止痉。主穴：太溪、冲阳。辅穴：肝俞、太冲、人中、合谷。配穴：邪壅经络，加外关；肝经热盛，加行间；阳明热盛，加内庭；心营热盛，加少府；痰浊阻滞，加丰隆；阴血亏虚，加膈俞。

2. **泄泻**　本病病因病机、临床表现见前述。治以运脾化湿、祛邪止泻。主穴：太溪、冲阳。辅穴：天枢、足三里、公孙、上巨虚、阴陵泉、水分。配穴：寒湿者，加神阙，可配合用灸法；湿热者，加内庭；食滞者，加中脘；脾虚者，加脾俞、太白；肝郁者，加太冲；肾虚者，加肾俞、命门。

3. **不寐**　亦称失眠或"不得眠""不得卧""目不瞑"，是指经常不能获得正常睡眠为特征的一种病症。不寐的证情轻重不一，轻者有入寐困难，有寐而易醒，有醒后不能再寐，亦有时寐时醒等，严重者则整夜不能入寐。饮食不节，肠胃受伤，宿食停滞，酿为痰热，壅遏于中，痰热上扰，胃气不和，以致不得安寐；喜、怒、哀、乐等情志过极，均可导致脏腑功能的失调，而发生不寐病症；思虑劳倦太过，伤及心脾，心伤则阴血暗耗，神不守舍，脾伤则食少纳呆，生化之源不足，营血亏虚，不能上奉于心，以致心神不安。本病的基本病机总属阳盛阴衰，阴阳失交，其病位主要在心，与肝、脾、肾关系密切。不寐的病理变化一为阴虚不能纳阳，一为阳盛不得入于阴，因为阴阳气血之来源，由水谷之精微所化，上奉于心，则心得所养；受藏于肝，则肝体柔和；统摄于脾，则生化不息；调节有度，化而为精，内藏于肾，肾精上承于心，心气下交于肾，则神志安宁。若暴怒、思虑、忧郁、劳倦等伤及诸脏，精血内耗，彼此影响，每多形成顽固性不寐。中医辨证：不寐，性情急躁易怒，不思饮食，口渴喜饮，目赤口苦，小便黄赤，大便秘结，舌红苔黄，脉弦而数，属肝火扰心；不寐头重，痰多胸闷，恶食嗳气，吞酸恶心，心烦口苦，目眩，苔腻而黄，脉滑数，属痰热扰心；多梦易醒，心悸健忘，头晕目眩，肢倦神疲，饮食无味，面色少华，舌淡，苔薄，脉细弱，属心脾两虚；心烦不寐，心悸不安，头晕，耳鸣，健忘，腰酸梦遗，五心烦热，口干津少，舌红，脉细数，属心肾不交；不寐多梦，易于惊醒，胆怯心悸，遇事善惊，气短倦怠，小便清长，舌淡，脉弦细，属心胆气虚。治以调理跷脉、安神利眠。主穴：太溪、冲阳。辅穴：照海、申脉、神门、印堂、四神聪。配穴：肝火扰心者，加行间、侠溪；痰热扰心者，加丰隆、内庭、曲池；心脾两虚者，加心俞、脾俞、足三里；心肾不交者，加水泉、心俞、脾俞；心胆气虚者，加丘墟、心俞、内关。

七十七、照海、横骨

【来源】《针灸甲乙经·六经受病发伤寒热病第一》云："目痛引眦，少腹偏痛，脊呕瘛疭，视昏嗜卧，照海主之，泻左阴跷，取足左右少阴俞，先刺阴跷，后刺少阴，气在横骨上。"

《针灸甲乙经·阳受病发风第二》云："偏枯不能行，大风默默，不知所痛，视如见星，溺黄，小腹热，咽干，照海主之。泻在阴跷，右少阴俞。先刺阴跷，后刺少阴。在横骨中。"

【功能】照海见前述。横骨系足少阴肾经与冲脉之会穴，有滋肾清热、通调下焦气机、调补肝肾之功。二穴伍用，清热利湿、利咽泻火、通经络、补肝肾、安心神、通调下焦之力益彰。

【主治】①目赤肿痛；②中风；③痉证。

【发挥】

1.**目赤肿痛**　本病病因病机、临床表现见前述。中医辨证为外感风热、肝胆火盛二型。治以清泄风热、消肿定痛。主穴：照海、横骨。配穴：合谷、风池、睛明、太阳。配穴：外感风热者，加少商、上星；肝胆火盛者，加行间、侠溪。

2.**中风**　本病病因病机、临床表现见前述。中医辨证为中经络、中脏腑二型。中经络分为肝阳暴亢、风痰阻络、痰热腑实、气虚血瘀、阴虚风动五型。中脏腑分为闭证和脱证。中经络治以醒脑开窍、滋补肝肾、疏通经络。主穴：照海、横骨。辅穴：内关、水沟、三阴交、极泉、尺泽、委中。配穴：肝阳暴亢，加太冲、太溪；风痰阻络，加丰隆、合谷；痰热腑实，加曲池、内庭、丰隆；气虚血瘀，加气海、血海、足三里；阴虚风动，加太溪、风池；口角歪斜，加颊车、地仓；上肢不遂，加肩髃、手三里、合谷；下肢不遂，加环跳、阳陵泉、阴陵泉、风市；头晕，加风池、完骨、天柱；足内翻，加丘墟透照海；便秘，加水道、归来、丰隆、支沟；复视，加风池、天柱、睛明、球后；尿失禁、尿潴留，加中极、曲骨、关元。中脏腑治以醒脑开窍、启闭固脱。主穴：照海、横骨。辅穴：内关、水沟。配穴：闭证，加十二井穴、太冲、合谷；脱证，加关元、气海、神阙。

3.**痉证**　本病病因病机、临床表现见前述。治以醒脑开窍、息风止痉。主穴：照海、横骨。辅穴：水沟、内关、合谷、太冲。配穴：发热者，加大椎、曲池；神昏者，加十宣、涌泉；痰盛者，加阴陵泉、丰隆；血虚者，加血海、足三里。

七十八、照海、大敦

【来源】《针灸甲乙经·太阳中风感于寒湿发痉第四》云："痉，取之阴跷及三毛上，及血络出血。"

【功能】肾主水、藏精，又为命门火所寄，故称水火之脏，为先天之本。照海系足少阴肾经腧穴，阴跷脉从内踝下照海穴分出，古人还有阴阳跷脉"分主一身左右之阴阳"之说，具有滋补肾阴、清热降火、通经活络、利咽喉、安心神的作用。肝为风木之脏，内寄相火，而性喜条达，且有储藏血液的功能。大敦系足厥阴肝经之井穴，有调肝肾、通经络、开神窍、回阳救逆之功。二穴相配，一肝一肾，一精一血，一水一木，母子相生，肝肾同源，精血同源，相互制约，相生相克，起到滋肝补肾、清热利咽、通经活络、养心安神的作用。

【主治】痉证。

【发挥】本病病因病机、临床表现见前述。中医辨证为邪壅经络、肝经热盛、阳明热盛、心营热盛、痰浊阻滞、阴血亏虚六型。治以祛邪开窍、息风止痉。主穴：照海、大敦。辅穴：肝俞、太冲、人中、合谷、太溪、冲阳。配穴：邪壅经络，加外关；肝经热盛，加行间；阳明热盛，加内庭；心营热盛，加少府；痰浊阻滞，加丰隆；阴血亏虚，加膈俞。

七十九、复溜、至阴

【来源】《针灸甲乙经·阴阳相移发三疟第五》云："疟脉小实急，灸胫少阴，刺指井。"

【功能】复溜系足少阴肾经腧穴，乃本经脉气所行，为经金穴，有滋肾祛湿、回阳救逆、利水消肿之效。至阴见前述。二穴伍用，一阴一阳，一表一里，一脏一腑，相互资生，相互制约，滋肾润燥、利水消肿、调整阴阳之功益彰。

【主治】①疟疾；②不孕症。

【发挥】

1. **疟疾** 本病病因病机、临床表现见前述。中医辨证为正疟、温疟、寒疟、热瘴、冷瘴、劳疟。治以和解少阳、祛邪截疟。主穴：复溜、至阴。辅穴：大椎、间使、后溪。配穴：正疟者，加日月、外关；温疟者，加曲池、外关、陶道，点刺商阳出血；寒疟者，加至阳、期门；热瘴者，加至阳；冷瘴者，加外关、风池；劳疟者，加痞根、章门、太冲；呕吐甚者，加内关、公孙；高热者，可配十宣、委中；汗出不畅者，加合谷；腹痛腹泻者，加天枢、气海、足三里；神昏谵语者，加人中、中冲、劳宫、涌泉；烦热盗汗者，加太溪；倦怠自汗者，加关元、气海；唇甲色白者，加膈俞、脾俞、三阴交。

2. **不孕症** 又称绝子、无子，指育龄妇女未避孕，配偶生殖功能正常，婚后有正常性生活，同居两年以上而未怀孕者，又称为原发性不孕。曾有过生育或流产，而又两年以上未怀孕者，称继发性不孕。导致不孕的原因很多，古人所说的五不女，即螺、纹、鼓、角、脉五种，大多属于先天性生理缺陷，针灸治疗往往不能奏效。就脏腑气血而论，本病与肾精关系密切。先天肾虚，或精血亏损，使冲任虚衰，寒客胞脉，而不能成孕；情志不畅，肝气郁结，气血不和，或恶血留内，气滞血瘀，或脾失健运，痰湿内生，痰瘀互阻，胞脉不通，均可致不孕。本病有虚有实，虚者多为肾虚不孕，实证多为肝气郁结或痰瘀互阻。中医辨证：育龄妇女未避孕，配偶生殖功能正常，婚后有正常性生活，同居两年以上而未怀孕，兼见月经后期，量少色淡，面色晦暗，性欲淡漠，小便清长，大便不实，舌淡苔白，脉沉细或沉迟，为肾虚；多年不孕，经期先后不定，经来腹痛，行而不畅，量少色暗，有块，经前乳房胀痛，精神抑郁，烦躁易怒，舌质正常或暗红，苔薄白，脉弦，为肝气郁结；婚后久不受孕，形体肥胖，经行推后而不畅，夹有血块，甚或闭经，带下量多，质黏稠，头晕心悸，胸胁胀满，纳呆泛恶，苔白腻，脉滑，为痰瘀互阻。治以理气化痰、行瘀通络。主穴：复溜、至阴。辅穴：肝俞、丰隆、归来、子宫、三阴交。配穴：肝气郁结者，加太冲、阴廉、曲泉；痰瘀互结者，加阴陵泉、内关、膈俞；胸胁胀痛者，加内关、膻中；经行涩滞者，加地机；白带量多者，加次髎；纳差脘闷者，加中脘、足三里。

八十、中注、太白

【来源】《针灸甲乙经·三焦约内闭发不得大小便第十》云："大便难，中注及太白主之。"

【功能】中注系足少阴肾经腧穴，是足少阴肾经与冲脉交会穴，具有滋肾调经、理气止痛、清利下焦之功。太白见前述。二穴伍用，一脾一肾，脾肾双调，相互资助，相互促进，升清降浊、益肾调经、调脾和胃、通络止痛之功益彰。

【主治】①便秘；②月经不调（经期异常）。

【发挥】

1. **便秘**　本病病因病机、临床表现见前述。中医辨证当分虚实。实秘分为热秘、气秘、冷秘三型；虚秘分为气虚秘、血虚秘、阳虚秘三型。治以调理肠胃、行滞通便。主穴：中注、太白。辅穴：天枢、支沟、水道、归来、丰隆。配穴：热秘，加合谷、内庭；气秘，加太冲、中脘；冷秘，加命门、肾俞；气虚秘，加脾俞、气海；血虚秘，加足三里、三阴交；阳虚秘，加神阙、关元。

2. **月经不调（经期异常）**　经期异常有月经先期、月经后期、月经先后无定期之分。月经先期指月经周期提前1周以上者，又称经早；月经后期指月经周期推迟1周以上者，又称经迟；连续两次以上月经周期或先或后者，为月经先后无定期，又称经乱。中医学认为，月经与肝、脾、肾关系密切，肾气旺盛，肝脾调和，冲任脉盛，则月经按时而下。月经先期，或因素体阳盛，过食辛辣，助热生火；或情志急躁或抑郁，肝郁化火，热扰血海；或久病阴亏，虚热扰动冲任；或饮食不节，劳倦过度，思虑伤脾，脾虚而统摄无权。月经后期，或因外感寒邪，寒凝血脉；或久病伤阳，运血无力；或久病体虚，阴血亏虚；或饮食劳倦伤脾，使化源不足，而致月经延后。月经先后无定期，或因情志抑郁，疏泄不及则后期，气郁化火，扰动冲任则先期；或因禀赋素弱，重病久病，使肾气不足，行血无力，或精血不足，血海空虚则后期，若肾阴亏虚，虚火内扰则先期。中医辨证：月经周期提前 7 天以上，甚至十余日一行，属月经先期，兼见月经量多、色深红或紫、质黏稠、面红口干、心胸烦热、小便短赤、大便干燥、舌红苔黄、脉数者，为实热证；兼见月经量少或量多、色红质稠、两颧潮红、手足心热、舌红苔少、脉细数者，为虚热证；兼见月经量多、色淡质稀、神疲肢倦、心悸气短、纳少便溏、舌淡、脉细弱者，为气虚证。月经推迟 7 天以上，甚至 40～50 天一潮，属月经后期，兼见月经量少色暗有血块、小腹冷痛、得热则减、畏寒肢冷、苔薄白、脉沉紧者，为寒实证；兼见月经色淡而质稀量少、小腹隐隐作痛、喜暖喜按、舌淡苔白、脉沉迟者，为虚寒证。月经或提前或错后，经量或多或少属月经先后无定期，兼见月经色紫暗、有块、经行不畅、胸胁乳房作胀、小腹胀痛、时叹息、嗳气不舒、苔薄白、脉弦者，为肝郁证；经来先后不定，量少，色淡，腰骶酸痛，头晕耳鸣，舌淡苔白，脉沉弱者，为肾虚证。月经先期治以清热调经。主穴：中注、太白。辅穴：关元、三阴交、血海。配穴：实热证者，加太冲或行间；虚热证者，加太溪；气虚证者，加足三里、脾俞；月经过多者，加隐白；腰骶疼痛者，加肾俞、次髎。月经后期治以温经散寒、和血调经。主穴：中注、太白。辅穴：气海、三阴交、归来。配穴：寒实证者，加足三里；虚寒证者，加命门、腰阳关。月经先后无定期治以调补肝肾。主穴：中注、太白。辅穴：关元、三阴交、归来、肝俞。配穴：肝郁者，加期门、太冲；肾虚者，加肾俞、太溪；胸胁胀痛者，加支沟、阳陵泉。

八十一、肓俞、期门、中脘

【来源】《针灸甲乙经·经络受病入肠胃五脏积发伏梁息贲肥气痞气奔豚第二》云："心下大坚，肓俞、期门及中脘主之。"

【功能】肓俞为足少阴肾经腧穴，具有调理脏腑气机之功。期门为足厥阴肝经腧穴、募穴，具有疏泄肝胆、和胃降逆之效。中脘为任脉腧穴，具有健脾消积、理气和胃之功。三穴配伍，疏肝理气，健脾和胃。

【主治】痞满。

【发挥】痞满指以自觉心下痞塞、胸膈胀满、触之无形、按之柔软、压之无痛为主要症状的病症。按部位，痞满可分为胸痞、心下痞等。心下痞即胃脘部，胃脘部出现上述症状的痞满，又可称胃痞。外感六淫，表邪入里，或误下伤中，邪气乘虚内陷，结于胃脘，阻塞中焦气机，升降失司，遂成痞满。抑郁恼怒，情志不遂，肝气郁滞，失于疏泄，横逆乘脾犯胃，脾胃升降失常；或忧思伤脾，脾气受损，运化不力，胃腑失和，气机不畅，发为痞满。本病病理性质不外虚实两端，实即实邪内阻（食积、痰湿、外邪、气滞等），虚为脾胃虚弱（气虚或阴虚），虚实夹杂则两者兼而有之。痞满初期，多为实证，因外邪入里、食滞内停、痰湿中阻等邪干胃，导致脾胃运纳失职，清阳不升，浊阴不降，中焦气机阻滞，升降失司出现痞满。实痞日久，可由实转虚，而成虚痞。因痞满常与脾虚不运、升降无力有关，脾胃虚弱，易招致病邪内侵，形成虚实夹杂、寒热错杂之证。中医辨证：脘腹痞闷而胀，进食尤甚，拒按，嗳腐吞酸，恶食呕吐，或大便不调，矢气频作，味臭如败卵，舌苔厚腻，脉滑，属饮食内停；脘腹痞塞不舒，胸膈满闷，头晕目眩，身重困倦，呕恶纳呆，口淡不渴，小便不利，舌苔白厚腻，脉沉滑，属痰湿中阻；脘腹痞闷，或嘈杂不舒，恶心呕吐，口干不欲饮，口苦，纳少，舌红苔黄腻，脉滑数，属湿热阻胃；脘腹痞闷，胸胁胀满，心烦易怒，善太息，呕恶嗳气，或吐苦水，大便不爽，舌质淡红，苔薄白，脉弦，属肝胃不和；脘腹满闷，时轻时重，喜温喜按，纳呆便溏，神疲乏力，少气懒言，语声低微，舌质淡，苔薄白，脉细弱，属脾胃虚弱；脘腹痞闷、嘈杂，饥不欲食，恶心嗳气，口燥咽干，大便秘结，舌红少苔，脉细数，属胃阴不足。治以健脾祛邪、行气除痞。主穴：肓俞、期门、中脘。辅穴：足三里、内关。配穴：饮食内停，加公孙；痰湿中阻，加丰隆；湿热阻胃，加阴陵泉；肝胃不和，加太冲；脾胃虚弱，加脾俞；胃阴不足，加胃俞。

八十二、太溪、鱼际

【来源】《针灸甲乙经·阴阳清浊顺治逆乱大论第四》云："气在于肺者，取之手太阴荥，足少阴俞。"

【功能】二穴配伍，肺肾双调，补泻兼施。

【主治】咳嗽。

【发挥】本病治以疏风解表、宣肺化痰、降逆止咳。主穴：太溪、鱼际。辅穴：肺俞、中府、天突、尺泽、列缺。配穴：外感风寒者，加孔最、外关；发热者，加大椎、曲池；头痛者，加风池、上星；肢体痛楚者，加昆仑、身柱；咽喉痛者，加少商；痰热壅肺，加曲池、丰隆；肝火犯肺，加阳陵泉、行间；肺阴亏虚，加膏肓俞、足三里；痰湿蕴肺，加中脘、阴陵泉；肺气亏虚，加脾俞、气海；咳血者，加孔最、血海。

八十三、筑宾、京骨

【来源】《针灸甲乙经·阴阳相移发三疟第五》云："肾疟，令人凄凄然，腰脊痛，宛转大便难，目眴眴然，手足寒，刺足太阳、少阴。"

【功能】二穴配伍，共奏清利头窍、疏风通络之效。

【主治】疟疾。

【发挥】本病病因病机、临床表现见前述。中医辨证为正疟、温疟、寒疟、热瘴、冷瘴、劳疟。治以和解少阳、祛邪截疟。主穴：筑宾、京骨。辅穴：大椎、间使、后溪。配穴：正疟者，加日月、外关；温疟者，加曲池、外关、陶道，点刺商阳出血；寒疟者，加至阳、期门；热瘴者，加至阳；冷瘴者，加外关、风池；劳疟者，加痞根、章门、太冲；呕吐甚者，加内关、公孙；高热者，可配十宣、委中；汗出不畅者，加合谷；腹痛腹泻者，加天枢、气海、足三里；神昏谵语者，加人中、中冲、劳宫、涌泉；烦热盗汗者，加太溪、复溜；倦怠自汗者，加关元、气海；唇甲色白者，加膈俞、脾俞、三阴交。

八十四、照海、申脉

【来源】《针灸甲乙经·欠哕唏振寒噫嚏軃泣出太息漾下耳鸣啮舌善忘善饥第一》云："肾主欠，故泻足少阴，补足太阳。"

【功能】照海系足少阴肾经腧穴，申脉为足太阳膀胱经腧穴；申脉为阳之位，照海为阴之宅；申脉鼓舞阳气、以升为主，照海功擅护阴、以降为要；申脉为阳跷脉之起始点，照海为阴跷脉之起始点；肾为脏、膀胱为腑，肾为里、属阴，膀胱为表、属阳。二穴配伍，一脏一腑，一表一里，一阴一阳，一升一降，相互制约，相互促进，滋阴降火，润肠通便，燮理阴阳，利咽明目，开窍利机，镇静安神，阴平阳秘，精神乃治，调阴阳、和气血、疗失眠之功益彰。

【主治】不寐。

【发挥】本病病因病机、临床表现见前述。中医辨证为肝火扰心、痰热扰心、心脾两虚、心肾不交、心胆气虚五型。治以调理跷脉、安神利眠。主穴：照海、申脉。辅穴：百会、四神聪、印堂、神门。配穴：肝火扰心者，加行间、侠溪；痰热扰心者，加丰隆、内庭、曲池；心脾两虚者，加心俞、脾俞、足三里；心肾不交者，加太溪、水泉、心俞、脾俞；心胆气虚者，加丘墟、心俞、内关。

八十五、大陵、间使

【来源】《针灸甲乙经·邪在心胆及诸脏腑发悲恐太息口苦不乐及惊第五》云："心痛善悲，厥逆，悬心如饥之状，心澹澹而惊，大陵及间使主之。"

【功能】大陵系手厥阴心包经腧穴、原穴、俞土穴，有宁心安神、强心止痛、清营凉血、宽胸和胃、理气消胀之功。间使系手厥阴心包经腧穴，为经金穴，有宁心安神、通经活络、调经止带、和胃健脾、行气化痰之功。大陵为俞土穴，土性敦厚，有生化万物的特性；间使属经金穴，金性清肃、收敛。二穴伍用，同经相配，母子相生，宁心安神、清营凉血、通经活络、健脾止带、和胃宽胸、理气化痰之功益彰。

【主治】①胸痹；②心悸。

【发挥】

1. **胸痹**　本病病因病机、临床表现见前述。本病的病机本质是本虚标实，应当根据疼痛的部位、性质、发作时间、持续久暂来辨明标本缓急，急治标实，缓理本虚。胸痹发作即刻当镇痛通脉，本虚者滋阴养血、温阳益气、阴阳双补；标实者通阳行痹、疏肝调气、豁痰泄浊、活血化瘀。主穴：大陵、间使。辅穴：内关、膻中、心俞。配穴：寒凝心脉，加大椎、至阳；气滞心胸，加期门、太冲；痰浊闭阻，加脾俞、丰隆；心血瘀阻，加膈俞、血海；心肾阴虚，加神门、太溪；心肾阳虚，加巨阙、关元。

2. **心悸**　本病病因病机、临床表现见前述。中医辨证为心胆虚怯、心血不足、阴虚火旺、心阳不振、水饮凌心、瘀阻心脉、痰火扰心七型。治以养血宁心、益气通络。主穴：大陵、间使。辅穴：内关、厥阴俞、心俞。配穴：心虚胆怯，加足三里、神门、郄门；心血不足，加膈俞、脾俞、足三里；阴虚火旺，加三阴交、通里；心阳不振，加足三里、巨阙；水饮凌心，加阴陵泉、丰隆；瘀阻心脉，加郄门、血海；痰火扰心，加丰隆、曲池。

八十六、大陵、郄门

【来源】《针灸甲乙经·动作失度内外伤发崩中瘀血呕血唾血第七》云："呕血，大陵及郄门主之。"

【功能】大陵见前述。郄门亦为手厥阴心包经腧穴，为心包经的郄穴，心包为心之臣使，代心用事，故有宁心理气、宽胸止血之功。二穴相伍，清营凉血、清心宁神之效更著。

【主治】①吐血；②胸痹（心绞痛）。

【发挥】

1. **吐血**　本病病因病机、临床表现见前述。中医辨证为胃热壅盛、肝火犯胃、气虚血溢三型。治以和胃止血。主穴：大陵、郄门。辅穴：大椎、曲池、隐白、血海。配穴：胃热壅盛者，加内庭；肝火犯胃者，加行间；气虚血溢者，加关元、气海，灸隐白。

2. 胸痹（心绞痛） 心绞痛是指因冠状动脉供血不足，心肌急剧、暂时的缺血与缺氧所引起以胸痛为突出表现的综合征。其典型临床表现为突然发作的胸骨下部后方或心前区压榨性、闷胀性或窒息性疼痛，可放射到左肩、左上肢前内侧及无名指和小指，疼痛一般持续 5 ~ 15 分钟，很少超过 15 分钟，伴有面色苍白、表情焦虑、出汗和恐惧感，多因劳累、情绪激动、饱食、受寒等因素诱发。治以通阳行气、活血止痛。主穴：大陵、郄门。辅穴：内关、阴郄、膻中。配穴：气滞血瘀者，加血海、太冲；阳气欲脱者，加水沟、百会。

八十七、中冲、商阳

【来源】《针灸甲乙经·缪刺第三》云："邪客于手阳明之络，令人耳聋，时不闻音。刺手大指次指爪甲上去端如韭叶各一痏，立闻。不已，刺中指爪甲上与肉交者，立闻。其不时闻者，不可刺也。耳中生风者，亦刺之如此数。右取左，左取右。"

【功能】中冲为手厥阴心包经腧穴，乃本经脉气所出，为井木穴，具有清热开窍、宁心安神之效。商阳为手阳明大肠经腧穴，乃本经脉气所出，为井金穴。二穴配伍，解表退热、醒神开窍、通经活络之功更甚。

【主治】①耳鸣、耳聋；②中暑。

【发挥】

1. 耳鸣、耳聋 治以清肝泻火、豁痰开窍、健脾补肾、益气。主穴：中冲、商阳。辅穴：翳风、耳门、听宫、风池、侠溪、外关、太冲、丘墟、阳陵泉、足临泣。配穴：肾虚，可以酌配太溪、气海、关元等；脾虚、血虚，酌加气海、足三里、三阴交、中脘；肝火上炎，可酌加太冲、行间。

2. 中暑 本病的病因为感受暑湿，故治以清泄暑热、和中化湿、宁心开窍。主穴：中冲、商阳。辅穴：大椎、合谷、曲池、曲泽、百会、水沟、委中、内关、足三里。配穴：头痛者，加头维；呕吐者，加中脘；手足痉挛或抽搐者，加太冲、阳陵泉；烦躁不安者，加四神聪。

八十八、大陵、神门

【来源】《针灸甲乙经·阴阳清浊顺治逆乱大论第四》云："气在心者，取之手少阴心主之俞。"

【功能】二穴配伍，双原穴相配，宁心安神、清营凉血之功更强。

【主治】①心悸；②戒毒综合征。

【发挥】

1. 心悸 本病病因病机、临床表现见前述。中医辨证为心胆虚怯、心血不足、阴虚火旺、心阳不振、水饮凌心、瘀阻心脉、痰火扰心七型。治以调理心气、安神定悸。主穴：大陵、神门。辅穴：内关、郄门、厥阴俞、巨阙。配穴：心虚胆怯者，加胆俞；心血不足者，加脾俞、足三里；阴虚火旺者，加肾俞、太溪；心阳不振者，加足三里、巨阙；水饮凌心者，加膻中、气海；瘀阻心脉者，加膻中、膈俞；痰火扰心者，加丰隆、曲池；善惊者，加心俞；多汗者，加膏肓；烦热者，加劳宫；耳鸣者，加中渚、太溪；浮肿者，加水分、中极。

2. 戒毒综合征 是指吸毒者因长期吸食毒品成瘾，戒断时出现的渴求使用阿片、恶心或呕吐、肌肉疼痛、流泪流涕、瞳孔扩大、毛发竖立或出汗、腹泻、呵欠、发热、失眠等癖癖症状群。治以调神定志、疏调气血。主穴：大陵、神门。辅穴：水沟、合谷。配穴：腹泻者，加足三里；失眠者，加照海、申脉；恶心、呕吐者，加内关。

八十九、液门、侠溪、丘墟、光明

【来源】《针灸甲乙经·阳厥大惊发狂痫第二》云："狂疾，液门主之；又侠溪、丘墟、光明主之。"

【功能】液门为手少阳三焦经之荥穴，五行属水，又因"荥主身热"，故有清热泻火、消肿止痛的功能，可清头目、利三焦。侠溪为足少阳胆经之荥穴，阳经之荥属水；此外，胆足少阳之脉起于目外眦，上抵头角，下耳后，循颈，其支者，从耳后入耳中，出走耳前，至目外眦后，故有泻火、清理头目之功。丘墟属足少阳原穴，即是脏腑经气经过和留止的部位，故可治疗本脏腑病变及经脉所过处的疾患；由于胆者，肝之腑，其脉络肝，与肝相表里，故丘墟可疏理肝气、除湿消肿。光明穴属胆络，别走足厥阴肝经，肝开窍于目，刺之可养肝明目；又因足少阳循行于下肢，其经筋起于足趾，上结于外踝，循胫外廉，故又可祛寒湿、舒筋通络。四穴合用，共奏清热、疏经、通络、止痛之功。

【主治】①狂证；②目赤肿痛；③偏头痛。

【发挥】

1.狂证　本病因痰火所致。中医辨证为痰火扰神、火盛伤阴、气血瘀滞三型。治以清热平肝、清心豁痰。主穴：液门、侠溪、丘墟、光明。辅穴：内关、水沟、大陵、神门、中冲。配穴：痰火扰神者，加内庭、曲池、丰隆；火盛伤阴者，加行间、太溪、三阴交；气血瘀滞者，加血海、膈俞。

2.目赤肿痛　本病病因病机、临床表现见前述。中医辨证为外感风热、肝胆火盛二型。治以疏肝清热、消肿定痛。主穴：液门、侠溪、丘墟、光明。辅穴：合谷、太冲、风池、睛明、太阳。配穴：外感风热者，加少商、上星；肝胆火盛者，加行间、侠溪。

3.偏头痛　是由于神经、血管性功能失调所引起的疾病，以一侧头部疼痛反复发作，常伴有恶心、呕吐，对光及声音过敏等症状为特点。本病与遗传有关，部分患者可在头部、脑外伤后出现，某些脑神经递质（如5-羟色胺）可诱发，以年轻的女性居多，疼痛程度多为中、重度。头痛多为一侧，常局限于额部、颞部和枕部，疼痛开始时为激烈的搏动性疼痛，后转为持续性钝痛，任何时间可发作，但以早晨起床时为多发，症状可持续几小时到几天。典型的偏头痛有先兆症状，如眼前闪烁暗点、视野缺损、单盲或同侧偏盲。发作时头痛部位可由头的一个部位到另一个部位，同时可放射至颈、肩部。本病多与恼怒、紧张、风火痰浊有关。情志不遂，肝失疏泄，郁而化火；或恼怒急躁，肝阳上亢，风火循肝胆经脉上冲头部；或体内素有痰湿，随肝阳上冲而循经走窜，留滞于头部少阳经脉，使经络痹阻不痛，故暴痛骤起。治以息风化痰、通经止痛。主穴：液门、侠溪、丘墟、光明。辅穴：太冲、足临泣、外关、丰隆、头维、风池、天柱、率谷、角孙。配穴：配穴：肝阳头痛者，加太冲、太溪、侠溪；痰浊头痛者，加太阳、丰隆、阴陵泉；瘀血头痛者，加阿是穴、血海、膈俞、内关。发作时要以远端穴为主，并先刺，行较强刺激的泻法。

九十、翳风、会宗、下关

【来源】《针灸甲乙经·手太阳少阳脉动发耳病第五》云："聋，翳风及会宗、下关主之。"

【功能】翳风属手少阳三焦经与足少阳胆经之会穴，二脉皆上头部，走于耳，故可清头之内风，有疏风清热、通窍聪耳、活络止痛之功。会宗属手少阳三焦经之郄穴，有清解三焦热邪、疏通少阳经气的作用。下关为足阳明、少阳之会，有疏风清热、通利关窍、消炎止痛之效。三穴配伍，疏风清热、通络止痛、通利关窍的作用更加明显。

【主治】耳鸣、耳聋。

【发挥】本病临床分虚实论治。实证分为肝胆火盛、外感风邪二型；虚证分为肾气亏虚、肝肾阴虚二型。实证治以清肝泻火、疏通耳窍；虚证治以益肾养窍。主穴：翳风、会宗、下关。辅穴：实证者，加听会、侠溪、中渚；虚证者，加太溪、照海、听宫。配穴：肝胆火盛者，加太冲、丘墟；外感风邪者，加外关、合谷；肾气亏虚者，加肾俞、气海；肝肾阴虚者，加肾俞、肝俞。

九十一、瘈脉、长强

【来源】《针灸甲乙经·小儿杂病第十一》云："小儿瘈瘲，呕吐泄注，惊恐失精，瞻视不明，眵䀮，瘈脉及长强主之。"

【功能】瘈脉为手少阳三焦经在头部的经穴，又邻近耳，可息风止痉、清热通窍。长强穴位于尾骶部，邻近大肠，可祛湿热，调理大肠气机。二穴相合，息风止痉、清热凉血之功更强。

【主治】①痫病；②小儿惊风。

【发挥】

1. **痫病**　本病病因病机、临床表现见前述。本病分为发作期和休止期。休止期又分痰火扰神、风痰闭阻、心脾两虚、肝肾阴虚、瘀阻脑络五型。发作期治以醒脑开窍。主穴：瘈脉、长强。辅穴：内关、水沟、百会、后溪、涌泉。休止期治以豁痰开窍、息风定痫。主穴：瘈脉、长强。辅穴：印堂、鸠尾、间使、太冲、丰隆。配穴：痰火扰神者，加曲池、神门、内庭；风痰闭阻者，加合谷、阴陵泉、风池；心脾两虚者，加心俞、脾俞、足三里；肝肾阴虚者，加肝俞、肾俞、太溪、三阴交；瘀阻脑络者，加膈俞、内关。

2. **小儿惊风**　本病是小儿常见危急重症，治以息风止痉、清热通窍。主穴：瘈脉、长强。辅穴：大椎、合谷、水沟、神门、太冲。配穴：热盛者，加大椎、十宣（放血）；痰多者，加丰隆；惊恐者，加神门；口噤者，加颊车；脾肾阳虚者，加神阙、关元、肾俞；肝肾阴虚者，加太溪、肝俞。

九十二、关冲、足窍阴

【来源】《针灸甲乙经·手太阳少阳脉动发耳病第五》云："耳聋，取手、足小指次指爪甲上与肉交者，先取手，后取足。"

【功能】关冲为手少阳三焦经腧穴，乃本经脉气所出，为井金穴，具有宣通三焦之郁热、醒神开窍、回阳救逆之效。足窍阴为足少阳胆经腧穴，乃本经脉气所出，为井金穴。二穴配伍，清热开窍作用更强。

【主治】耳鸣、耳聋。

【发挥】本病治以清肝泻火、豁痰开窍、健脾补肾、益气。主穴：关冲、足窍阴。辅穴：翳风、耳门、听宫、完骨、风池、侠溪、外关、太冲、丘墟、阳陵泉、足临泣。配穴：肾虚，加太溪、气海、关元；脾虚、血虚，加气海、足三里、三阴交、中脘；肝火上炎，加行间。

九十三、上关、少商

【来源】《针灸甲乙经·欠哕唏振寒噫嚏躯泣出太息善下耳鸣啮舌善忘善饥第一》云："耳者，宗脉之所聚也。故胃中空则宗脉虚，虚则下溜，脉有所竭者，故耳鸣。补客主人，手大指爪甲上，与肉交者。"

【功能】上关当耳前颧弓的上方，与下关相对，属手少阳、足阳明之会，可清泄少阳、阳明之热。少商为手太阴肺经腧穴，为本经五输穴之井穴，由于手太阴肺经行肺系，故有利咽止痛之功效。二穴合用，清热泻火作用更甚。

【主治】耳鸣、耳聋。

【发挥】本病临床分虚实论治。实证分为肝胆火盛、外感风邪二型；虚证分为肾气亏虚、肝肾阴虚二型。实证治以清肝泻火、疏通耳窍；虚证治以益肾养窍。主穴：上关、少商。辅穴：实证者，加听会、侠溪、中渚；虚证者，加太溪、照海、听宫。配穴：肝胆火盛者，加太冲、丘墟；外感风邪者，加外关、合谷；肾气亏虚者，加肾俞、气海；肝肾阴虚者，加肾俞、肝俞。

九十四、浮白、完骨

【来源】《针灸甲乙经·手足阳明脉动发口齿病第六》云："齿牙龋痛，浮白及完骨主之。"

【功能】浮白属足太阳、少阳之会所，足太阳主一身之表，故有解表之效；又因其位于头侧部，内通于耳，下通于颈项，故凡头部、颈项、咽喉因外感风邪所致之疼痛均可针之，具有疏肝利胆、散风通经之效。完骨属足太阳、足少阳之会，位于头顶部，可清肝利胆、明目止痛。二穴相合，疏理肝胆、散风通经止痛功效更强。

【主治】牙痛。

【发挥】治以祛风清热、消肿止痛。主穴：浮白、完骨。辅穴：下关、颊车、合谷。配穴：风火牙痛者，加外关、风池；胃火牙痛者，加内庭、二间；肾虚牙痛者，加太溪、行间。

九十五、完骨、风池

【来源】《针灸甲乙经·阳厥大惊发狂痫第二》云："癫疾僵仆，狂疟，完骨及风池主之。"

【功能】完骨、风池同为足少阳胆经腧穴，完骨又是胆与膀胱经的交会穴，二穴相配，相互资生，相互为用，行气活血、疏风明目、通经活络之功益彰。

【主治】①癫狂；②青盲；③迎风流泪。

【发挥】

1. **癫狂**　本病是癫证、狂证的总称，其病因病机、临床表现见前述。癫证分肝郁气滞、痰气郁结、心脾两虚三型。狂证分痰火扰神、火盛伤阴、气血瘀滞三型。癫证治以理气豁痰、醒神开窍。主穴：完骨、风池。辅穴：内关、水沟、太冲、丰隆、后溪。配穴：肝郁气滞者，加行间、膻中；痰气郁结者，加中脘、阴陵泉；心脾两虚者，加心俞、脾俞；哭笑无常者，加间使、百会；纳呆者，加足三里、三阴交。狂证治以清心泻火、开窍安神。主穴：完骨、风池。辅穴：内关、水沟、大陵、神门、中冲。配穴：痰火扰神者，加内庭、曲池、丰隆；火盛伤阴者，加行间、太溪、三阴交；气血瘀滞者，加血海、膈俞。

2. **青盲**　是指患眼外观正常，无翳障气色，初起自觉视物昏渺，蒙昧不清，如不及时治疗，可致完全失明，同时伴有视野改变，常出现向心性缩小，是视神经退行性病变，也是眼科常见疑难杂症。本病多因肝肾亏虚，精血虚损，精气不能上荣，目失润养，目窍萎缩，视力下降。治以调肝补肾、通经活络、明目开窍。主穴：完骨、风池。辅穴：睛明、球后、太阳、合谷。配穴：肝肾不足者，加肝俞、肾俞；心脾两虚者，加心俞、脾俞、足三里；肝胆火盛者，加行间、侠溪。

3. 迎风流泪　是指平素不流或少流泪，而遇风刺激则引起流泪的病症。本病多由肝血不足，不能上养于目，目窍空虚，风寒乘虚侵入泪道；或肝经蕴热，复感风邪，风热相搏，上攻于目；或房劳过度，精血衰少；或悲哀太过，伤阴耗液，肝肾阴虚，水火不济，虚火上炎，上灼泪道；或阴损及阳，泪液无制所致。治以疏风通络、养肝明目。主穴：完骨、风池。辅穴：睛明、承泣、攒竹、合谷、肝俞、肾俞、大杼。配穴：肝血不足，加章门、足三里、三阴交；头晕耳鸣，加百会、神庭、听会；头晕眼花，加百会；腰酸腿软，加命门、委中。

九十六、本神、前顶、囟会、天柱

【来源】《针灸甲乙经·小儿杂病第十一》云："小儿惊痫，本神及前顶、囟会、天柱主之；如反视，临泣主之。"

【功能】本神属足少阳、阳维之会，有镇静安神、散风泄热之功。前顶居头顶，穴属督脉，有疏风平肝、镇静安神、活血化瘀的作用。囟会穴居头顶，能通络散风、平肝息风、开窍镇惊。天柱为足太阳膀胱经穴，足太阳主"筋所生病"，故有散风邪、清眼目、舒筋脉、止疼痛之功。四穴合用，平肝息风、镇静安神、清利头目、舒筋通络的功效更加显著。

【主治】小儿惊风。

【发挥】本病为小儿常见危急重症，治以镇惊安神、开窍息风。主穴：本神、前顶、囟会、天柱。辅穴：大椎、曲池、内关、神门、足三里、太冲、太溪。配穴：热盛者，加大椎、十宣（放血）；痰多者，加丰隆；惊恐者，加神门；口噤者，加颊车；脾肾阳虚者，加神阙、关元、肾俞；肝肾阴虚者，加太溪、肝俞。

九十七、渊腋、章门、支沟

【来源】《针灸甲乙经·寒气客于经络之中发痈疽风成发厉浸淫第九》云："马刀肿瘰瘘，渊腋、章门、支沟主之。"

【功能】渊腋深藏在腋窝之下，为足少阳脉气所发，循胸，过季胁下合髀厌中，可行气解郁、活血止痛。章门穴是足厥阴肝经和足少阳胆经的交会穴，又是脾之募穴，八会穴之脏会章门，故不仅可以疏通肝经经气，还可以治疗相关经脉的疾病。支沟为手少阳三焦经之经穴，是三焦经脉气所过之处，可清三焦、疏经络、通腑气、理胞宫。三穴合用，可增强疏肝理气、通经止痛之功。

【主治】①瘰疬；②胁痛。

【发挥】

1.**瘰疬**　本病治以疏肝理气、化痰散结。主穴：渊腋、章门、支沟。辅穴：风池、天井、天容、人迎、足临泣。配穴：胸胁胀痛，加阳陵泉、内关；肾阴亏虚，加肾俞、百劳；潮热，加大椎、劳宫；盗汗，加阴郄、后溪；热重，加陶道、曲池。

2.**胁痛**　本病病因病机、临床表现见前述。中医辨证为肝气郁结、瘀血阻络、肝胆湿热、肝络失养四型。治以疏肝理气、通经活络。主穴：渊腋、章门、支沟。辅穴：肝俞、胆俞、胃俞、中脘、天枢、中渚、外关、阳陵泉。配穴：肝气郁结，加太冲；瘀血阻络，加膈俞、血海；肝胆湿热，加曲池、内庭；肝络失养，加三阴交、太溪。

九十八、京门、行间

【来源】《针灸甲乙经·肾小肠受病发腹胀腰痛引背少腹控睾第八》云："腰痛不可以久立俯仰，京门及行间主之。"

【功能】京门系足少阳胆经腧穴，肾之募穴，有疏肝利胆、化湿和中、舒筋活络、通调水道之功。行间见前述。二穴伍用，一表一里，一肝一胆，上下相配，疏肝利胆、理气止痛、通经活络之功益彰。

【主治】①腰痛；②急性腰扭伤；③绝经前后诸证。

【发挥】

1. **腰痛** 本病病因病机、临床表现见前述。中医辨证为寒湿腰痛、湿热腰痛、瘀血腰痛、肾虚腰痛四型。治以活血通经。主穴：京门、行间。辅穴：腰眼、阿是穴、大肠俞、委中。配穴：寒湿腰痛者，加腰阳关；瘀血腰痛者，加膈俞；湿热腰痛者，加阴陵泉；肾虚腰痛者，加肾俞、命门、志室。

2. **急性腰扭伤** 是指腰部软组织损伤，局部肿胀疼痛，关节活动障碍的病症。本病前屈尚可，但不能过度前屈，旋转和背伸受限，疼痛程度剧烈，棘突或棘突旁有深压痛。本病多由剧烈运动或负重不当、跌仆、牵拉及过度扭转等原因，引起筋脉及关节损伤，气血壅滞局部而成。治以活血化瘀、行气止痛。主穴：京门、行间。辅穴：肾俞、腰阳关、委中。配穴：腰4～腰5、腰5～骶1棘突旁1.5～2cm压痛点处，刺络拔罐。

3. **绝经前后诸证** 是妇女在49岁左右，月经开始终止，称为"绝经"。有些妇女在绝经期前后，往往出现经行紊乱、头晕、心悸、烦躁、出汗及情志异常等，又称为绝经期综合征，或更年期综合征。妇女至绝经前后，肾气渐亏，天癸将竭，精血不足，阴阳平衡失调，出现肾阴不足，阳失潜藏，或肾阳虚衰，经脉失于温养等肾阴、肾阳偏盛或偏衰现象，导致脏腑功能失常。肾虚是本病致病之本，肾虚不能濡养和温煦其他脏器，诸症蜂起。由于体质因素的差异，临床上有肾阳虚、肾阴虚或肾阴阳俱虚，或有肝阳上亢、痰气郁结等不同表现。中医辨证：以月经紊乱、性欲减退、阵发性潮热、出汗、心悸、情绪不稳定为主症，兼见头晕耳鸣、失眠多梦、心烦易怒、烘热汗出、五心烦热、腰膝酸软，或皮肤感觉异常、口干便结、尿少色黄、舌红苔少、脉数者，为肾阴虚；兼见面色晦暗、精神萎靡、形寒肢冷、纳差腹胀、大便溏薄，或面浮肿胀、尿意频数甚或小便失禁、舌淡苔薄、脉沉细无力者，为肾阳不足；兼见头晕目眩、心烦易怒、烘热汗出、腰膝酸软、经来量多或淋漓漏下、舌质红、脉弦细而数者，为肝阳上亢；兼见形体肥胖、胸闷痰多、脘腹胀满、恶心呕吐、食少、浮肿便溏、苔腻、脉滑者，为痰气郁结。治以滋补肝肾、调理冲任。主穴：京门、行间。辅穴：气海、三阴交、肝俞、脾俞、肾俞。配穴：肾阴亏虚者，加太溪、照海；肾阳不足者，加关元、命门；肝阳上亢者，加百会、风池、太冲；痰气郁结者，加中脘、阴陵泉、丰隆；心神不宁者，加通里、神门、心俞。

九十九、悬钟、足临泣、飞扬

【来源】《针灸甲乙经·六经受病发伤寒热病第一》云："身懈寒，少气热甚，恶人，心惕惕然，取飞扬及绝骨、跗上临泣，立已。淫泺胫酸，热病汗不出，皆主之。"

【功能】悬钟为足三阳之大络，又为八会穴之髓会，脑为髓之海，髓之会在绝骨，故可滋阴通脉、益髓壮骨；又由于足三阳经脉皆循行于颈项部，故对颈项不能左右四顾之项强痛，刺之可通络止痛。足临泣穴属足少阳胆经流注之输，足少阳经起于目外眦，其经气下注于本穴，穴临足部，气通于目，可清肝胆明目；加之本穴为八脉交会穴之一，通于带脉，故可清热利湿、疏通经络。飞扬为足太阳膀胱经络穴，别走足少阴肾经，具有沟通表里二经、疏经活络、清热消肿之效。三穴合用，清肝明目、疏经通络、祛风利湿作用更强。

【主治】①高热；②下肢痿证。

【发挥】

1.**高热** 本病病因病机、临床表现见前述。中医辨证为风热表证、肺热证、热在气分、热入营血四型。治以清泄热邪。主穴：悬钟、足临泣、飞扬。辅穴：大椎、十二井、十宣、曲池、合谷。配穴：风热表证者，加鱼际、外关；肺热者，加少商、尺泽；气分热盛者，加内庭、厉兑；热入营血者，加中冲、内关、血海；抽搐者，加太冲；神昏者，加水沟、内关。

2.**下肢痿证** 以下肢痿弱无力，筋肉弛缓、酸痛、萎缩、运动无力为主症。其病因病机、辨证分型与痿证相同。治以疏经通络、滋养筋脉。主穴：

悬钟、飞扬、足临泣。辅穴：髀关、伏兔、足三里、阳陵泉、三阴交、腰部夹脊穴。配穴：肺热伤津，加尺泽、肺俞、二间；湿热浸淫，加阴陵泉、大椎、内庭；脾胃虚弱，加太白、中脘、关元；肝肾亏损，加太溪、肾俞、肝俞。

一百、目窗、天冲、风池

【来源】《针灸甲乙经·大寒内薄骨髓阳逆发头痛第一》云："头痛，目窗及天冲、风池主之。"

【功能】目窗位于前头部，属足少阳、阳维之会，具有祛风消肿、清脑明目、息风通络之功效。天冲属足太阳、足少阳之会，位于头部，可祛风通络、清胆热、宁神志。风池位于项后，穴属足少阳、三焦、阳维之会。三穴合用，可增强祛风清热、活血通络、醒脑开窍之功。

【主治】①偏头痛；②紧张性头痛。

【发挥】

1.偏头痛 本病发作时要以取远端穴为主，并先刺，行较强刺激的泻法。治以疏经活血、通络止痛。主穴：目窗、天冲、风池。辅穴：角孙、头维、太阳、合谷。配穴：肝阳头痛者，加太冲、太溪、侠溪；痰浊头痛者，加太阳、丰隆、阴陵泉；瘀血头痛者，加阿是穴、血海、膈俞、内关。

2.紧张性头痛 是颈部和头面部肌肉持续性收缩而产生的头部压迫感、沉重感，或紧箍感，是头痛中最常见的类型，占所有头痛的75%，有68%的男性和88%的女性感受过紧张性头痛，好发于20岁左右的年轻人，女性多于男性，疼痛程度为轻、中度。本病的发生可能与工作紧张、精神压力、眼过度疲劳及姿势不正确等因素有关。本病表现为围绕头颈部紧箍感或压缩样疼痛，常为头部两颞侧的钝痛和束带样感觉，部分患者发生在枕部、头顶部及全头，可出现胀痛、压迫痛、麻木感，常常伴有疲劳、失眠和抑郁等。中医学认为，眼过度疲劳及姿势不正确等，可导致头颈部经络气血运行不畅，日久则气血瘀阻，经络不通，不通则痛。工作紧张、精神压力大、情志失调，可导致肝的疏泄功能失常，情志抑郁不舒；肝木克脾，脾失运化，气血生化不足，心失所养，而出现失眠、疲乏无力。治以疏肝健脾、通络止痛。主穴：目窗、天冲、风池。辅穴：太阳、头维、颈夹脊、太冲、足三里、三阴交，可在项背部加拔火罐。

一百零一、丘墟、冲阳、京骨

【来源】《针灸甲乙经·十二原第六》云："胀取三阳。"

【功能】丘墟、京骨见前述。冲阳为足阳明胃经原穴，是脏腑元气经过和留止的部位，和胃通络力更强。三穴配伍，三阳经共调，疏风清热、通经活络、疏肝和胃兼顾。

【主治】鼓胀。

【发挥】本病治以疏肝健脾、调气行水、和中消胀。主穴：丘墟、冲阳、京骨。辅穴：膻中、中脘、气海、水分、期门、脾俞、肾俞。配穴：胁痛，加阳陵泉、支沟；膜胀，加梁门；便秘，加腹结；大便溏薄，加天枢、上巨虚。

一百零二、日月、胆俞

【来源】《针灸甲乙经·邪在心胆及诸脏腑发悲恐太息口苦不乐及惊第五》云："夫胆者，中精之府；五脏取决于胆，咽为之使。此人者，数谋虑不决，胆气上溢，而口为之苦。治之以胆募俞。"

【功能】日月为足少阳胆经腧穴，具有疏调肝胆、调和脾胃、清热化湿之效。胆俞为足太阳膀胱经腧穴，具有清泄肝胆、疏调肝气、行气活血之功。二穴配伍，肝胆相配，一阴一阳，相互协调，直达病所。

【主治】①眩晕；②急性胆囊炎、胆石症；③胆道蛔虫症。

【发挥】

1. **眩晕** 本病的病因病机、临床表现见前述。中医辨证分肝阳上亢、痰湿中阻、气血两虚、肾精亏虚四型。治以益气养血、平肝化痰、定眩。主穴：日月、胆俞。辅穴：风池、百会、肝俞、肾俞、内关、足三里、太冲。配穴：肝阳上亢者，加行间、侠溪、太溪；痰湿中阻者，加头维、丰隆、中脘、阴陵泉；气血两虚者，加气海、脾俞、胃俞；肾精亏虚者，加太溪、悬钟、三阴交。

2. 急性胆囊炎、胆石症　急性胆囊炎系指细菌感染、高度浓缩的胆汁或反流入胆囊的胰液的化学刺激所致的急性炎症性疾病。本病主要表现为右上腹痛，呈持续性并阵发性加剧，疼痛常放射至右肩胛区，伴有恶心、呕吐，右上腹胆囊区有明显压痛和肌紧张，部分患者可出现黄疸和高热，或摸到肿大的胆囊。胆石症是指胆道系统的任何部位发生结石的病症。其临床表现决定于结石的部位、动态和并发症，主要为胆绞痛，疼痛剧烈、恶心呕吐，并可有不同程度的黄疸和高热。胆绞痛发作一般时间短暂，也有延及数小时者。胆囊炎、结石症可同时存在，相互影响。治以疏肝利胆、行气止痛。主穴：日月、胆俞。辅穴：胆囊、阳陵泉、肝俞、期门。配穴：呕吐者，加内关、足三里；黄疸者，加至阳；发热者，加曲池、大椎。

3. 胆道蛔虫症　是指蛔虫钻进胆道所引起的一种急性病症。本病临床表现为上腹中部和右上腹突发的阵发性剧烈绞痛或剑突下"钻顶"样疼痛，可向肩胛区或右肩放射，伴有恶心、呕吐，有时吐出蛔虫，继发感染时有发热；疼痛时间数分钟到数小时，一日发作数次；间隔期疼痛可消失或很轻微。治以解痉利胆、驱蛔止痛。主穴：日月、胆俞。辅穴：胆囊穴、阳陵泉、迎香、四白、鸠尾。配穴：呕吐者，加内关、足三里。

一百零三、行间、足三里

【来源】《针灸甲乙经·肝受病及卫气留积发胸胁满痛第四》云："邪在肝，则病两胁中痛，寒中，恶血在内，胻节时肿，善瘛。取行间以引胁下，补三里以温胃中，取血脉以散恶血，以耳间青脉以去其瘛。"

【功能】行间以泻为主，足三里以补为要。二穴伍用，一升一降，一泻一补，相互制约，相互为要，既能疏肝气，又能理肠胃，行气导滞，利尿消肿，助消化，对急慢性肝病、胃炎、胃及十二指肠球部溃疡有很好的治疗作用。

【主治】①胁痛；②痛经。

【发挥】

1.**胁痛**　本病治以疏肝解郁、理气活血、和络定痛。主穴：行间、足三里。辅穴：期门、支沟、温溜、阳陵泉、外关、胆俞、日月。配穴：热重，加大椎；呕恶、腹胀，加中脘；泛酸，加胃俞。

2.**痛经**　本病多由气血虚弱，寒湿凝滞，气滞血瘀损及冲任二脉所致。中医辨证分虚实两端。实证分气滞血瘀、寒湿凝滞二型；虚证分气血不足、肝肾不足二型。治以调补气血、温养冲任、通经止痛。主穴：行间、足三里。辅穴：归来、三阴交、合谷。配穴：气滞血瘀者，加太冲；寒湿凝滞者，加关元；腹胀者，加天枢、气穴；胁痛者，加阳陵泉、光明；胸闷者，加内关；气血不足者，加脾俞、胃俞；肝肾不足者，加太溪、肝俞、肾俞；头晕耳鸣者，加悬钟。

一百零四、行间、太冲

【来源】《针灸甲乙经·寒气客于五脏六腑发卒心痛胸痹心疝三虫第二》云："厥心痛，色苍苍如死灰状，终日不得太息者，肝心痛也。取行间、太冲。"

【功能】行间以泻肝火为主；太冲以理肝气为要。二穴伍用，一泻一疏，相互制约，相互为用，清泻肝火、疏肝理气、活血通络、平肝潜阳、镇肝息风之功益彰。

【主治】①真心痛；②不寐。

【发挥】

1.**真心痛**　是以胸部闷痛，甚则心痛连背、喘息不能平卧为主症的一种心脏疾病，轻者仅感胸闷、呼吸不畅，重者则有胸痛，严重者心痛彻背、背痛彻心。本病的发生由邪阻心络、气血运行不畅而致，多与寒邪、饮食、情志不调、年老体虚有关。其病机有虚实两方面，实为寒凝、气滞、血瘀、痰阻等痹阻胸阳，阻滞心脉；虚为心、脾、肝、肾亏虚，心脉失养。治以活血化瘀，通络止痛。主穴：行间、太冲。辅穴：阴郄、神门、心俞、膈俞、巨阙、膻中。配穴：心血瘀阻，加至阳、内关；寒凝心脉，加厥阴俞、关元；痰浊内阻，加丰隆；心气虚弱，加气海、足三里；心肾阴虚，加肾俞、太溪；舌紫暗，加少商、少冲；恶寒，加灸肺俞、风门；脘闷纳呆，加足三里、中脘；痰浊化热，加内庭、合谷、阴陵泉；兼见形寒肢冷、舌淡或紫暗，加灸关元、命门；脉结代，加太渊；便秘，加天枢、照海。

2. 不寐 本病病因病机、临床表现见前述。中医辨证为肝火扰心、痰热扰心、心脾两虚、心肾不交、心胆气虚五型。治以调理跷脉、安神利眠。主穴：行间、太冲。辅穴：照海、申脉、神门、印堂、四神聪。配穴：肝火扰心者，加侠溪；痰热扰心者，加丰隆、内庭、曲池；心脾两虚者，加心俞、脾俞、足三里；心肾不交者，加太溪、水泉、心俞、脾俞；心胆气虚者，加丘墟、心俞、内关。

一百零五、太冲、复溜

【来源】《针灸甲乙经·妇人杂病第十》云："乳痈，太冲及复溜主之。"

【功能】二穴配伍，土金相和，温阳利水，清热疏肝。

【主治】①缺乳；②淋证。

【发挥】

1. 缺乳 是指产后乳汁分泌甚少，不能满足婴儿需要，亦称乳少。乳汁由气血化生，资于冲任，赖肝气疏泄与调节。素体脾胃虚弱，或孕期、产后调摄失宜，或产后思虑过度伤脾，则气血生化不足；孕妇年岁已高，气血渐衰，或产后失血过多，操劳过度，均可致气血不足；产后七情所伤，情志抑郁，肝失条达，气机不畅，乳络不通，乳汁运行受阻，均可导致少乳。从经络循行上讲，胃经过乳房，中医有"乳头属肝，乳房属胃"之说，故本病主要与肝、胃有关。中医辨证：产后乳少，甚或全无，乳汁清稀，乳房柔软无胀感，面色苍白，唇甲无华，神疲乏力，食少便溏，舌淡，苔薄白，脉虚细者，为气血不足；产后乳汁不行或乳少，乳房胀满疼痛，甚至身有微热，情志抑郁不乐，胸胁胀闷，脘痞食少，舌红，苔薄黄，脉弦者，为肝气郁滞。治以调理气血、疏通乳络。主穴：太冲、复溜。辅穴：乳根、膻中、少泽。配穴：气血不足者，加足三里、脾俞、胃俞；肝气郁滞者，加内关；食少便溏者，加中脘、天枢；失血过多者，加肝俞、膈俞；胸胁胀满者，加期门；胃脘胀满者，加中脘、足三里。

2. 淋证 本病病因病机、临床表现见前述。治以疏利气机、利水通淋。主穴：太冲、复溜。辅穴：膀胱俞、中极、秩边、水道、三焦俞。配穴：热淋，加行间、蠡沟、阴陵泉；石淋，加气海俞、昆仑（结石而致腰腹急痛甚者，加刺水沟、委中）；气淋，加气海、百会（实证者，加刺肝俞、期门，虚证者，加刺关元、足三里）；血淋，加血海、三阴交、水泉（实证者，加刺承山、然谷，虚证者，加足三里、气海）；膏淋，加肾俞、命门、阴陵泉、三阴交（小便混浊如膏者，加灸气海俞、百会）；劳淋，加脾俞、肾俞、关元、足三里；尿道热涩疼痛，加行间、蠡沟；阴虚者，加肾俞、太溪；少腹拘急，加行间、悬钟；寒热口干、便秘甚者，加刺支沟、合谷；口苦呕恶，加内关、阳陵泉；腰痛，加肾俞、委中；心悸气短者，加内关。

一百零六、章门、然谷

【来源】《针灸甲乙经·水肤胀鼓胀肠覃石瘕第四》云："石水，章门及然谷主之。"

【功能】章门为足厥阴肝经腧穴，足少阳胆经的交会穴，脏会章门，脾之募穴。然谷系足少阴肾经腧穴，乃本经脉气所注，为输土穴、原穴。肾属水，肝属木，水能生木，故肾为母脏，肝为子脏，肾病及肝，即母病及子。二穴伍用，一肝一肾，肝肾同源，相互依存，相互为用，滋肾水，调肝气，通下焦。

【主治】①鼓胀；②月经不调。

【发挥】

1. 鼓胀　本病病因病机、临床表现见前述。中医辨证为气滞湿阻、水湿困脾、水热蕴结、瘀结水留、阳虚水盛、阴虚水停六型。治以疏肝理气、健脾益肾、调气行水。主穴：章门、然谷。辅穴：尺泽、太溪、偏历、太渊、合谷、气海。配穴：气滞湿阻，加膻中；水湿困脾，加阴陵泉；水热蕴结，加中极；瘀结水留，加血海；阳虚水盛，加关元；阴虚水停，加三阴交。

2. 月经不调　有广义与狭义之分，广义的月经不调，泛指一切月经病。狭义的月经不调仅指月经的周期、经色、经量、经质出现异常改变，并伴有其他症状。本病多因外感邪气、内伤情志、房劳多产、饮食不节等，导致冲任失养。治以补肾健脾、疏肝理气、调理冲任。主穴：章门、然谷。辅穴：肝俞、期门、行间、太冲、三阴交。配穴：实热，加曲池；虚热，加肾俞、太溪；实寒，加神阙、子宫；虚寒，加肾俞、腰阳关；气虚，加脾俞、足三里；肝郁气滞，加阳陵泉；血瘀，加血海、膈俞；月经过多，加隐白、交信。

一百零七、太冲、太溪、太白

【来源】《针灸甲乙经·十二原第六》云："飧泄取三阴。"

【功能】三穴配伍，三阴经共济，理气消胀，活血通络，疏肝健脾补肾。

【主治】①泄泻；②足痿；③注意力缺陷多动症。

【发挥】

1. 泄泻　本病病因病机、临床表现见前述。治以清热解毒、止泻镇痛。主穴：太冲、太溪、太白。辅穴：天枢、中脘、足三里、下巨虚。配穴：寒湿者，加神阙，可配合用灸法；湿热者，加内庭；食滞者，加梁门；脾虚者，加脾俞；肾虚者，加肾俞、命门。

2. 足痿　是指下肢足部筋脉弛缓，痿软无力，日久不能随意活动，或伴有肢体麻木、肌肉萎缩的一类病症。本病病因病机、辨证分型与痿证相同。

治以祛邪通络、濡养筋脉。主穴：太冲、太溪、太白。辅穴：照海、昆仑、申脉、悬钟。配穴：肺热伤津，加尺泽、肺俞、二间；湿热浸淫，加阴陵泉、大椎、内庭；脾胃虚弱，加中脘、关元；肝肾亏损，加肾俞、肝俞；下肢肌肉萎缩，加足阳明经排刺。

3. 注意力缺陷多动症　又称小儿多动症，指小儿智力正常或接近正常，有不同程度的学习困难、自我控制能力弱、活动过多、注意力不集中、情绪不稳定和行为异常等症状，多发生于 4～16 岁的儿童，男孩多于女孩。本病多由肾精虚衰，阴虚阳亢，虚风内动所致；或由先天禀赋不足，肾精虚衰，不能生髓充脑，脑海空虚，元神失养而发病。心主血脉而又主神志，脾主思虑，心脾两虚，气血化源不足，心神失养，亦可发本病。中医辨证：以行为异常、运动过多和动作不协调、注意力不集中为主症，兼见神志涣散，烦躁易怒，多动多语，指甲、发泽不荣，舌红而干，脉细数或弦细数者，为阴虚阳亢；若兼见寐难梦多、精神疲倦、神志涣散、面色萎黄、纳少便溏、舌淡苔白、脉细缓，为心脾两虚。治以育阴潜阳、安神定志。主穴：太冲、太溪、太白。辅穴：百会、印堂、风池、神门。配穴：阴虚阳亢者，加三阴交、侠溪；心脾两虚者，加心俞、脾俞；痰热内扰者，加大陵、丰隆；烦躁不安者，加照海、神庭；食欲不振者，加中脘、足三里；遗尿者，配中极、膀胱俞。

一百零八、大敦、太冲

【来源】《针灸甲乙经·缪刺第三》云："人有所堕坠，恶血留于内，腹中胀满，不得前后。先饮利药。此上伤厥阴之脉，下伤少阴之络，刺足内踝之下。然骨之前血脉出血，刺跗上动脉。不已，刺三毛上各一痏，见血立已。左取右，右取左。善惊善悲不乐，刺如上方。"

【功能】大敦、太冲同为足厥阴肝经腧穴，二穴配伍，同经相配，增强镇肝息风、理气通络活血的作用。

【主治】①血臌；②崩漏；③蛇串疮。

【发挥】

1. **血臌** 为鼓胀的一种，症见脘腹胀大坚硬，脐周青筋暴露，胁下癥结，痛如针刺，皮肤甲错，面色黄滞晦暗，或见赤丝缕缕，头、颈、胸、臂可出现血痣，潮热，口干不欲引饮，大便或见黑色，舌质紫暗，或有瘀斑，脉细弦或涩。本病多由气病及血、络脉瘀阻所致。治以疏通肝脾、活血化瘀。主穴：大敦、太冲。辅穴：期门、章门、石门、三阴交。配穴：膜胀，加梁门；黄疸，加阳纲、腕骨；潮热，加太溪、膏肓。

2. **崩漏** 本病的发生主要是冲任损伤，气血固摄无权，不能制约经血所致。治以调理冲任、止血固经。主穴：大敦、太冲。辅穴：关元、三阴交、隐白、地机、合谷。配穴：肾阴不足，加太溪、照海、肾俞；肾阳亏虚，加命门、腰阳关、肾俞；脾气虚弱，加脾俞、气海、足三里；血热内扰，加行间、曲池；气滞血瘀，加血海、膈俞。

3. **蛇串疮** 是以突发单侧簇集状水泡呈带状分布的皮疹，并伴有烧灼刺痛为主症的病症，又称为"蛇丹""缠腰火丹"等，多发生于腰腹、胸背及颜面部。中医辨证：初起时先觉发病部位皮肤灼热疼痛，皮色发红，继则出现簇集性粟粒大小丘状疱疹，多呈带状排列，多发生于身体一侧，以腰、胁部为最常见，疱疹消失后可遗留疼痛感，兼见疱疹色鲜红、灼热疼痛、疱壁紧张、口苦、心烦、易怒、脉弦数者，为肝经火毒；兼见疱疹色淡红、起黄白水疱、疱壁易于穿破、渗水糜烂、身重腹胀、苔黄腻、脉滑数者，为脾经湿热。疱疹消失后遗留疼痛者，证属余邪留滞，血络不通。治以泻火解毒、清热利湿。主穴：大敦、太冲。辅穴：局部围针、相应夹脊穴。配穴：肝经火毒者，加行间、阳陵泉；脾经湿热者，加血海、隐白、内庭。

一百零九、行间、足三里、瘦脉

【来源】《针灸甲乙经·肝受病及卫气留积发胸胁满痛第四》云："邪在肝，则病两胁中痛，寒中，恶血在内，胻节时肿，善瘛。取行间以引胁下，补三里以温胃中，取血脉以散恶血，以耳间青脉以去其瘛。"

【功能】三穴配伍，清肝火、调脾胃、利三焦。

【主治】胁痛。

【发挥】本病多因肝气郁结，失于条达，经脉受阻，气血运行不畅而致。治以疏利肝胆、通经活络。主穴：行间、足三里、瘈脉。辅穴：肝俞、胆俞、膈俞、支沟、阳陵泉、丘墟、照海。配穴：呕恶，加中脘、内关；瘀血内停、痛有定处，加三阴交；湿热重、口黏及恶心，加阴陵泉、中脘；头晕，加百会；虚证，加期门、三阴交。

一百一十、太冲、昆仑

【来源】《针灸甲乙经·欠哕唏振寒噫嚏䬊泣出太息㿗下耳鸣啮舌善忘善饥第一》云："上气不足，脑为之不满，耳为之善鸣，头为之倾，目为之瞑。中气不足，溲便为之变，肠为之善鸣，补之足外踝下留之。下气不足，则乃为痿厥，心闷，急刺足大指上二寸留之，一曰补足外踝下留之。"

【功能】二穴配伍，疏肝理气、通经活络作用更强。

【主治】眩晕。

【发挥】本病的病因病机、临床表现见前述。中医辨证为肝阳上亢、痰湿中阻、气血两虚、肾精亏虚四型。实证治以平肝化痰、定眩。主穴：太冲、昆仑。辅穴：风池、百会、内关。配穴：肝阳上亢者，加行间、侠溪、太溪；痰湿中阻者，加头维、丰隆、中脘、阴陵泉。虚证治以益气养血、定眩。主穴：太冲、昆仑。辅穴：风池、百会、肝俞、肾俞、足三里。配穴：气血两虚者，加气海、脾俞、胃俞；肾精亏虚者，加太溪、悬钟、三阴交。

一百一十一、囟会、百会、天柱、膈俞、上关、光明

【来源】《针灸甲乙经·太阳中风感于寒湿发痉第四》云："痉取囟会、百会及天柱、膈俞、上关、光明主之。"

【功能】百会穴位于头顶部，属督脉，又为足厥阴、少阳之会，可平肝息风、升阳益气、开窍醒神。囟会、天柱、膈俞、上关、光明见前述。六穴合用，可增强平肝清热、开窍醒神、清眼明目、疏经通络之功能。

【主治】①痉证；②能近怯远症。

【发挥】

1. 痉证 本病病因病机、临床表现见前述。中医辨证为邪壅经络、肝经热盛、阳明热盛、心营热盛、痰浊阻滞、阴血亏虚六型。治以祛邪开窍、息风止痉。主穴：囟会、百会、天柱、膈俞、上关、光明。辅穴：水沟、内关、合谷、太冲、阳陵泉、绝骨。配穴：邪壅经络，加外关；肝经热盛，加行间；阳明热盛，加内庭；心营热盛，加少府；痰浊阻滞，加丰隆；阴血亏虚，加三阴交；发热，加大椎、曲池；神昏，加十宣、涌泉；痰盛者，加阴陵泉、丰隆；气血虚者，加血海、气海、足三里；腹满便结，加天枢、腹结；头痛者，加风池、太阳。

2. 能近怯远症 俗称近视，是以视近清楚、视远模糊为主症，属一种屈光不正的眼病，外观眼部无明显异常，只是对远距离物体的辨认发生困难，即近看清楚，远视模糊。近视与远视、散光同属于屈光不正的一类眼病。本病多因先天禀赋不足、劳心伤神等，心、肝、肾、气血、阴阳受损；或不良用眼习惯，如看书、写字目标太近，坐位姿势不正及光线强烈或不足等，使目络瘀阻，目失所养，均导致本病。中医辨证：视近物正常，视远物模糊不清，兼见失眠健忘、腰酸、目干涩、舌红、脉细，为肝肾不足；兼见神疲乏力、纳呆便溏、头晕心悸、面色不华或白、舌淡、脉细，为心脾两虚。治以通络活血。主穴：囟会、百会、天柱、膈俞、上关、光明。辅穴：承泣、睛明、风池、翳明。配穴：肝肾不足者，加肝俞、肾俞；心脾两虚者，加心俞、脾俞、足三里。

一百一十二、上星、谚语、天牖、风池

【来源】《针灸甲乙经·肾风发风水面胕肿第五》云："面胕肿，上星主之。先取谚语，后取天牖、风池。"《针灸甲乙经·六经受病发伤寒热病第一》云："热病汗不出，上星主之，先取谚语，后取天牖、风池。"《针灸甲乙经·阳受病发风第二》云："风眩善呕，烦满，神庭主之。如颜青者，上星主之，取上星者，先取谚语，后取天牖、风池。"《针灸甲乙经·阳受病发风第二》云："风眩引颔痛，上星主之，取上星者，先取谚语，后取天牖、风池。"《针灸甲乙经·阴阳相移发三疟第五》云："皆疟，上星主之，先取谚语，后取天牖、风池、大杼。"《针灸甲乙经·足太阳阳明手少阳脉动发目病第四》云："目中痛不能视，上星主之。先以谚语，后取天牖、风池。"《针灸甲乙经·血溢发衄第七》云："鼻鼽衄，上星主之，先取谚语，后取天牖、风池。"

【功能】上星位于鼻根直上方，可激发督脉经气，有通经活络、祛风明目、清热止血、散邪通窍的功效。谚语穴位于背部，为足太阳膀胱经所发。天牖穴属手少阳三焦经，邻近脑窍，可清三焦郁热、祛经络湿邪、醒脑开窍。风池穴位于项后，为足少阳胆经经穴，穴属足少阳、三焦、阳维之会，故可疏风清热、活血通经、醒脑开窍、明目益聪。四穴相合，疏风清热、通经活络、醒脑开窍之功更著。

【主治】①面痛；②眩晕；③鼻衄；④耳鸣、耳聋；⑤水肿（风水）；⑥高热；⑦疟疾；⑧目赤肿痛。

【发挥】

1.**面痛**　本病多因外感邪气、情志不调、外伤等因素，导致面部经络气血痹阻，经脉不通所致。治以疏通经络、祛风止痛。主穴：上星、谚语、天牖、风池。辅穴：攒竹、四白、下关、地仓、合谷。配穴：眼部痛者，加丝竹空、阳白、外关；上颌部痛者，加颧髎、迎香；下颌部痛者，加承浆、颊车、翳风、内庭；风寒证者，加列缺；风热证者，加曲池、尺泽；气血瘀滞者，加太冲、三阴交。

2.**眩晕**　眩晕因情志不舒，肝阳升动，上扰清窍，或痰湿中阻，清阳不升，清窍被蒙所致者，可用本法治疗。治以清肝疏风、通经活络、醒脑开窍。主穴：上星、谚语、天牖、风池。辅穴：百会、头维、肝俞、肾俞。配穴：肝阳上亢者，加行间；痰湿中阻者，加阴陵泉、丰隆、中脘；失眠多梦甚者，加神门、三阴交；口苦，加阳陵泉；耳鸣，加听会、外关；气短自汗者，加膻中、复溜；面色淡白、神疲乏力者，加脾俞、中脘；心悸少寐，加内关、神门；五心烦热者，加内关、三阴交；视力减退者，加睛明、球后。

3. **鼻衄** 本病病因病机、临床表现见前述。中医辨证为热邪犯肺、胃热炽盛、肝火上炎、气血亏虚四型。治以疏风清热、凉血止血。主穴：上星、谚语、天牖、风池。辅穴：迎香、合谷、孔最。配穴：热邪犯肺者，加少商；胃热炽盛者，加内庭；肝火上炎者，加太冲；气血亏虚者，加灸关元、足三里。

4. **耳鸣、耳聋** 本病临证当辨虚实。实证分为肝胆火盛、外感风邪二型；虚证分为肾气亏虚、肝肾阴虚二型。治以清肝泄热、疏风开窍。主穴：上星、谚语、天牖、风池。辅穴：肝俞、肾俞、翳风、听会、中渚、侠溪、太冲。配穴：肝胆火盛者，加丘墟；外感风邪者，加外关、合谷；肾气亏虚者，加气海；肝肾阴虚者，加期门、太溪。

5. **水肿（风水）** 指眼睑浮肿，继则四肢及全身皆肿，来势迅速，多有恶寒、发热、肢节酸楚、小便不利等症。偏于风热者，伴咽喉红肿疼痛、舌质红、脉浮滑数；偏于风寒者，兼恶寒、咳嗽、舌苔薄白、脉浮滑或紧。如水肿较甚，亦可见沉脉。风为六淫之首，每夹寒夹热，风寒或风热之邪侵袭肺卫，肺气失于宣畅，不能通调水道，风水相搏，发为水肿。治以散风清热、宣肺行水。主穴：上星、谚语、天牖、风池。辅穴：合谷、外关、风门、肺俞、中府、尺泽、列缺。

6. **高热** 本病病因病机、临床表现见前述。中医辨证为风热表证、肺热证、热在气分、热入营血四型。治以清泄热邪。主穴：上星、谚语、天牖、风池。辅穴：大椎、至阳。配穴：风热表证者，加鱼际、外关；肺热者，加少商、尺泽；气分热盛者，加内庭、厉兑；热入营血者，加中冲、内关、血海；抽搐者，加太冲；神昏者，加水沟、内关。

7. **疟疾** 本病病因病机、临床表现见前述。中医辨证为正疟、温疟、寒疟、热瘅、冷瘅、劳疟。治以和解少阳、祛邪截疟。主穴：上星、谚语、天髃、风池。辅穴：大椎、间使、后溪。配穴：正疟者，加日月、外关；温疟者，加曲池、外关、陶道，点刺商阳出血；寒疟者，加至阳、期门；热瘴者，加至阳；冷瘴者，加外关；劳疟者，加痞根、章门、太冲；呕吐甚者，加内关、公孙；高热者，可配十宣、委中；汗出不畅者，加合谷；腹痛腹泻者，加天枢、气海、足三里；神昏谵语者，加人中、中冲、劳宫、涌泉；烦热盗汗者，加太溪、复溜；倦怠自汗者，加关元、气海；唇甲色白者，加膈俞、脾俞、三阴交。

8.目赤肿痛 本病中医辨证为外感风热、肝胆火盛二型。治以清泄风热、消肿定痛。主穴：上星、谚谚、天髃、风池。辅穴：合谷、太冲、睛明、太阳。配穴：以手阳明、足厥阴、足少阳经穴为主。外感风热者，加少商；肝胆火盛者，加行间、侠溪。

一百一十三、神庭、百会

【来源】《针灸甲乙经·阴阳相移发三疟第五》云："痎疟，神庭及百会主之。"

【功能】神庭系督脉与足太阳膀胱经之交会穴，其深部两侧适对大脑两半球额叶的前部，故有治疗心神错乱、精神病症的作用，具有宁心安神、泄热通经之功。百会系足三阳经和督脉交会穴。二穴同为督脉经穴，总督一身之阳气，故能回阳救脱、醒脑开窍、息风宁神，治疗脑源性疾患协同为用，其功益彰。

【主治】①疟疾；②鼻渊；③阴挺；④戒烟综合征。

【发挥】

1.疟疾 本病病因病机、临床表现见前述。中医辨证为正疟、温疟、寒疟、热瘴、冷瘴、劳疟。治以和解少阳、祛邪截疟。主穴：神庭、百会。辅穴：上星、谚谚、天髃、风池、大椎、间使、后溪。配穴：正疟者，加日月、外关；温疟者，加曲池、外关、陶道，点刺商阳出血；寒疟者，加至阳、期门；热瘴者，加至阳；冷瘴者，加外关、风池；劳疟者，加痞根、章门、太冲；呕吐甚者，加内关、公孙；高热者，可配十宣、委中；汗出不畅者，加合谷；腹痛腹泻者，加天枢、气海、足三里；神昏谵语者，加人中、中冲、劳宫、涌泉；烦热盗汗者，加太溪、复溜；倦怠自汗者，加关元、气海；唇甲色白者，加膈俞、脾俞、三阴交。

2. 鼻渊 是以鼻流腥臭浊涕、鼻塞、嗅觉丧失等为主症，重者称之脑漏。鼻为肺之外窍，故鼻渊的发生，与肺经受邪有关。其急者，每因风寒袭肺，蕴而化热，或感受风热，导致肺气失宣，客邪上干清窍而致鼻塞流涕。风邪解后，郁热未清，酿为浊液，壅于鼻窍，化为脓涕，迁延而发鼻渊。中医辨证：鼻流浊涕，色黄腥秽，鼻塞不闻香臭，若病变初发，黄涕量多，或伴头痛、发热、咳嗽、舌红、苔黄、脉浮数，为肺经风热；若经久不愈，反复发作者，兼见头昏、眉额胀痛、思绪分散、记忆衰退，舌红，苔腻，为湿热阻窍。治以清热宣肺、通利鼻窍。主穴：神庭、百会。辅穴：列缺、合谷、迎香、印堂、风池。配穴：肺经风热者，加少商点刺出血；湿热阻窍者，加曲池、阴陵泉。

3. 阴挺 本病多见于中老年妇女。子宫位置沿阴道下降，宫颈达坐骨棘水平以下，甚至子宫全部脱出阴道口外，或阴道壁膨出，称为阴挺。本病多因分娩时用力过度，或产后过早体力劳动，以致脾虚气弱，中气受损而气虚下陷；或因禀赋虚弱，孕育过多，房劳伤肾，以致络脉损伤，不能维系胞宫，而成阴挺。中医辨证：以子宫下移或脱出阴道口外、咳嗽、走路时加重，有下坠感，腰骶酸痛为主症，兼见脱出物状如鹅卵、劳则加剧、小腹下坠、精神疲惫、四肢无力、带下色白、质稀量多、舌淡苔白、脉虚弱，为脾虚；若兼见腰膝酸软、小便频数、头晕耳鸣、舌淡红、脉沉而弱，为肾虚。治以补脾益肾、固摄胞宫。主穴：神庭、百会。辅穴：气海、维道、子宫。配穴：脾虚者，加足三里、三阴交；肾虚者，加关元、肾俞、太溪；伴有膀胱膨出者，加曲骨、横骨；直肠膨出者，加会阳、承山。

4. 戒烟综合征 是指因吸烟者长期吸有尼古丁的烟叶制品，当中断吸烟后所出现的全身软弱无力、烦躁不安、呵欠连作、口舌无味，甚至心情不畅、胸闷、焦虑、感觉迟钝等一系列瘾癖症状。治以安神除烦、调和阴阳。

主穴：神庭、百会。辅穴：神门、戒烟穴（位于列缺与阳溪之间）。配穴：咽部不适者，加颊车、三阴交；烦躁者，加通里、内关；肺气损伤者，加肺俞。

一百一十四、神庭、兑端、承浆

【来源】《针灸甲乙经·阳厥大惊发狂痫第二》云："癫疾呕沫，神庭及兑端、承浆主之。"

【功能】神庭位于前头部，属督脉，为督脉、足太阳、足阳明之会。兑端属督脉，督脉之气向下通于任脉，故可清热、开窍、定惊、止痛。承浆属任脉，为足阳明胃经、任脉、督脉之会所，可祛风通络、调畅气机。三穴合用，任督结合，通络祛风、定惊安神之力更强。

【主治】①痫病；②面瘫。

【发挥】

1. 痫病　主要用于休止期的治疗。休止期又分痰火扰神、风痰闭阻、心脾两虚、肝肾阴虚、瘀阻脑络五型。主穴：神庭、兑端、承浆。辅穴：百会、风池、心俞、内关、神门。配穴：痰火扰神，加阳陵泉、丰隆；风痰闭阻，加太冲、丰隆；心脾两虚，加中脘、足三里；肝肾阴虚，加肝俞、肾俞、太溪、太冲；瘀阻脑络，加血海、膈俞；夜间发作，加照海；白昼发作，加申脉；眩晕者，加合谷、率谷；头痛者，在局部以梅花针叩刺微出血；虚烦不眠者，加三阴交；心悸气短者，加膻中。发作持续昏迷不醒者，可针涌泉，灸气海；神疲面白、久而不复者，为阴精气血俱虚之象，加气海、足三里。

2. 面瘫　本病病因病机、临床表现见前述。治以活血通络、祛风牵正。主穴：神庭、兑端、承浆。辅穴：风池、阳白、下关、地仓、颊车、合谷。配穴：鼻唇沟平坦者，加迎香、口禾髎；鼻唇沟歪斜者，加水沟；目不能合者，加丝竹空、攒竹或申脉、照海；燥热伤阴者，加太溪；肝气郁结，加行间、期门；脾胃虚弱，加天枢、足三里。

一百一十五、兑端、耳门

【来源】《针灸甲乙经·手足阳明脉动发口齿病第六》云："上齿龋，兑端及耳门主之。"

【功能】兑端见前述。耳门属手少阳三焦经，有开窍益聪、疏风清热之功。二穴合用，可加强疏风清热、开窍醒神之功。

【主治】牙痛。

【发挥】主要用于治疗风热外袭，或胃腑积热，郁而化火，火邪循经上火所致牙痛。以牙齿疼痛，咀嚼困难，遇冷、热、酸、甜等刺激则加重为主要表现，伴牙龈红肿，甚至出血，前额掣痛等。治以清泄胃热、消肿止痛。主穴：兑端、耳门。辅穴：头维、下关、颊车、曲池、合谷、内庭。配穴：风火牙痛者，加外关、风池；胃火牙痛者，加二间。

一百一十六、大椎、委中

【来源】《针灸甲乙经·太阳中风感于寒湿发痓第四》云："热病汗不出，善呕苦；痓，身反折，口噤，善鼓颔，腰痛不可以顾，顾而有似拔者，善悲，上下取之出血，见血立已。"

【功能】大椎为督脉经腧穴，具有散寒镇惊之功。委中为足太阳膀胱经腧穴，乃本经脉气所聚，为合土穴。二穴配伍，加强舒筋活络、清热解毒之效。

【主治】①痓证；②腰痛；③丹毒；④疔疮。

【发挥】

1.**痓证** 本病的病理变化主要在于阴虚血少，筋脉失养。治以舒筋解痓。主穴：大椎、委中。辅穴：水沟、内关、合谷、太冲、阳陵泉、绝骨。配穴：发热，加曲池；神昏，加十宣、涌泉；痰盛者，加阴陵泉、丰隆；气血虚者，加血海、气海、足三里；腹满便结者，加天枢、腹结；头痛者，加风池、百会。

2. **腰痛** 本病病因病机、临床表现见前述。中医辨证为寒湿腰痛、湿热腰痛、瘀血腰痛、肾虚腰痛四型。治以活血通经、通络止痛。主穴：大椎、委中。辅穴：腰眼、大肠俞、阿是穴。配穴：寒湿腰痛者，加腰阳关；湿热腰痛者，加阴陵泉；瘀血腰痛者，加膈俞；肾虚腰痛者，加肾俞、命门、志室。

3. **丹毒** 是指患部皮肤突然变赤，色如涂丹，游走极快的一种急性感染性疾病。本病好发于颜面和小腿部，其中发于头面者称"抱头火丹"，发腿胫者称"流火"，游走全身者称"赤游丹"。本病多因血分有热，复感时热火毒，内外合邪，郁于肌肤；或因肌肤破伤，毒邪乘隙侵入，以致血分生热而发。如夹风则上窜头面，夹湿则下流足胫。但不论何种丹毒，血热火毒蕴结是其基本病机。中医辨证：起病急骤，皮肤红肿热痛，状如云片，边界分明，初起常先有恶寒发热，随即患部皮肤出现小片鲜红，边界分明，色赤如丹，灼热肿痛，略高于皮肤表面，并迅速蔓延四周而成鲜红或紫红大片。若发于头面者，为热毒夹风；发于下肢或红斑表面出现黄色水疱者，为热毒夹湿；若出现壮热烦躁、恶心呕吐、神昏谵语等，则为热毒内陷，属危急之候。治以清热解毒、凉血祛瘀。主穴：大椎、委中。辅穴：曲池、合谷、阿是穴。配穴：发于头面者，加百会、头维、太阳；发于下肢者，加血海、阴陵泉、内庭；热毒较甚者，加十宣或十二井点刺出血。

4. **疔疮** 是常见的外科急症，因其初起形小根深，底脚坚硬如钉，故名疔疮。本病好发于面部和指端，因发病部位和形状不同，又有"人中疔""蛇头疔""虎口疔""红丝疔"等不同名称。本病多与肌肤不洁、刺伤时火毒侵袭及饮食不节等有关，总由火毒为病。恣食辛辣油腻厚味或酗酒，致脏腑蕴热，火毒自内外发肌肤；或肌肤不洁，刺伤后火毒乘隙侵袭，均可发为疔疮。若火毒炽盛，可流窜经络，更甚者可内攻脏腑而成危候。中医辨证：初起如粟粒状小脓头，发病迅速，根深坚硬如钉，始觉麻痒而疼痛轻微，继则红肿灼热，疼痛加剧，可伴有恶寒发热等全身症状，为火毒蕴结肌肤之证。若四肢部疔疮，患处有红丝上窜者，名"红丝疔"，为火毒流传经络；若疔疮兼见壮热烦躁、眩晕呕吐、神识昏愦者，为疔疮内攻脏腑之危候，称为"疔疮走黄"。治以泻火解毒。主穴：大椎、委中。辅穴：身柱、灵台、合谷。配穴：高热者，加十宣、十二井；神昏者，再加人中。还可根据患部所属的经脉首尾取穴，如发于面部迎香穴处者，属手阳明经，可刺商阳；发于食指端者，可刺迎香；发于拇指端者，属手太阴经，可刺中府；发于足小趾次指者，属足少阳经，可刺瞳子髎；如系"红丝疔"，可沿红丝从终点依次点刺到起点，以泄其恶血。

一百一十七、百会、颔厌、颅息、天窗、大陵、偏历、前谷、后溪

【来源】《针灸甲乙经·手太阳少阳脉动发耳病第五》云："耳鸣，百会及颔厌、颅息、天窗、大陵、偏历、前谷、后溪皆主之。"

【功能】百会、天窗、偏历见前述。颔厌为足少阳胆经腧穴，具有疏风清热、活络之效。颅息为手少阳三焦经腧穴，具有清热息风之效。前谷为手太阳小肠经腧穴，乃本经脉气所溜，为荥水穴，具有清热疏风、活络明目之功。后溪为手太阳小肠经输木穴，乃脉气所注，具有通调督脉、宁心安神之效。八穴配伍，清热疏风、开窍宁神作用更强。

【主治】耳鸣、耳聋。

【发挥】本病治以清肝泻火、豁痰开窍、健脾补肾、益气。主穴：百会、颔厌、颅息、天窗、大陵、偏历、前谷、后溪。辅穴：翳风、耳门、听宫、完骨、风池、侠溪、外关、太冲、丘墟、阳陵泉、足临泣。配穴：肾虚，可配太溪、气海、关元；脾虚、血虚，加气海、足三里、三阴交、中脘；肝火上炎，加太冲。

一百一十八、会阴、太渊、消泺、照海

【来源】《针灸甲乙经·阴受病发痹第一》云："痹，会阴及太渊、消泺、照海主之。"

【功能】会阴在两阴之间，为任督二脉聚于阴部的起点，具有调经强肾、清热利湿的作用。太渊为手太阴肺经原穴，为本经五输穴之输穴，为本经母穴，在八会穴中，脉会太渊。消泺属手少阳三焦经，三焦经气上贯肘，可清三焦郁热、疏经络气滞。照海为肾经经穴，为阴跷脉所生，八脉交会穴之一。四穴配伍，疏经通络、清热利湿作用更甚。

【主治】①痹证；②癫证。

【发挥】

1.痹证　本病病因病机、临床表现见前述。本病因感邪偏盛的不同，可分为行痹、痛痹、着痹、热痹。治以祛风散寒、清热祛湿、通络止痛。主穴：会阴、太渊、消泺、照海。辅穴：肾俞、气海，再佐以局部经穴治疗。配穴：行痹者，加膈俞、血海；痛痹者，加关元；着痹者，加阴陵泉、足三里；热痹者，加大椎、曲池；或根据部位循经配穴。

2.癫证　以沉默痴呆、语无伦次、静而多喜为特征，常见精神抑郁，表情淡漠，神志痴呆，语无伦次，或见哭笑无常，不知秽洁，不思饮食。所愿不遂，思虑太过，脾虚肝郁，脾虚则痰浊内生，肝郁则气机失调，气滞痰结，蒙闭心窍，神明失常，可致本病；思虑过度，暗耗心血，心虚神耗，或脾虚而化源不足，心神失养，亦可导致本病。中医辨证为肝郁气滞、痰气郁结、心脾两虚三型。治以理气化痰、宁心安神。主穴：会阴、太渊、消泺、照海。辅穴：心俞、肝俞、肾俞、丰隆、太冲。配穴：肝郁气滞者，加行间、膻中；痰气郁结者，加中脘、阴陵泉；心脾两虚者，加脾俞；哭笑无常者，加间使、百会；纳呆者，加足三里、三阴交。

一百一十九、中极、仆参

【来源】《针灸甲乙经·阳脉下坠阴脉上争发尸厥第三》云："恍惚尸厥，头痛，中极及仆参主之。"

【功能】中极系任脉腧穴，为膀胱之募穴，任脉与足三阴经交会穴，有培元气、助气化、调血室、温精宫、理下焦、利膀胱、清利湿热之效。仆参系足太阳膀胱经腧穴，为阳跷脉之本。二穴合参，助气化、理下焦、利膀胱作用更甚。

【主治】①厥证；②早泄；③腕管综合征。

【发挥】

1.**厥证** 本病治以苏厥醒神。主穴：中极、仆参。辅穴：水沟、中冲、涌泉、足三里。配穴：虚证者，加灸气海、关元、百会；实证者，加合谷、太冲。

2.**早泄** 是指性交时过早射精，甚至未交即泄的病症。中医学认为，本病多由情志内伤、纵欲过度、湿热侵袭、久病体虚所致。其基本病机为肾失封藏，精关不固。本病病位在肾，并与心、脾相关。治以益肾固精、调神止泄。主穴：中极、仆参。辅穴：心俞、肝俞、肾俞、复溜、神门、太冲。配穴：肾阳不足者，加命门；肾阴亏虚者，加太溪；心脾两虚者，加脾俞、足三里；惊恐伤肾者，加志室、胆俞；湿热下注者，加会阴、阴陵泉；气滞血瘀者，加血海、膈俞；失眠或多梦者，加内关；食欲不振者，加中脘、足三里；腰膝酸软者，加命门、阳陵泉。

3.**腕管综合征** 多指因屈指肌腱鞘发炎、肿胀、增厚，压迫腕管内的正中神经，引起手指麻木、刺痛等症状的病症。本病主要表现为手指麻木、刺痛，夜间加剧，甚至于睡眠中痛醒；晚期可出现掌部鱼际肌萎缩，肌力减退和拇、食、中、无名指的桡侧一半感觉消失。本病多由寒湿淫筋、风邪袭肌或不慎跌挫，血瘀经络，以致气血流通受阻所致。治以活血化瘀、消肿止痛。主穴：中极、仆参。辅穴：大陵、外关、合谷。配穴：选取阿是穴，用皮肤针叩刺疼痛肿胀部位，以微出血为度，加拔火罐。

一百二十、关元、阴陵泉

【来源】《针灸甲乙经·足厥阴脉动喜怒不时发癀疝遗溺癃第十一》云："气癃溺黄，关元及阴陵泉主之。"

【功能】关元系任脉腧穴，系小肠募穴，足三阴经与任脉交会穴，又为三焦之气所生之处，具有培肾固本、补益元气、回阳固脱、温胃散寒、调理冲任、固精止带、强身健体之功。阴陵泉系足太阴脾经腧穴，乃本经经气所入，为合水穴。二穴相合，协同为用，培补肾气、益元阳、固虚脱、散寒邪、调冲任、化水湿之功益彰。

【主治】①癃闭；②中风（脱证）。

【发挥】

1. **癃闭**　本病病因病机、临床表现见前述。中医辨证有虚实之分。实证发病急，小便闭塞不通，努责无效，小腹胀急而痛，烦躁口渴，舌质红，苔黄腻，临床又分膀胱湿热、肺热壅盛、肝郁气滞、浊瘀阻塞四型。虚证发病缓，小便淋漓不爽，排出无力，甚则点滴不通，精神疲惫，舌质淡，脉沉细而弱，临床分为脾气不升、肾阳衰惫二型。实证治以清热利湿、行气活血。主穴：关元、阴陵泉。辅穴：秩边、三阴交、中极、膀胱俞。配穴：膀胱湿热者，加委阳；邪热壅肺者，加尺泽；肝郁气滞者，加太冲、大敦；浊瘀阻塞者，加曲骨、次髎、血海。虚证治以温补脾肾、益气启闭。主穴：关元、阴陵泉。辅穴：秩边、脾俞、三焦俞、肾俞。配穴：脾气不升者，加气海、足三里；肾阳衰惫者，加太溪、复溜；无尿意或无力排尿者，加气海、曲骨。

2. **中风（脱证）**　为中风急危重症，症见突然昏仆，不省人事，目合口开，鼻鼾息微，手撒肢冷，汗多不止，二便自遗，肢体软瘫。此时元气衰微，精去神脱，阴竭阳亡，治以益元阳、固虚脱。主穴：关元（隔姜灸）、阴陵泉。辅穴：神阙（隔盐灸）、气海（隔姜灸）、百会、涌泉、三阴交。

一百二十一、气海、上巨虚、足三里

【来源】《针灸甲乙经·脾胃大肠受病发腹胀满肠中鸣短气第七》云："腹中雷鸣，气常冲胸，喘，不能久立，邪在大肠也，刺肓之原、巨虚上廉、三里。"

【功能】气海为任脉经穴，乃本经经气所发，既是男子生气之海，又是大气所归之所，有补肾气、益元气、温下焦、祛寒湿、和营血、理经带、纳肾气、止虚喘之效。上巨虚、足三里见前述。三穴合而用之，补脾肾，调肠胃，纳虚喘，其功益彰，共奏益气固元、回阳救逆、温精散寒、强体健身之效。

【主治】喘证。

【发挥】本病反复发作，必致肺气耗损，久则累及脾肾，而见虚象。治以扶正培本、化痰平喘。主穴：气海、上巨虚、足三里。辅穴：肺俞、太渊、定喘、膏肓、膈俞、华佗夹脊。配穴：肺气虚者，加中府；肾气虚者，加阴谷、关元。

一百二十二、中脘、章门

【来源】《针灸甲乙经·五脏六腑胀第三》云："胃胀者，中脘主之，亦取章门。"

【功能】二穴相配，为胃之募穴、脾之募穴相伍，是治疗脾胃疾患的要穴，调理脾胃、疏肝利胆、消胀化湿、活血化瘀之功益彰。

【主治】①胃痛；②积滞；③胃下垂；④疳证。

【发挥】

1. **胃痛**　本病病因病机、临床表现见前述。临证当分虚实论治。实证分寒邪犯胃、饮食停滞、肝气犯胃、气滞血瘀四型；虚证分脾胃虚寒、胃阴不足二型。治以和胃止痛。主穴：中脘、章门。辅穴：足三里、内关。配穴：寒邪犯胃者，加胃俞；饮食停滞者，加下脘、梁门；肝气犯胃者，加太冲；气滞血瘀者，加膈俞；脾胃虚寒者，加气海、关元、脾俞、胃俞；胃阴不足者，加三阴交、内庭。

2. **积滞**　是指由乳食内积、脾胃受损而引起的胃肠疾病，临床以腹泻或便秘、呕吐、腹胀为主要症状。积滞与伤食、疳证等有密切关系。若伤于乳食，经久不愈，可发展为积；积久不消，迁延失治，可转化为疳。三者名异而源一，而病情有轻重、深浅的不同，故治疗应相互参考。本病多由喂养不当，乳食过度，或过食生冷肥甘及难以消化食物，脾胃受损，致使脾胃运化失司，气机升降失常，而成积滞；或因小儿脾胃素弱，或病后体弱，一旦饮食稍有不当，则停滞不消，而成虚中夹实的积滞。中医辨证：食欲不振，胃脘胀满或疼痛，呕吐酸馊乳食，大便酸臭或溏薄或便结，兼见烦躁多啼、夜卧不安、纳呆、小便短黄如米泔、低热、手足心热，舌红，苔白厚或黄腻，脉滑数，指纹紫滞，为乳食内积；面色萎黄，形体较瘦，困倦乏力，夜卧不安，不思饮食，腹满喜伏卧，大便稀溏，夹有乳食残渣，唇舌淡红，苔白腻，脉细滑，为脾胃虚弱。治以健脾和胃、化积消滞。主穴：中脘、章门。辅穴：天枢、足三里。配穴：乳食内积者，加梁门；脾胃虚弱者，加胃俞、脾俞；腹胀痛者，加气海；呕吐者，加内关；发热者，加大椎、曲池；烦躁不安者，加神门、三阴交。

3. **胃下垂**　是指 X 线检查胃下极在髂嵴连线以下超过 5 厘米者，症见剑突下胀痛、胁满胸闷、腹胀、腹坠。中医学认为，本病乃脾失健运，脾胃气机失常，中气下陷，或因肝气横逆犯胃，肝脾不和，胃失和调所致。治以升举中焦脾胃之气、健脾和胃。主穴：中脘、章门。辅穴：足三里、气海、天枢、关元、胸夹脊 10～12、三焦俞、梁门。配穴：脾胃虚寒者，加脾俞、胃俞；胃阴不足者，加三阴交、内庭。

4. **疳证**　是由多种慢性疾患引起的，临床以面黄肌瘦、毛发稀疏枯焦、腹部膨隆、精神萎靡为特征的病症，多发生于 5 岁以下的婴幼儿。本病常见于小儿喂养不良、病后失调、慢性腹泻、肠道寄生虫者。本病多由乳食无度、饮食不节，壅滞中焦，损伤脾胃，不能消磨水谷而形成积滞，导致乳食精微无从运化，脏腑、肢体失养，身体日渐羸瘦，气阴耗损而成。或饮食不洁，感染虫疾而耗夺乳食精微，气血受戕，不能濡养脏腑筋肉，日久成疳。本病病理变化主要在脾胃虚弱，运化失调。本病的病位在脾胃，病性有虚有实。中医辨证：精神疲惫，形体羸瘦，面色萎黄，毛发稀疏干枯，兼见便溏、完谷不化、四肢不温、唇舌色淡，脉细无力，为脾胃虚弱；若兼见嗜食无度或喜食异物、脘腹胀大、时有腹痛、睡中磨牙，舌淡，脉细弦，属虫毒为患。治以健脾益胃、化滞消疳。主穴：中脘、章门。辅穴：足三里、四缝。配穴：食积者，加下脘、璇玑、腹结；虫积者，加天枢、百虫窝；重症疳积者，加灸神阙、气海、肺俞、膏肓、肾俞。

一百二十三、巨阙、关冲、支沟、公孙、解溪

【来源】《针灸甲乙经·气乱于肠胃发霍乱吐下第四》云："霍乱，巨阙、关冲、支沟、公孙、解溪主之。"

【功能】巨阙属任脉腧穴，为心之募穴，可宁心安神、宽胸化痰、和中降逆。关冲、支沟、公孙、解溪见前述。五穴配伍，可疏经理气、清利湿热、和中降逆。

【主治】①呕吐；②泄泻。

【发挥】

1. 呕吐　本病病因病机、临床表现见前述。其临证分虚实论治。实证分寒邪客胃、热邪内蕴、痰饮内阻、肝气犯胃四型；虚证为脾胃虚寒。治以疏经理气、和胃降逆。主穴：巨阙、关冲、支沟、公孙、解溪。辅穴：中脘、内关、合谷、足三里。配穴：寒邪客胃者，加上脘、胃俞；热邪内蕴者，加金津、玉液点刺出血；痰饮内阻者，加膻中、丰隆；肝气犯胃者，加阳陵泉、太冲；脾胃虚寒者，加脾俞、胃俞；食积不化者，加梁门、天枢；腹胀者，加天枢；肠鸣者，加脾俞、大肠俞；泛酸干呕者，加内关。

2. 泄泻　本病病因病机、临床表现见前述。本病临床有急性泄泻和慢性泄泻之分。急性泄泻治以除湿导滞、通调腑气。主穴：巨阙、关冲、支沟、公孙、解溪。辅穴：天枢、上巨虚、阴陵泉、水分。配穴：寒湿者，加神阙，可配合用灸法；湿热者，加内庭；食滞者，加中脘。慢性泄泻治以健脾温肾、固本止泻。主穴：巨阙、关冲、支沟、公孙、解溪。辅穴：神阙、天枢、足三里。配穴：脾虚者，加脾俞、太白；肝郁者，加太冲；肾虚者，加肾俞、命门。

一百二十四、承浆、委中

【来源】《针灸甲乙经·血溢发衄第七》云："衄血不止，承浆及委中主之。"

【功能】承浆为病所局部取穴，委中为循经远道取穴，二穴伍用，一上一下，一远一近，疏风散邪、调和阴阳、舒筋活络、镇痛镇静之功彰显。

【主治】①鼻衄；②中风；③腰痛。

【发挥】

1. **鼻衄** 本病病因病机、临床表现见前述。中医辨证为热邪犯肺、胃热炽盛、肝火上炎、气血亏虚四型。治以清热止血。主穴：承浆、委中。辅穴：孔最、合谷、迎香、上星。配穴：热邪犯肺者，加少商；胃热炽盛者，加内庭；肝火上炎者，加太冲；气血亏虚者，加灸关元、足三里。

2. **中风** 本病病因病机、临床表现见前述。中医辨证为中经络、中脏腑二型。中经络分为肝阳暴亢、风痰阻络、痰热腑实、气虚血瘀、阴虚风动五型。中脏腑分为闭证和脱证。治以清脑开窍、通络醒神。主穴：承浆、委中。辅穴：风池、颊车、地仓、迎香、夹承浆、肩髃、尺泽、极泉、外关、合谷。配穴：闭证，加十二井穴、太冲；脱证加关元、气海、神阙；肝阳暴亢，加太冲、太溪；风痰阻络，加丰隆；痰热腑实，加曲池、内庭、丰隆；气虚血瘀，加足三里、气海；阴虚风动，加太溪、风池；口角歪斜，加牵正；上肢不遂，加手三里；下肢不遂，加环跳、阳陵泉、阴陵泉、风市；头晕，加完骨、天柱；足内翻，加丘墟透照海；便秘，加水道、归来、丰隆、支沟；复视，加天柱、睛明、球后；尿失禁、尿潴留，加中极、曲骨、关元。

3. **腰痛** 本病病因病机、临床表现见前述。中医辨证为寒湿腰痛、湿热腰痛、瘀血腰痛、肾虚腰痛四型。治以行气活血、通络止痛。主穴：承浆、委中。辅穴：肾俞、大肠俞、后溪、阿是穴。配穴：寒湿腰痛者，加腰阳关；湿热腰痛者，加阴陵泉；瘀血腰痛者，加膈俞；肾虚腰痛者，加命门、志室。

一百二十五、廉泉、天容

【来源】《针灸甲乙经·邪在肺五脏六腑受病发咳逆上气第三》云："阳气大逆，上满于胸中，愤䐜肩息，大气逆上，喘喝坐伏，病咽噎不得息，取之天容。其咳上气，穷诎胸痛者，取之廉泉。取之天容者，深无一里。取廉泉者，血变乃止。"

【功能】二穴均位于病所，可疏调舌本部气机，以达疗音生津、开窍醒神、通络镇痛之功效。

【主治】①喘证；②咳嗽；③痦痹；④失音。

【发挥】

1. **喘证**　本病病因病机、临床表现见前述。中医辨证分为虚实两端。实喘分为风寒壅肺、表寒肺热、痰热郁肺、痰浊阻肺、肺气郁痹五型；虚喘分为肺虚、肾虚二型。治以祛邪利气、补肺纳肾、肃肺平喘。主穴：廉泉、天容。辅穴：经渠、天府、尺泽、膻中、肺俞、定喘。配穴：风寒壅肺，加风门；表寒肺热，加外关、鱼际；痰热郁肺，加丰隆、内庭；痰浊阻肺，加阴陵泉；肺气郁痹，加合谷；肺虚，加中府；肾虚，加肾俞；正虚喘脱，加足三里、关元。

2. **咳嗽**　本病临床可分为外感咳嗽和内伤咳嗽两大类。外感咳嗽治以疏风解表、宣肺止咳。主穴：廉泉、天容。辅穴：列缺、合谷、肺俞。配穴：外感风寒者，加风门；外感风热者，加大椎；咽喉痛者，加少商放血。内伤咳嗽治以肃肺理气、止咳化痰。主穴：廉泉、天容。辅穴：太渊、三阴交、肺俞。配穴：痰湿蕴肺者，加丰隆、阴陵泉；肝火灼肺者，加行间；肺阴亏虚者，加膏肓；咯血者，加孔最。

3. **痦痹**　本病治以调神导气、通关利窍。主穴：廉泉、天容。辅穴：风池、水沟、完骨、金津、玉液、三阴交。配穴：上肢不遂，加肩髃、手三里、合谷；下肢不遂，加环跳、阳陵泉、阴陵泉、风市。

4. **失音**　系指突然声音嘶哑或失音的急性喉部病症。本病多因风寒外感，肺气失宣，会厌开合不利，音不能发，而致猝然声嘎；亦可因寒邪化火或外感风热，热伤肺气，火灼肺阴而致清肃失职，声道燥涩造成发音嘶哑者。另外，精血不足，肺失滋荣，声道枯涩，肺气耗伤，鼓动无力；忧郁愤怒，气机逆乱，肝气上逆，上冲于喉，声道闭塞；用声过度，耗气伤津，或刺伤声道经脉，皆能造成失音。治以疏风泄热、解毒利喉。主穴：廉泉、天容。辅穴：天突、孔最、合谷、鱼际。配穴：寒邪化火，喉痒咽痛，口干作渴，加尺泽、少商；咳嗽剧烈，加肺俞；盗汗，加阴郄；纳呆，加足三里。

一百二十六、气海、下巨虚

【来源】《针灸甲乙经·肾小肠受病发腹胀腰痛引背少腹控睾第八》云："少腹控睾，引腰脊，上冲心肺，邪在小肠也。小肠者，连睾系，属于脊，贯肝肺，络心系，气盛则厥逆，上冲肠胃，熏肝肺，散于胸，结于脐，故取肓原以散之，刺太阴以予之，取厥阴以下之，取巨虚下廉以去之，按其所过之经以调之。"

【功能】二穴配伍，加强益气调脾胃的功效。

【主治】腹痛。

【发挥】本病病因病机、临床表现见前述。中医辨证为寒邪内积、湿热壅滞、饮食积滞、肝郁气滞、瘀血内停、中虚脏寒六型。治以散寒温里、理气止痛。主穴：气海、下巨虚。辅穴：下脘、足三里、天枢、关元。配穴：寒邪内积，加灸神阙；湿热壅滞，加阴陵泉、大都；饮食积滞，加里内庭、建里；肝郁气滞，加太冲、期门；瘀血内停，加膈俞、三阴交；中虚脏寒，加脾俞、胃俞、章门、中脘；痛甚者，加梁丘；少腹痛，加阳陵泉、地机；下少腹痛，加上巨虚、昆仑；口苦、舌红甚者，加侠溪；脘腹胀满、苔厚腻者，加阴陵泉；厌食，挑四缝；嗳气甚者，加内关、膻中；心悸气短者，加内关、神门。

一百二十七、廉泉、扶突

【来源】《针灸甲乙经·寒气客于厌发喑不能言第二》云："暴喑气哽，刺扶突与舌本出血。"

【功能】廉泉为任脉之腧穴，阴维脉与任脉之交会穴，位居舌本。扶突为手阳明大肠经腧穴，具有理气化痰、清咽利膈之效。二穴配伍，化痰平喘、清咽利膈作用更强。

【主治】①失音；②口疮。

【发挥】

1. **失音** 本病治以疏风泄热、解毒利喉。主穴：廉泉、扶突。辅穴：天突、孔最、合谷、鱼际。配穴：寒邪化火，喉痒咽痛、口干作渴者，加尺泽、少商；咳嗽剧烈者，加肺俞；盗汗者，加阴郄；纳呆者，加足三里。

2. **口疮** 是以口腔黏膜发生浅表小溃疡，出现灼热疼痛为特征的病症，具有反复发作的特点，青少年更易复发。本病常因过食辛辣厚味、情志不遂、小儿喂养不当，心脾积热而致。或由感受风、火、燥邪诱发，邪热上攻于口；或因口腔不洁，邪毒袭人所致。亦可因素体阴亏，或病后余毒未尽，或劳欲过度，真水不足，虚火上炎于口而致。治以祛腐止痛，心脾积热则清热解毒，阴虚火旺则滋阴降火。主穴：廉泉、扶突。辅穴：地仓、内庭、合谷、阴郄、太溪、劳宫。配穴：疼痛甚者，点刺金津、玉液出血；便秘者，加天枢、大肠俞；肝肾阴亏者，加三阴交；心烦失眠者，加神门；咽喉干燥者，加照海。

主要参考书目

1. 晋·皇甫谧.针灸甲乙经.北京：人民卫生出版社，2006.

2. 吕玉娥.吕景山对穴.北京：人民军医出版社，2004.

3. 王立群.针灸对穴实用手册.北京：学苑出版社，2004.

4. 杨兆民.实用针灸选穴手册.北京：金盾出版社，1997.

5. 张玉珍.中医妇科学.北京：中国中医药出版社，2002.

6. 汪受传.中医儿科学.北京：中国中医药出版社，2007.

7. 李曰庆.中医外科学.北京：中国中医药出版社，2008.

8. 国家中医药管理局.中医病症诊断疗效标准.南京：南京大学出版
   社，1994.

9. 王和鸣.中医伤科学.北京：中国中医药出版社，2002.

10. 纪君时.现代骨伤科学.天津：天津科学技术出版社，2004.

11. 石学敏.针灸学.北京：中国中医药出版社，2010.

12. 周仲瑛.中医内科学.北京：中国中医药出版社，2008.

13. 中国中医研究院针灸研究所.标准针灸穴位图册.青岛：青岛出
    版社，1991.